Fascial Stretch Therapy™

개정 2판

근막 신장을 위한 PNF 기법

Fascial Stretch Therapy™

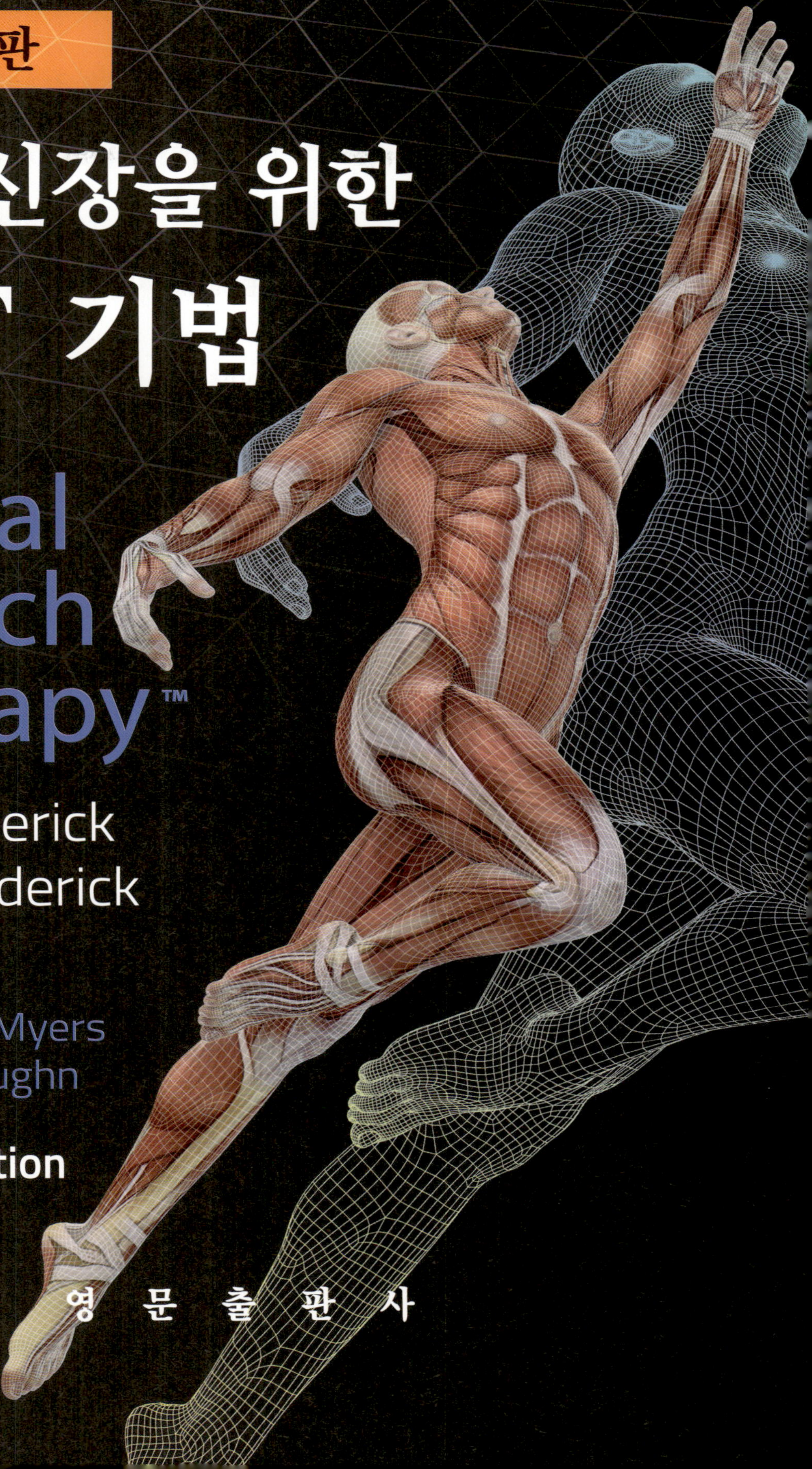

Ann Frederick
Chris Frederick

Forewords
Thomas W Myers
Benny F Vaughn

Second Edition

영 문 출 판 사

■ 옮긴이 (가나다 순)

김성호 신구대학교 물리치료과 교수
김효철 원광디지털대학교 한방미용예술학과 교수
백형진 대한예방운동협회 협회장
서현규 대구보건대학교 물리치료과 교수
안창식 을지대학교 물리치료학과 교수
우영근 전주대학교 물리치료학과 교수
이광재 안산대학교 물리치료학과 교수
정형국 안산대학교 물리치료과 교수
채정병 마산대학교 물리치료과 교수

Fascial Stretch Therapy Second Edition
by Ann Frederick & Chris Frederick

출판사 주

출판사 및 저자는 이 책에서 포함하고 있는 내용의 어떠한 사용과도 연관된 또는 관련 없이 생기는 사람과 재산에 대한 손해 그리고 상해 또는 모든 손실에 대하여 그 어떠한 책임도 절대로 지지 않습니다. 환자를 위한 적용방법과 최선의 치료를 결정하는 것은 개인적으로 전문적인 기술과 지식에 의존해서 치료하고 있는 치료사의 책임입니다.

개정 2판

근막 신장을 위한 PNF 기법

2021년 7월 9일 초판인쇄
2021년 7월 16일 초판발행

지은이 : Ann Frederick & Chris Frederick
옮긴이 : 정 형 국 외
발행인 : 박 병 조
발행처 : 도서출판 영문출판사
등 록 : 1987년 12월 21일 제2-419호
주 소 : 서울시 강남구 삼성동 69-1
전 화 : (02) 514-5590, 776-5590
팩 스 : (02) 756-8943
E-mail : yeongmunsa@empas.com
홈페이지 : www.ymsbook.net
정 가 : 25,000 원
ISBN 978-89-7224-508-7 93510

※ 파본은 교환해 드립니다.

4장 평가 35

단원 2

5장 FST – 하체 기법 59

실습 단원 71

6장 FST–상체 기법 133

3장에 있는 아이콘에 대한 설명

여러분의 호흡과 움직임을 동기화한다.

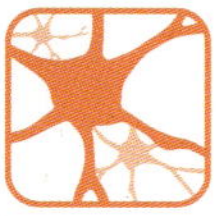
현재의 요구에 맞게 신경계를 조정한다.

논리적 순서를 따른다.

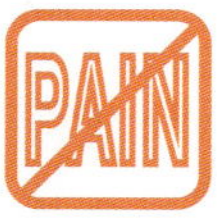

통증 없이 가동범위를 얻는다.

근육이 아니라, 근막을 늘인다.

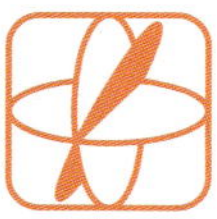
다중 운동면을 이용한다.

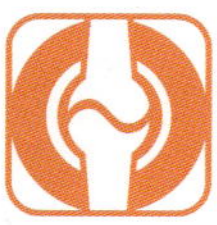
전체 관절을 목표로 삼는다.

견인으로 최대 길이를 얻는다.

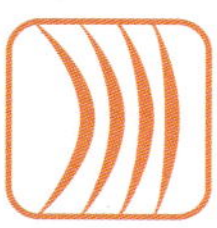
최적의 결과를 위해 신체 반사를 촉진한다.

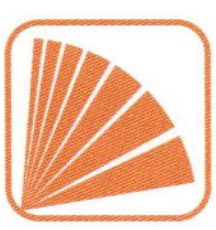
스트레칭을 현재 목표에 맞춘다.

Chris Frederick은 1989년부터 물리치료사로서 도수치료와 움직임 치료에 관심을 가져 왔고, 특히 근막신장치료와 고대 도교 수행의 통합에 관심이 많았다. 그는 현대 발레의 전문 무용수로서 뿐만 아니라 댄스 물리치료 분야의 전문가로서 춤에 대한 폭넓은 배경을 가지고 있다.

Chris는 태극권과 기공과 같은 고대 운동과 치유에 정통한 편이다. 그는 Robert Schleip 등에 의해 편집된 세미나 교재인 ***"Fascia: The tensional network of the human body"***에서 스트레칭에 대한 단락을 Thomas Myers와 함께 공저했다.

Ann Frederick은 전문 댄서 출신으로, 어머니의 댄스 스튜디오에서 성장했고, 4살 때부터 춤을 배우기 시작했다. 14살 때 댄스 학생들을 가르치면서, 그녀는 또한 유연성을 향상시키고 불균형을 바로잡기 위해 개인들에게 도움을 주는 스트레칭을 하기 시작했다.

그 후 20년 동안, Ann은 전통적 방법과 분명하게 구별되는 실용적인 방법으로 스트레칭을 돕는 접근방식을 개발하고 다듬었다. 그녀는 근육만 스트레칭하는 데 초점을 맞추기보다는 사람의 근막 그물을 평가하고 스트레칭하는 방법과 기술을 발전시킨 선구자가 되었다.

Ann은 원래의 신경근육근막 도수치료라는 독특한 시스템을 Frederick Method와 Stretch to Win Method 라고 불렀다. 그녀는 1996년 미국 남자 올림픽 레슬링 팀에서 스트레칭 코치로 일하면서 성공을 거둔 후, 개인 수행과 훈련된 스태프를 길렀다. 프로운동선수의 회복과 성과를 향상시키는 것 외에도, 그녀는 현재 FST(Fascial 스트레칭 테라피)라고 불리는 만성 비반응성 통증, 기능 불균형과 기타 흔한 신경뼈대계 질환을 가진 다양한 연령대의 클라이언트를 도울 수 있는 방법을 개발했다.

Frederick 부부(Ann과 Chris)는 Thomas Myers 으로부터 Anatomy Trains® Structural Integration을 이수했고, Stretch to Win이란 책을 출간했다. Ann과 Chris는 거의 20년 동안 FST, 물리치료, 구조 통합, 카이로프랙틱, 침술, 스포츠 마사지와 필라테스에 대한 그들만의 매우 성공적인 센터를 설립했다. 그들은 현재 FST와 LifeStretch®에 대한 인증 교육 워크샵을 제공하는 Stretch to Win®Institute를 운영하고 있으며, 웹싸이트는 www.stretchtowin.com 이다.

이 책의 첫 번째 판을 쓰기 시작한 이후로, 새로운 "스트레칭 산업"이 급성장하여 마치 우리가 매달 보조 스트레칭을 전공하듯이 새로운 프랜차이즈와 기타 사업에 대해 듣는 것처럼 보인다.

이것이 우리 (그리고 우리 학생들)에게 우리가 그동안 올바른 "사업"을 해왔다는 것을 확인시켜 주는 것이지만, 또한 이런 경향은 무엇이 부족한지를 불안하게 밝혀주기도 했다. 스트레칭 서비스를 하는 많은 사업 중의 한 곳에서 최저임금의 일자리를 신청하는데 필요한 모든 것이 "스트레처" 또는 "스트레칭 기술자"가 되기 위한 전제 조건 없이 4시간 정도의 교육만 이수하면 스트레처가 되는 것이다. 특정 개인을 위한 특정 보조 스트레칭을 가진 평가는 매 회기마다 동일한 스트레칭의 회기를 10개 이상으로 제한하는 쿠키커터 프로토콜에서 제공되지 않는다. 또한 홈 스트레칭 프로그램도 일반적으로 누락되어 있기 때문에, 클라이언트들은 시설에서 제공되는 서비스에만 의존하게 된다.

우리는 Stretch to Win®Institute의 전문가들을 위해 보조스트레칭 교육의 "표준 기준"을 채택한 것을 자랑스럽게 생각한다. 당사의 기술인 근막신장치료(Fascial Stretch Therapy™)는 20년 이상의 직무 중심 근거와 수천 명의 클라이언트와 학생들의 추천을 받고 있다. 이 책의 새로운 판에서, 우리는 스트레칭 과학에 대한 새로운 연구와 2018년 Fascia Research Congress에서 발표한 우리의 연구를 소개하고 있다.

이 책을 탄생시켰던 원래의 열정은 여전히 우리의 일상을 밝혀주고 있다. 즉, 가능한 한 많은 사람들에게 희망과 삶의 질을 향상시키는데 도움을 주기 위해서이다. 이것은 클라이언트를 넘어 이제는 새로운 서비스를 제공하고, 자신의 경력을 확장하고, 그들이 진정으로 사랑하는 일을 하는 그들의 소득과 삶의 질을 크게 높일 수 있게 되었다. 즉, FST를 사용하여 사람들의 삶에 긍정적인 변화를 가져올 수 있다. 우리의 꿈은 우리에 의해 촉진되고 현재 우리 학생들에 의해 크게 확장되고 있으며, 또 우리의 꿈은 FST 교육을 졸업하는 치료사들과 함께 기하급수적으로 성장하고 있다.

만약 여러분이 사람들의 기분과 기능을 더 좋게 만들기 위해 여러분의 마음과 손을 사용하는 것을 즐기는 치료사라면, 여러분이 이 책을 손에 들고 있는 이유가 있는 것이다. 그리고 여러분이 진정한 "FST 경험"을 받을 준비가 되어 있다면, 우리의 Stretch to Win Institute에서 열리는 진정한 인생 변혁 이벤트를 위해 함께 해 주기를 바란다.

Ann Frederick
Chris Frederick
Tempe, AZ, USA
2020년 4월

참고

Fascial Stretch Therapy™(FST)는 용어의 과도기에 있으며, 결국에는 Frederick Stretch Technique®으로 다시 브랜드화될 것이다. 이들 두 용어가 그대로 사용중에 있으며, 약어인 FST도 동일하게 유지될 것이다.

1판 추천 서문 / Foreword to first edition

내 친구 Chris와 Ann Frederick이 수년간의 작업을 통해 만든 책이 여러분의 손에 들여져 있는 것을 보는 것은 즐거운 일이다. 물론 Anatomy Trains 맵이 새롭고 부분적으로 적용되는 것을 보는 것도 개인적으로 만족스럽지만, 나는 근막신장치료 방법이 그들만의 것이라고 생각한다.

FST는 진정한 그들의 노력이다. Chris의 개념적 독창성과 물리치료 배경은 Ann의 직관적으로 확실한 느낌과 실행하는 태도와 매끄럽게 조화를 이룬다. 그들의 파트너십과 헌신은 다양한 클라이언트, 학생 또는 환자에게 진보적이고 지속적인 변화를 가져올 수 있는 일련의 단계적 방법을 이끌어냈다.

일찍이 Chris가 지적한 바와 같이 "스트레칭"에 대한 학문적 논쟁은 끝나지 않았으며, 수년간의 연구를 필요로 한다. 결과가 어떠하든 간에, 현실 세계에서 일한다는 간단한 이유 때문에, 여러분은 여기에 제시된 원칙과 수행 방법이 대체로 온전하게 살아남을 것이라고 확신할 수 있다.

세계 최고의 강인한 운동선수와 함께 해온 수십년의 직무 수행에서, 여러분은 FST 방법의 심장에 있는 장력 강도에 의존할 수 있다.

이 책은 그들의 저자들처럼 철저하고 잘 짜여져 있으며, 유머로 가득 차 있지만, 당면한 목표에 대해서는 진지하다: 통증을 줄여주고, 모든 관절의 완전하고 효율적인 움직임을 이끌어낸다. 이것은 이 방법의 모든 측면을 치료사에게 알려주고, 가장 높고 세심한 직무를 여러분에게 환기시켜 준다. 그러나, 나는 더 많은 전문가들이 그들의 교육에 참여하여 그들의 핸들링 스킬에 대한 세부 사항을 미묘하게 전달받을 수 있길 바란다. 이것은 새로운 도수치료의 스킬을 얻을 수 있는 가장 좋은 방법이다. 한편, 이 책은 그들의 4차원 직무에 활기를 불어넣을 수 있는 2차원적 물체도 제공한다.

Tom Myers
Walpole, Maine, USA
2014년 3월

개정 2판 추천 서문 / Foreword to second edition

보조 스트레칭인 FST에 대한 Ann과 Chris Frederick의 두 번째 판에 대한 추천 서문의 제의를 받았을 때, 나는 호주 2000년 하계 올림픽을 대비하는 디비전 I 대학 선수권 대회 트랙과 필드 프로그램에 고용되어 운동선수들과 함께 일하는 기회를 가졌고, 또 그들과 처음 만나는 멋진 추억을 갖게 되었다.

보조 스트레칭은 수행 준비와 웰니스 관리의 통합 요소이다. 근막신장치료(FST)는 체력 훈련, 스킬 훈련, 그리고 마지막으로 경기 도중의 최적 진행을 보장한다. 1975년 이후, 나는 스포츠 활동과 운동 활동을 하는 활발한 성인을 위한 관리를 제공해 주고 있다. 보조 스트레칭은 클라이언트들과 함께 하는 성공의 한 부분이다. 나는 4개의 미국 올림픽 육상팀과 6개의 세계선수권팀을 관리해 온 스포츠 의학팀의 일원이었다.

Ann과 Chris Frederick은 클라이언트의 주요 관심사를 해결하는 맞춤형 환경을 구축하기 위해 보조 스트레칭의 특수성을 통해 그들의 접근법을 확장하고 개선해 왔다. 평가에 대한 단락은 클라이언트의 강점과 역량을 효과적으로 파악하고 필요한 분야의 개선 방향을 제시하는 체계적인 방법을 제공한다. 그들의 시스템은 매우 정확한 유연성과 움직임 평가를 만들어 낸다.

이번 두 번째 판에 상세히 기술된 FST 시스템은 중력의 지배를 받는 사람의 춤에서 근막의 역할을 강조하는 빠르게 발전하는 물렁조직의 연구를 반영하고 있다. 신체는 움직임과 근력을 통해 중력과 관련된 균형과 효율성을 끊임없이 찾고 있다. Ann과 Chris Frederick의 보조 스트레칭 모델인 FST는 혁신적이며, 정확한 평가를 통해 클라이언트의 요구에 맞게 적절한 절차를 만들 수 있다.

근력, 가동성, 그리고 유연성은 중력과 함께 놀라운 삶을 가질 수 있는 기회를 사람들에게 제공한다. 작가이면서 크리에이터인 Ann과 Chris Frederick가 항상 혁신적인 아이디어와 연구를 추구했기 때문에, FST는 많은 시간에 걸쳐 이룩되었다. 게다가, 그들은 항상 최적의 결과를 얻기 위해 새로운 아이디어와 접근 방식을 기꺼이 구현했다. 만약 보조 스트레칭이 여러분의 치료와 수행관리가 포함되지 않는다면, 이 책은 여행을 시작하기 딱 좋은 장소가 될 것이다.

Benny F Vaughn LMT, BCTMB, ATC, LAT, CSCS, MTI
Fort Worth, Texas, USA
2020년 4월

무엇보다도 우선적으로, 우리는 우리의 FST 훈련 학교인, "The Stretch to Win®Institute"을 졸업한 모든 학생들에게 진심으로 감사를 표하고 싶다. 5일간의 훈련기간 동안, 개인과 전문적 변화를 촉진하는 상호 개방성, 존중, 안전 및 관리의 공생적이고 애정 어린 관계에서 우리로부터 배웠던 것만큼 우리는 여러분으로부터 많은 것을 배웠다. 1999년 이후, 우리에게 배워 자격을 갖춘 학생들은 전문적으로, 윤리적으로, 그리고 책임감을 갖고 더 나은 삶을 위해 그들을 방문했던 클라이언트의 삶을 바꾸기 위해 FST를 사용해 왔다. 우리는 FST가 관리의 질 이상으로 클라이언트의 양에 더 관심을 가지고 빠르게 성장하고 있는 보조 스트레칭의 프리미엄 브랜드로서 인정받도록 우리의 일을 잘 대표해 주고 있는 여러분 모두에게 감사드린다. 그 동안 우리에게 보내준 여러분의 열정, 충성심, 믿음 및 성원에 감사드린다. FST의 발전을 위해 횃불을 든 사람으로서 우리는 여러분이 클라이언트의 관리와 웰니스의 리더로서 계속 두각을 낼 것이고, 또 길을 잃고 그것을 포기하려는 사람들에게 희망을 줄 것이라고 확신한다.

우리의 파트너이자 친구인" Stretch to Win®Canada"를 책임지고 있는 Kevin Darby와 모든 선생님들에게 특별히 감사드린다. 만약 이들이 없다면, 많은 학생들에게 다가갈 수 없을 것이고, 그들의 학습 경험에 영향을 줄 수 없었을 것이다. 차이점을 만들고자 하는 여러분의 열정, 지식, 그리고 열망은 매우 가치가 있고, 크게 평가된다.

Handspring 출판사와 Saena Wolfaard와 Andrew Stevenson에게 다시 한 번 프로젝트를 맡아주셔서 감사드린다. 여러분과 재능있는 여러분의 팀과 함께 일하게 된 것은 영광이고 순수한 기쁨이었다. 프로젝트 팀의 나머지 팀원에도 감사드린다: 프로젝트 매니저인 Morven Dean, 편집장 Stephanie Pickering, 마케팅 담당 Hilary Brown, 그리고 사진을 담당한 Bruce Hogarth 등.

Ann으로부터: 무엇보다도 이 책을 만드는데 영감을 주고 신성한 지도를 해 주신 하나님께 감사드린다.

나에게 있어서 그의 의미는 말로 다 표현할 수 없지만, 나는 나의 남편 Chris에게 감사드리고 싶다. 그는 우리의 작업에 대한 기대치와 기준을 높이고, 그가 우리의 협력에 가져온 모든 것에 대해 매우 감사한다. 어떤 사람이 모든 면에서 충만한 소울메이트인 파트너와 함께 그들의 인생과 꿈을 공유할 만큼 운이 좋다면, 그 사람은 매우 운이 좋은 여성일 것이다!

항상 나의 노력을 지지하고 격려해 주신 부모님께 특별히 감사드린다. 어머니는 내가 땅을 굳건히 딛고 정신을 하늘로 뻗으면 내가 선택한 모든 것을 이룰 수 있다는 믿음을 주셨다. 그녀는 4살 때 춤을 통해 나의 평생 동안의 움직임을 시작했고, 이 책과 나의 일에 대한 원초적인 영감을 불어넣어 주셨다. 어머니는 많은 면에서 나의 선생님이셨기 때문에, 매우 일찍부터 가르침에 대한 나의 사랑을 발전시키는데 중요한 역할을 하셨다.

나의 아버지는 열정을 갖고 있던 나만의 특별한 틈새시장을 만드는 소중한 사명을 제게 주셨다. 그 분은 내가 최고가 되어야 하고 발전을 절대로 멈추지 말아야 한다고 말씀하셨다. 나는 아버지가 제 경력에 진정한 행복과 진정한 성취를 찾을 수 있는 청사진을 준 것에 대해 영원히 감사할 것이다.

Tim McClellan과 Rich Wenner에게 특별히 감사드린다. 그들은 1995년 Arizona State University에서 나의 시스템을 개발할 기회를 나에게 주었다. ***유연성의 과학자인*** Michael J. Alter에게 진심으로 감사드린다. 그는 나에게 유연성이 완전히 새로운 분야가 될 수 있다는 희망과 영감을 주었다.

Chris로부터: 내 삶에 대한 사랑을 나의 감사로 다 표현할 수 없지만, 즐거움을 함께 한 파트너이자 공동저자인 나의 아내에게 감사드린다. FST는 나의 삶을 많은 면(개인적인 측면과 전문성의 측면)에서 더 좋게 바꾸었고, 우리의 미래와 우리가 접촉하는 모든 것에 대해 더 많은 것을 약속했다.

나의 초기 멘토들에게 감사드린다. 특히 Sifu Sat Hon과 Dr.Sifu Mei Chan에게 감사드린다. 그들은 내가 직관과 인식을 발달시키는 데 가장 중요한 역할을 했고 나만의 독특한 능력을 진화시켜 지금의 나를 만들었다. 도수치료의 멘토인 Marika Molnar, PT, LAC에게 진심으로 감사드린다. 그녀는 마법과 같은 그녀의 댄스 물리치료 클리닉에서 신체보다 훨씬 더 깊은 수준으로 내가 발전하는데 큰 도움을 주었다. 현재의 나의 스승인 Deng Ming-Dao에게 감사드린다. 그는 도를 공부하고, 작가, 시인, 예술가이며, 고대 지혜를 바탕으로 저를 가르치고 훈련시키고 지도해 주고 있다.

우리의 멘토이자 동료이자 친구인 Thomas Myers에게 감사드린다. 그가 유명한 해부학 워크샵을 주최하는 동안 연례적으로 방문을 위해 우리의 집에 더 이상 머무르지 않아도, 우리들의 깊은 우정에 감사한다. 그의 뛰어난 책인 Anatomy Trains®는 우리가 줄곧 FST와 함께 해왔던 작업을 입증해 주고 많은 신뢰를 주었다.

University of Arizona College of Medicine의 학장인 Paul Standley, PhD에게 감사드린다. 그는 친절하게도 그의 의과대학 학생 중 한 명과 연구 프로젝트를 할 수 있도록 도와 주었다. 우리는 이 연구를 2018 Fascia Research Congress에서 성공적으로 포스터 프레젠테이션으로 제출했다. 이 경험은 FST가 인체에 미치는 영향에 대한 더 많은 연구를 발전할 수 있도록 우리에게 도움을 주었고, Dr. Standley와의 향후 협력을 촉진시켰다.

근막에 대한 유명한 학자인 Robert Schleip, PhD에게 감사드린다. 그는 우리의 연구뿐만 아니라, 다른 기여 작가들과 함께 그의 책에 근막 스트레칭에 대한 우리의 글을 발표할 수 있도록 우리에게 많은 기회를 제공해 주었다.

Anatomy Trains® 및 FST 치료사이며, *What it is and why it matters*이라는 근막의 저자인 David Lesondak에게 감사드린다. 그는 훌륭한 친구이자 동료이며, 그의 책에 우리가 참여할 수 있도록 초대해 주었다.

Fascia Research Congress에게 감사드린다. 유명한 Fascia Research Congress에 우리의 연구가 게재할 수 있도록 기회를 제공해 주었다. 우리는 Scientific Research Committee로부터의 승인을 매우 영광스럽게 생각하고 있으며, 향후 더 많은 연구를 게재할 것이다.

우리는 FST가 충분한 과학적 근거가 없음에도 불구하고, FST의 치료를 선택해 준 모든 클라이언트와 환자에게 감사드린다. 현재 FST를 경험한 백만 명 이상의 사람들이 제공해 준 수천 건의 증언에 따르면, FST가 만성 통증과 장애 속에 살고 있는 사람들에게 불필요한 수술이나 마약성 약물과 위험성 약물을 대체할 수 있는 수단이 될 수 있다는 것이다.

그리고 우리는 FST에 대해 많은 사람들에게 소문을 내고 있는 많은 운동선수와 피트니스 애호가들에게 감사드린다. 그들은 FST 치료사에게 1번의 치료를 받고 빠른 회복과 운동 능력 회복을 지속적으로 경험했을 것이다.

남편인 Chris Frederick는 물리치료사이면서 바디워크 분야에서 많은 활동을 하고 있는 유명한 치료사이다. Ann은 많은 임상 경험을 통해 전세계적으로 프로그램을 구축하여 활동하는 사람들이다. 이들은 스트레칭 기법에 대해 자부심이 상당히 강한 치료사들이다. 저자들은 스트레칭 기법에 대한 역사와 전반적인 종류에 대해 잘 설명해 주고 있어, 독자들에게 많은 도움이 될 것이다.

이 책에서 적용되는 기법은 PNF 기법에서 응용된 것으로 임상에서 잘 사용되고 좋은 효과를 갖고 있다. PNF는 물리치료사들이 쉽게 접근할 수 있는 기법이기 때문에 독자들이 물리치료사라면, 이 책을 쉽게 이해할 수 있을 것으로 생각되고, 만약 체육 계통을 전공한 사람이라 하더라도 PNF에 대한 기본 지식을 갖고 있으면 누구라도 이 책을 쉽게 이해할 수 있을 것이다.

이 책의 가장 큰 장점은 많은 스트레칭 기법을 이해하기 쉽게 소개하고 있다는 점이다. 독자들도 이 책을 통해 임상에서 쉽게 적용하길 바랍니다.

끝으로 이 책이 번역되는데 도움을 주신 영문출판사 박병조 사장님과 직원분들께게 감사드린다.

2021년 6월

역자 대표 정형국

단원 1: 1장 - 4장

1장: 보조 스트레칭의 출현

이 책의 첫 판을 출간한 이후, 상황이 많이 바뀌었다. 보조 스트레칭(및 자가 스트레칭)에 대한 논의는 논쟁과 논란에서 긍정적 이점을 보여준 연구 결과에 대한 오늘날의 합의로 발전했다. 이 연구와의 상관관계가 있든 또는 없든 간에, 새로운 보조 스트레칭 프랜차이즈 회사와 다른 스트레칭 업체(stretch companies)의 실질적인 폭발적 증가는 매우 들뜬 상태로 시작되었고, 미디어에 의해 정기적으로 보도되고 있다(Fraleey 2019). 우리에게 좋은 소식은 이런 추세가 우리가 미래의 스트레칭 전문가들을 훈련시키는 올바른 사업을 하고 있음을 입증해 주는 것이다. 나쁜 소식은 현재 시행되고 있는 많은 보조 스트레칭이 그 사람에게 실제로 보조 스트레칭이 필요로 하는지(필요하지 않는지)를 확인해 주는 특별한 평가없이도 표준 프로토콜에 의해 수행된다는 것이다. 본 장은 여전히 새로운 보조 스트레칭 산업의 확장과 진화에 대해 매우 간단한 그 역사를 다루고 있다.

또한 본 장은 평가와 특이성의 결여를 포함해, 이런 추세의 부정적 측면도 다루고 있다. 독자들이 비교하고 대조할 수 있도록 흔하게 사용되는 스트레칭 방법들을 나열할 것이다. 그리고 우리는 "근막"이란 용어의 새로운 2가지 정의에 대해 논의할 것이다. 그러나 근막이란 용어는 인체 해부학 용어의 국제 표준인 "Terminologia Anatomica"에 제출되었지만, 아직 수용되지 않고 있다.

이들 새로운 정의는 근막치료를 사용하길 원하는 대중 뿐 만 아니라, 전문가들 사이에서 혼란과 오해를 불러일으킬 수 있거나 종종 부주의하게 사용될 수 있는 애매한 용어를 어느 정도 만족시킬 수 있고, 과학자들과 임상가들에 의해 촉구되고 환영을 받고 있다.

2장: 스트레칭의 과학과 연구

새로운 본 장은 보조 스트레칭 분야에 유용한 최고의 근거중심 연구들을 업데이트한다. 본 장은 만성적이고, 비특이적인 허리 통증에 대한 FST의 효과를 다룬 우리 자신의 연구뿐만 아니라, 건강하고 활동적인 사람의 손상 발생과 신체 수행(ROM)에 대한 근육 스트레칭의 급성 효과를 다룬 최근의 체계적 검토도 포함한다.

3장: 근막신장치료의 해부

FST(근막신장치료)는 본 장에서 자세히 설명될 10가지 기본 원리를 기반으로 한다. 전문가-클라이언트의 움직임이 있기 때문에, FST를 성공적으로 수행하는데 요구되는 기술과 최상의 클라이어트 결과를 위한 지침이 이들 원리에 요약되어 있다. 예를 들어: 움직임과 호흡의 동기화, 클라이언트의 요구에 맞는 신경계의 조정, 논리적인 해부학적 순서의 준수, 통증 없는 가동범위의 달성, 스트레칭 이전의 가동술, 근육이 아니라 신경근육근막의 스트레칭, 여러 운동면의 사용, 전체 관절의 대상화, 견인을 통한 최대 길이 획득, 적절한 결과를 위한 신경반사 촉진, 그리고 개별 클라이언트의 목표와 요구에 맞는 스트레칭의 조절 등.

끝으로, 오늘날의 지식(예: 골지힘줄기관에 대한)을 반영하는 새로운 업데이트와 함께, FST의 금기증과 적응증을 나열하고 있다.

4장: 평가

본 장의 중요한 정보는 FST 클리닉을 운영해 온 20년 동안 평가와 치료를 받아온 수천 명의 클라이언트에 기반되고 그들의 지지를 받고 있다. 또한 우리는 우리의 훈련을 받았고, 현재 FST 평가와 치료 방법을 사용하고 있는 수천 명의 전문가들로부터 피드백을 받고 있다.

도수치료의 평가는 복잡하고 심지어 논란적인데, 그 이유는 다양한 그룹이 근거중심으로 동료와 훈련만을 편들면서 그들 자신을 양극화시키기 때문이다. 우리는 지속적인 연구의 근거 필요성을 인정하고 또 훈련된 임상 경험의 가치와 이점도 인정하는 균형잡힌 접근법을 취하고 있다.

초기에 이 주제를 더 쉽게 접근할 수 있도록 만들려면, 효율성의 피드백과 치료의 방향을 위한 도수 평가 기법을 SSS(Stretching, Shortening or Stabilizing)로 편리하게 그룹화한다. SITTT(Scan, Identify, Treat, Test, Treat again)로 평가 이론을 진전시키는데, SITTT는 감별 작업 진단과 후속 치료를 도출하는 빠른 방법이다. 이 방법은 작업 가설을 작성할 때 시간을 절약할 수 있다. 즉, 작업가설이 빠르게 증명되든 증명되지 않던 간에 여러분이 한 회기 내에 효율성을 검사할 수 있는 다른 가설을 개발하는데 충분한 시간을 가질 수 있도록 만들 것이다. 전역 평가에서 국소 평가로, 그리고 정적 평가에서 동적 평가로의 흐름은 자세, 근막, 관절 및 신경 프로토콜을 통해 논리적으로 진행될 것이다. 또한 본 장은 특별한 평가와 치료를 위해 기능적인 체중부하 자세와 미니-치료의 빠른 검사를 다루고 있다.

마지막으로, 이 단락의 내용은 새로운 정보와 참고문헌을 통해 첫 판보다 더 많이 업데이트되었다.

단원 2: 5장과 6장

5장과 6장: FST - 하체 기법과 상체 기법

모든 사진과 작품의 대부분은 "근막 라인(fasial line)"이란 용어에서 "근막 그물(fasial net)"이라는 용어로 명명법의 변화를 반영하는 새로운 타이틀과 함께, 본 단락에서 새로운 것이다.

본 책의 마지막 두 장은 훈련의 토대를 상세히 단계적 방법으로 제공한다는 점에서 가장 실용적이다. 여러분은 클라이언트의 요구에 따라 치료 회기를 디자인하는 유연성을 가질 것이다. FST가 다루는 광범위한 결과, 즉 신체적, 정신적, 정서적, 그리고 심지어 영적에 대한 아이디어를 여러분에게 제시하기 위해 다음과 같은 몇 가지 예를 들 수 있다:

- 전신 치료의 제공
- 관절, 신경 및 근막의 감압
- 통증유발점과 조직 밀도의 이완
- 탄성-강직도의 정상 수준을 달성하기 위한 근막 그물의 균형
- 이완
- 정신 스트레스의 감소
- 정신적 관점의 긍정적 변화
- 생리의 개선, 예: 수면, 소화, 에너지 등
- 활동이후의 복원, 재생 및 림프 배액 등을 위한 신경계의 하향 조정
- 활동이전의 동적 워밍업, 교정 작업 및/또는 정신-정서적 운동 준비 등을 위한 신경계의 상향 조정

- 다음을 위해 영역별 도수치료를 제공한다:
  - ROM 증가
  - 근력 증가
  - 균형 향상
  - 통증 조절
  - 부종 감소
  - 중추신경계/말초신경계의 가동화
  - 자세 개선
  - 구조적 불균형의 교정(예: 다리길이 불일치)

위의 목록이 완전한 것은 아니지만, FST가 치료사의 스킬과 직감에 따라 사람 전체를 치료할 수 있는 능력을 가지고 있음을 보여주고 있다. FST는 시간의 테스트를 거쳤으며, 치료사는 그들의 임상 직무에 FST를 통합시킴으로써 기하급수적으로 성장하고 있다. 우리는 여러분도 그러하기를 바란다.

참고문헌(Reference)

Fraley A (2019) Massage Magazine. June 18, 2019 (https://www.massagemag.com/guide-to-assisted-stretching-techniques-117713/).

단원 1

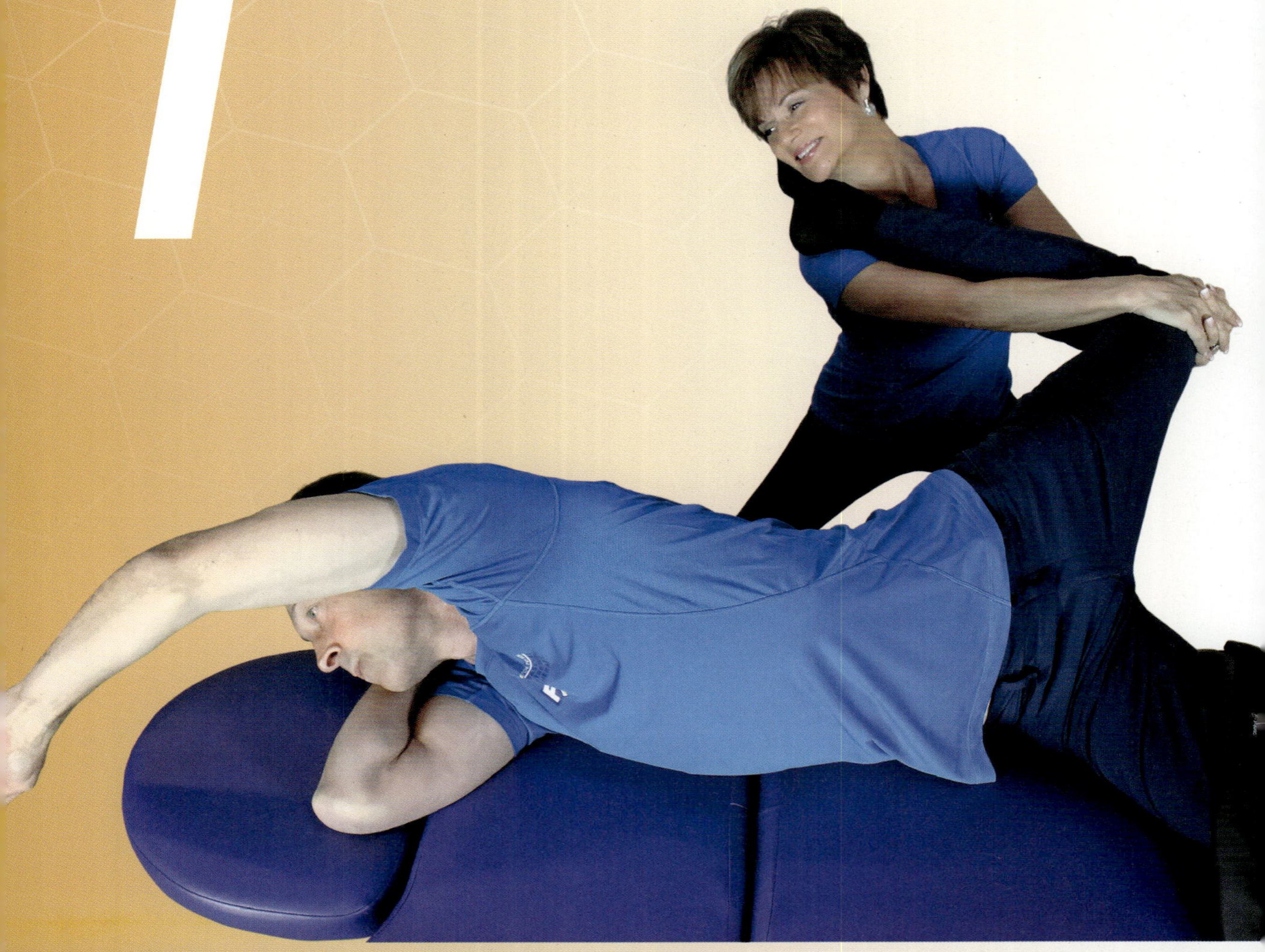

1장

보조 스트레칭의 출현

The Emergence of Assisted Stretching

이 책의 첫 번째 판 1장의 제목은 "스트레칭에 대한 위대한 토론"이다. 이것은 1999년의 실제 논쟁을 불러일으켰던 연구에서부터, 우리가 이 책을 쓴 2014년까지의 기간을 다루고 있다.

그 이후로, 보조 스트레칭은 전례 없이 인기가 상승했고, 스트레칭을 전문으로 하는 부티크와 스튜디오의 숫자가 미국과 기타 여러 나라에서 드라마틱하게 증가되었다(예: https://www.nytimes.com/2017/02/01/business/smallbusiness/stretching-muscles-in-as-the-next-fitness-fad.html 참조).

이런 현상의 이유를 다룬 학자와 연구가 없지만, 우리는 1995년 이후 오늘날 "스트레칭 산업"에 대한 우리 자신만의 이론을 갖고 있다. 그 당시로 돌아가면, 스트레칭을 수행하고, 클라이언트, 코치, 트레이너, 수련자 및 의사 등과 협력하면서 보낸 수년간의 Ann Frederick의 경험은 자신을 제외하고는 스트레칭기법을 통해 통증을 없애 주고, 스포츠 수행능력과 일상활동의 수행능력을 향상시켜 주는 사람이 거의 없다는 것이다.

1999년을 시작으로 우리에게 배운 많은 퍼스널 트레이너와 기타 전문가들이 미국 전역의 피트니스 센터(fitness center)에 보조 스트레칭을 위한 마사지 테이블을 설치했다. 피트니스 센터에서 그렇게 보이는 것은 스트레칭 치료법을 마케팅하고 촉진하는데 도움을 주었고, 우리는 수년에 걸쳐 이 치료법에 대한 관심이 성장하고 있고, 또 수천명의 학생으로부터 그들의 많은 성공 이야기를 개인적으로 들어왔다.

기업가들도 이런 추세를 눈치채기 시작했고, 투자자들은 스트레칭에 주로 전념하는 프랜차이즈와 다른 스타트-업 창업자들에게 수백만 달러를 투자하는 기회를 잡았다.

지금은 의심할 여지 없이 훌륭하게 스트레칭을 실시하는 시설들이 많이 있지만, 그 밖의 곳에서 스트레칭 기법을 사용해 왔던 우리의 학생들이 이야기해 준 내용에 따르면, 일부 시설들은 대단한 성과를 얻지 못했다는 것이다. 그들은 좋게 이야기해 스트레칭은 기본적인 것이고, 지속적인 효과가 없다고 말했다. 최악의 경우로 일부 사람은 "스트레칭은 고통스러운 것"이고, 사람을 다치게 한다고 말했다. 스트레칭 시설에서 무슨 일이 일어나고 있는지를 연구한 결과, 우리는 몇몇 스트레칭 시설의 치료사들이 보조 스트레칭에 대한 "훈련"을 4시간 정도만 받았음을 알게 되었다. 또한 우리는 개인에게 존재하는 많은 차이와 상관없이, 스트레칭의 많은 부분이 동일한 적은 수의 움직임으로 제한되어 있다고 들었다. 아마도 가장 충격적인 이야기는 스트레칭이나 유연성의 측면에서 클라이언트가 원하는 것이 무엇인지를 정확하게 알아내는 사정이나 평가를 수행하지 않는다는 것이다.

전문가들이 자신감을 갖고 활용할 수 있는 기법으로 명확한 방향, 안전 지침과 예측가능한 결과를 제공하는 것이 이 책의 목표이기 때문에, 이 책은 스트레칭이 인기있는 이 기간에 더욱 중요하고 적절한 책이 될 것이다. 근막신장치료(FST)는 전 세계의 수백만명의 클라이언트, 프로운동선수 및 스포츠 팀과 함께 오랜 시간 동안 테스트를 거쳐 왔고, 이 책을 통해 여러분과 함께 기본적인 방법을 공유하는 것을 매우 기쁘게 생각한다.

1장의 목적은 가장 오랫 동안 사용해 온 보조 스트레칭의 주요 유형을 설명하는 것이다. 우리는 FST가 일반 스트레칭과 어떻게 다른지 그리고 심지어 얼마나 독특한지에 대해 자세하게 설명하겠다.

일반적인 스트레칭 방법과 접근법

우리는 보조 스트레칭의 방법으로 시작한다. 항상 또는 가끔 도수치료의 다른 형태와 스트레칭을 통합하는 방법들보다 훨씬 적은 수의 스트레칭 기법이 존재한다. 좋아하는 것끼리 분류하면, 비교를 더 쉽게 이해할 수 있다. 보조 스트레칭과 자가 스트레칭에 대한 연구의 근거는 2장에서 논의될 것이고, 본 장은 정의, 비교 및 대조에 초점을 맞출 것이다.

"기법(technique)" 용어의 사전적 정의는 "규칙, 이론 또는 프로토콜에 관계없이, 특정 분야의 기술적 스킬을 채택하는 사람의 방식 및 능력"이다.

"방법"이나 "시스템"이란 용어가 "규정적이고 설정되고, 논리적 또는 체계적 계획"에 따른 정해진 절차의 한 종류로 간주되기 때문에(Dictionary.com), 우리는 아래와 같은 유형의 보조 스트레칭만이 이 범주에 적합하다고 믿는다. 방법들은 소개된 연대순으로 나열되어 있다:

- 전통적 보조 스트레칭
- 고유수용성 신경근 촉진법(PNF, Proprioceptive Neuromuscular Facilitation)
- 능동적 단독 스트레칭(AIS, Active Isolated Stretching)
- 근막신장치료
(FST, Fascial Stretch Therapy)

전통적 보조 스트레칭(*Traditional assisted stretching*)

스트레칭은 1명 이상 사람의 도움으로 수행될 때, 보조 스트레칭이라고 하며, 본 단락의 주제이다.

전통적 보조 스트레칭은 유연성을 높이는 생체역학적 접근법이다. 유연성은 관절과 물렁조직의 가동범위(ROM)로서 전통적으로 재활, 피트니스 및 스포츠 분야에서 정의되고 있다(Haff 등, 2016). 이런 유형의 일반적인 스트레칭 목적은 근육을 하나하나씩 분리하고, 근육이 지나가는 관절과 함께 근육의 유연성을 증가시키는 것이다.

전통적 스트레칭은 일반적으로 다음과 같은 특징을 가진다:

- 한 번에 하나의 근육씩 분리시켜 스트레칭한다.
- 관절을 스트레칭할 때는, 관절을 하나하나씩 분리하지 않고 스트레칭한다.
- 중등도의 불편 지점까지 스트레칭한다.
- 15~30초 동안 스트레칭을 유지한다.

고유수용성 신경근 촉진법(*PNF*)

전통적 보조 스트레칭과는 달리, PNF는 유연성을 증가시키기 위해 신경학적 접근법을 이용한다. 모든 도수치료사들은 PNF에 친숙해야 한다. PNF에 대해 자세히 알고 싶으면, Voss 등(1985)이 저술한 책을 참고하길 바란다.

PNF를 스트레칭 방법만으로 설명하는 것이 매우 부정확할 수 있지만, 전체 기법 중에서 PNF 스트레칭은 여기에서 언급할 가치가 있을 만큼 다양한 성공적인 버전과 함께, 충분히 확립되고, 신뢰할 수 있고, 타당한 데이터와 논리적 적용을 가지고 있다. 그러나, 명심해야 할 것은 원래 PNF에서 볼 때, PNF 스트레칭 기법은 신경근골격계 질환을 대상으로 근력을 증가시키는 신경 자극의 여러 PNF 기법 중에서 하나의 기법일 뿐이다.

원래 도수로 적용되는 PNF 스트레칭에 대한 중요한 요점은 다음과 같다:

- 근력 강화를 필요로 하는 약한 작용근은 신장반사를 유도하기 위해 신장된 상태로 배치된다.
- 신장반사의 유도는 작용근의 움직임 패턴을 강화하는데 도움을 주기 위해 협력근을 동원한다.
- 신장된 신체 분절에 특별한 나선 패턴과 대각선 패턴을 추가하는 것은 운동 패턴의 동원에 더 좋은 결과(움직임 내내 근력 증가)를 제공한다.
- ROM 동안 최대 도수 저항이 클라이언에게 적용된다.
- 치료사의 저항에 맞게 클라이언트는 최대 수의적 근수축을 일으킨다(오늘날의 PNF 강사들은 최대 저항이라는 말 대신에, 적절한 저항이라는 용어를 사용한다)(Alter, 2004).
- 스트레칭/근력 강화에서 사용되는 결합은 원시 움직임 패턴, 자세 및 정위반사와 관련된다.
- 움직임의 결합에는 수동 움직임과 함께, 등척성, 구심성, 원심성 수축이 포함된다.
- 억제 기법은 운동신경의 흥분성을 감소시켜 관절과 근육의 유연성을 증가시킨다.

촉진 스트레칭은 PNF 기반 접근법이고, 이것은 수축–이완–대항근 수축(CRAC)이라는 이름을 가진 하나의 PNF 기법이다. 이 기법은 클라이언트의 스트레칭을 강조한다: 예로, 뒤넙다리근을 먼저 수축한 후, 이완하는 방법이다. 그런 다음, 클라이언트는 뒤넙다리근을 신장하기 위해 대항근(넙다리네갈래근)을 수축하여 다리의 ROM을 더욱 증가시킨다(McAtee와 Charland, 2014). ROM에 관해 많은 연구자들은 PNF 스트레칭 기법이 다른 스트레칭 기법에 비해 가장 큰 ROM 이득을 생산했음을 확인했다. Alter(2004)는 "나선과 대각선 패턴의 PNF 원리 적용도 표준 정적 스트레칭보다 더 나은 3차원의 기능적 ROM을 생산했다고" 언급했다. 그러나 PNF 스트레칭의 기능적 효과나 기타 효과를 보고한 연구는 상대적으로 거의 없고, 또 PNF 스트레칭 효과를 평가한 포괄적 리뷰나 메타–분석 리뷰도 아직 없다(Bemetal. 2016).

능동적 단독 스트레칭(*AIS; Active Isolated Stretching*)

포괄적으로 연구된 Alter의 책인 "*The Science of Flexibility*"에서 언급된 PNF 이외의 유일한 스트레칭 체계는 AIS이다. 그에 따르면, 그 책에서 언급되거나 비교된 다른 종류의 스트레칭은 특정 방법으로 구성된 실제 스트레칭 시스템의 일부가 아니다는 것이다. 따라서, 다른 스트레칭은 의학적 요건, 치료적 요건 또는 스포츠 요건에 사용될 수 있는 근육 스트레칭에 해당되었다(Alter 2004).

만약 2초간 수행된다는 프로토콜만 제거하면 AIS는 PNF 기법의 변형인 다른 스트레칭 기법과의 유사성 때문에, 변형된 PNF 기법에 해당되어 왔다(Alter 2004). 그런 의미에서, AIS는 신경학적 접근법의 스트레칭으로서 더욱 간주될 수 있다. AIS에서 주장하는 2초 프로토콜에 대해, AIS를 만든 Aaron Mattes가 말한 다음의 진술에 대해 많은 논란이 있다:

> "신장반사가 활성화될 정도까지 그리고 가벼운 자극 지점을 초과해서 움직일 정도까지 근육을 신장한다. 1 파운드 미만의 보조로 1–2초 동안

점진적인 스트레칭 후에, 압박을 해제하고, 다시 시작자세로 돌아간다. 이런 방법을 처방된 횟수 만큼 반복한다. 가벼운 자극 지점에서 늘어난 조직에 가해진 압박의 해제는 신장반사로 유발된 근육의 반전 수축을 막는데 도움을 준다(Mattes 2000)."

지금까지, 어떤 연구도 스트레칭을 1–2초간 지속하는 프로토콜을 입증하지 못했다. Alter는 다음과 같이 말했다; "장딴지 근육의 신장반사는 30ms 이내에 유도된다. 뒤넙다리근처럼, 척수에 더 가깝게 위치하는 근육은 더 빠르게 신장반사를 한다. 2초는 신경계의 한계 반응 범위이다." 결과적으로, AIS가 긍정적 결과를 도출할 수 있지만, 신장반사가 1–2초 안에 600개 이상되는 모든 근육에서 동등하게 도출되는지 의문스럽다. 또한 Alter는 다음과 같이 말했다: "출간된 어떤 연구도 AIS의 효율성을 다른 스트레칭 기법과 비교하지 않았다" (Alter 2004). 또한 우리도 현재까지 이런 주제에 대한 논문을 발견하지 못했다.

AIS에 대한 내용(영문으로 I로 시작되는 5개 문장)(Mattes 2000):

1. 스트레칭할 특정 근육을 파악한다(Identify).
2. 정확한 국소 운동을 통해 스트레칭할 근육을 분리한다(Isolate).
3. 관절의 반대쪽에 있는 대항근(상호적으로 이완되고 늘어나는)에 반대하여 작용근의 수축을 강화한다(Intensify).
   수축하기 위한 근육의 상호적인 이완은 반대쪽 근육이 이완되고 길어지는 것을 상호적으로 억제할 것이다.
4. 신경지배(Innervation) – 근육이나 근육군(작용근)을 수축시키는 상호 신경지배(수축 조직)는 반대쪽 근육(대항근)이 신경학적으로 이완될 준비가 되어 있을 때, 신경학적으로 수축한다.
5. 억제(Inhibition) – 근육이나 근육군의 상호 억제반응은 반대쪽 근육(대항근)을 수축시키는 신경 신호를 수용할 때, 신경학적으로 근육을 이완시키는 신경 신호이다.

AIS는 PNF와 동일하게 Sherrington 법칙에 기반한 신경생리적 기법이지만, 다른 점은 유연성을 향상시키기 위해 근육과 결합조직을 분리함으로써 문제를 국소화시키는 것에 목표를 둔다는 점이다. 한편, 원래의 PNF와 FST는 문제를 국소화하기 전에 먼저 전체 신경근막 사슬을 평가하고 치료하는 것이다.

근막신장치료*(Fascial Stretch Therapy, FST)*

FST는 사람을 평가하고 치료하는 체계성 신경근막 기법일 뿐만 아니라, 영역별 신경근막 기법을 가진다. FST는 최고 수준의 FST 직무가 높은 질의 연구와 경험에서 나온 연구 결과를 통합하고, 또 자가 검토와 동료 검토에 의한 유도 추론과 함께 모든 것을 고려한다는 점에서 넓은 의미의 신경학적 기법이다. 이것의 많은 부분은 신경가소성 개념에서 나온 통증 조절에 있어서 가장 최근의 연구와 실천 아이디어에서 나온다. 또한 FST는 폭넓은 신경 네트워크를 고려하는 만성 비특이성 요통과 같은 설정된 임상 문제 구조를 통합하고, 또 통증과 유해감각, 감각운동 기능, 감각입력 인코딩 및 인지와 정서(예: 믿음과 사고의 인코딩)를 처리하는 것을 포함하고 있다(Brumane 등, 2019).

또한 FST가 클라이언트의 개별 평가에 의해 결정될 때만 변형된 PNF 버전을 이용한다는 점에서 좁은 의미의 신경학적 기법이다(FST PNF에 대해 더 자세히 알고 싶으면, 3장에 있는 원칙 9를 참고 바란다).

또한 FST는 연구 근거를 고려함으로써 근육근막 과학 중심의 치료를 제시하고 있다. 다음과 같은 예들은 그런 점을 설명하기 위해 제공될 수 있는 예들이며, 결코 유일한 예가 아니다.

- 영역별 상호의존(RI) 모델 (Regional interdependence model)

"이 모델의 근본 전제는 멀리 떨어져 있는 신체 해부 영역의 비관련성 손상이 클라이언트의 주요 증상에 기여하고 또 관련될 수 있다는 것이다. 이런 전제의 임상 의미는 신체의 한 영역에 적용된 중재가 멀리 떨어져 있고 연관성이 없는 것처럼 보이는 다른 신체 영역에도 종종 영향을 미친다는 것이다." (Suekiet 등, 2013).

- 근육근막 사슬(Myofascial chain)

6,589구의 사체해부에 대한 동료검토된 체계적 검토에 따르면, 인체 대부분의 뼈대근은 결합조직에 의해 직접 연결되어 있다는 것이다.

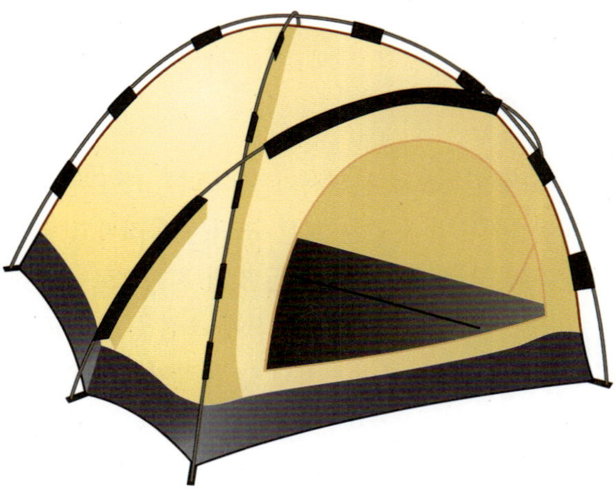

그림 1-1. 지오데식 돔 텐트

- 근육간 힘 전달(Intermuscular force transmission) (Wilke 등, 2016)

체계적 검토에 따르면, 적어도 몇몇 인접한 근육근막 구조물 사이에서 장력이 전달될 수 있다는 것이다(Krause 등, 2016).

끝으로, FST는 신경근육근막의 근막 성분을 통합함으로써 가장 잘 설명된 체계적 취지를 가지고 있다. 근막과 관련된 명명법은 근막의 만족스런 설명과 정의가 여전히 논쟁 중이고 부족하기 때문에, 용어의 전환기에 있다.

FRS(Fascia Research Society, 근막연구협회)는 근막과 관련되는 언어의 개선을 담당하는 "Fascia Nomenclature Committee(FNC)"라는 테스크 포스를 설립함으로써 이 이슈를 반향시켰다. 이것은 FNC가 결론을 내린 것이다:

정의 1은 임상적이고 학술적인 연구, 토론 및 연구를 위한 일관된 기준점으로써 사용될 수 있는 정확하고, 실체적이고, 분리가능하고 해부적인 조직을 설명하는데 사용되는 것이다. 즉:

- "*근막(fascia)*은 근육과 기타 내장기를 부착하고, 감싸고, 분리하기 위해 피부 밑에서 형성하는 결합조직의 말이집, 시트(sheet), 또는 기타 분리될 수 있는 집합체이다."

정의 2는 *근막계(fascial system)*의 넓고, 기능적인 정의를 설명하는데 사용된다. 이 정의는 정의 1과 논리적으로 관련될 수 있고, 한편 "근막계는 복합한 구조물을 형성하는 상호작용적이고, 상호관련적이고, 상호의존적인 조직들의 네트워크와 관련되고, 움직임을 수행하는데 협력한다." (Stecco와 Schleip, 2016), 즉:

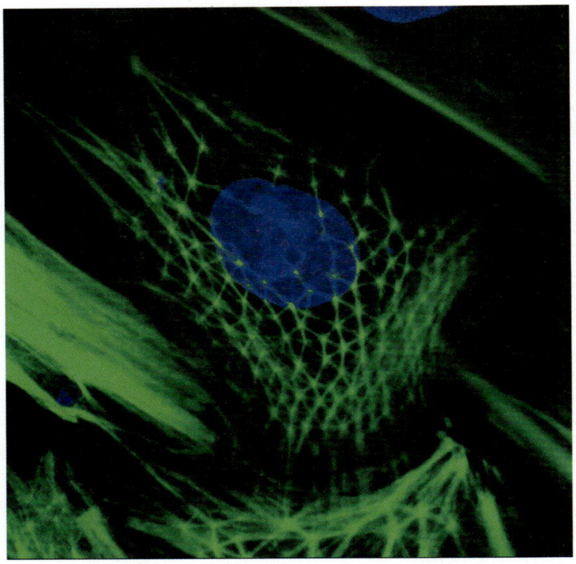

그림 1-2. 액틴 근잔섬유와 핵 속의 DNA를 보기 위해 염색된 신생 섬유아세포의 세포뼈대(출처: Dr. Emilia Entcheva)

- "*근막계*는 신체를 침투하는 콜라겐 섬유를 함유한 부드럽고, 느슨하고, 또 치밀한 섬유성 결합조직으로 구성된 3차원 연속체이다. 근막계는 지방조직, 신경혈관의 바깥막과 말이집, 널힘줄, 깊은 근막과 얕은근막, 신경바깥막, 관절주머니, 사이막, 힘줄, 내장 근막, 그리고 근육속막/근육다발막/근육바깥막 등을 포함한 모든 근육내 결합조직과 근육사이 결합조직 등과 같은 요소들을 통합한다. 근막계는 모든 장기, 근육, 뼈, 그리고 신경섬유를 관통하고 둘러싸며, 기능적 구조물을 신체에 부여하고, 또 모든 신체 시스템이 통합적인 방법으로 작동할 수 있게끔 환경을 제공한다."

FRS와 FNC의 임상적이고 학술적 정신에 따라, 우리는 클라이언트를 평가하고 치료하는 넓은 기능적 관점을 채택할 때 그들을 연결한다.

여기에서 "근막에 대한 축적된 과학적 지식의 발전을 반영한다는 것"은 "정확하고, 분류학적으로 통일성이 있고, 또 모호성이 없다"는 의미이고, 또 "근막과 관련되는 내용의 새로운 다른 분야와의 제휴에서 다양하게 인식되고 거론되는 방법"에 상응하는 것을 의미한다(Adstrum 등, 2017).

FST가 기능을 회복하고, 통증을 줄이거나 없애는데 도움을 주는 신경근육근막적 기법으로 설명되고 있지만, FST는 그것보다 훨씬 많은 것을 제공한다. FST는 유연성을 최적화하는 전신적, 정신적 및 영적 접근법이다. 유연성은 신체적, 정신적 및 정서적 스트레스에 성공적으로 적응하고, 현재의 요구를 충족시키는 시간내에서 완전히 회복할 수 있는 신체적, 정신적 및 영적의 능력으로써 우리들에 의해 새롭게 정의되었다(Frederick과 Frederick, 2014).

작게 봤을 때, FST는 기능적 가동성과 운동 수행능력을 향상시키고, 1시간의 회기 내에서 통증을 뚜렷하게 조정하는 보조 스트레칭의 독특한 브랜드이다. 크게 봤을 때, FST는 일반적으로 알고 있는 "보조 스트레칭"을 넘어서는 독특한 접근법을 사용한다; 즉, 삶의 질을 뚜렷하게 변화시키기 위해 사람의 신체, 정신 및 영적 문제로 접근한 후 전환시키는 방법을 사용한다.

근육을 단독으로 분리시키는 대신에, FST는 거미줄처럼 피부 밑에 있는 모든 조직을 둘러싸고 있지만, 컴퓨터 네트워크처럼 모든 것과 지적으로 소통하는 "근막"으로 불리는 결합조직에 초점을 맞추고 있다. 그러나 또한 우리는 FST가 클라이언트 관리에 대한 모든 것을 포괄하는 것으로서 신경근육근막성 네트워크 시스템을 철저하게 평가하고 치료하는데 이용되고 있음을 인정한다(4장에서 다루어지는 FST 평가의 완전한 설명과 단원 2의 단계별 기본 방법).

여러분의 근육과 장기와 함께, 뇌와 나머지 신경계와 소통하는 근막의 수용기는 다음과 같은 상태에 있을 때 나쁜 영향을 받게 된다: 근막이 수술적 처치를 받았거나, 손상을 입었거나, 또는 기능을 악화시키는 불균형 상태에 있을 때(Schleip, 2015). 그것이 FST가 근육 뿐만 아니라 '그물(근막)'을 늘이는 이유이며, 이 책의 신체 그림이 이런 방법으로 그려지는 이유이다.

초기 FST의 치료 회기는 다음과 같이 구성된다:

- 클라이언트의 주관적 그리고 객관적 요구와 목표를 모두 알기 위해, 철저하게 평가를 수행한다.
    - 주관적 평가는 완전하고 능동적이고 통증 없는 클라이언트의 삶을 달성할 수 있도록 비신체적 요소를 위한 벤치마크를 결정한다.
    - 객관적 평가는 대부분의 클라이언트들이 즉각적인 결과를 얻을 수 있도록 한번의 치료 회기로 긍정적으로 변할 수 있는 신체적 요소를 결정한다.
- 치료회기가 끝나면, 첫 치료회기의 반응을 토대로 상호 계획을 짜서 클라이언트의 목표를 달성할 수 있는 합당한 시간을 결정한다.

만약 클라이언트의 개별 평가에 의해 결정되면 FST는 변형된 PNF를 사용한다. 나중에 FST PNF를 치료할 때 자세히 설명하겠지만, 여기에서 간단하게 설명하겠다.

원래 PNF는 Hold-Relax(H-R)으로 불리는 기법을 대항근의 등척성 수축 후 이완한 다음, 새로운 ROM 지점까지 능동으로 분절을 움직이는 방법이라고 설명하고 있다.

FST PNF에서는, 대항근의 점진적인 등척성 수축을 수행하기 위해 움직임이 치료사에 의해 차단되기 전에, 클라이언트가 먼저 대항근의 점진적인 등장성 수축을 어느 정도 시작한다. 잠시 이완한 후, 클라이언트는 치료사에 의해 작용근의 새로운 ROM 지점(새로운 장벽)까지 수동적으로 움직이게 된다. 그런 다음, 이런 시퀀스를 반복한다. 필요하다면, 추가적으로 ROM을 증가시키기 위해, 마지막 1번이나 2번의 반복 동안에 가끔 작용근의 등장성 수축을 추가할 수 있다.

그 이외에는, FST는 원래 설정된 방법을 따른다:

- 10가지의 FST 원칙(3장에서 설명됨)
- 혁신적 움직임의 독특한 시퀀스 (5장과 6장에서 설명됨)
- 전역의 신경근육근막 사슬을 국소 단위로 접근함
- 나선, 대각선 그리고 회전 패턴의 움직임
- 스트레칭의 강도, 기간, 반복횟수 및 템포 등의 변수가 개인에 맞게 조절된다(5장)
- 조직을 늘이기 전에, 신경계를 조정한다.

FST의 일반적인 특징(feature):

- 통증 없는 전신 스트레칭
- 점진적인 움직임으로 수행되는 스트레칭 (결코, 스트레칭을 유지하지 않는다)
- 강한 힘이 아니라, 섬세한 방법을 적용한다.
- 필요하다면, 더 큰 공간을 만들기 위해 핵심 관절의 스트레칭을 증가시킨다.

다른 스트레칭 기법

근막 스트레칭(*fascial stretching*)

비교적 새로운 일반 용어인 "근막 스트레칭"은 우리가 생각할 때 근막의 저명한 연구자인 Robert Schleip 박사에 의해 가장 잘 정의되고 설명되었다(Schleip 2015). 다음과 같은 이유 때문에, Schleip 박사가 근막 스트레칭에 대한 신뢰성 있고 유효한 정보를 설명하는 자격을 갖춘 것으로 생각된다:

- 그는 근막 스트레칭에 대해 많은 연구를 수행했다.
- 그는 구조적 통합 분야(field of Structural Integration)에서 롤핑 바디워커로서 클라이언트와 함께 임상적 보조 스트레칭을 수행했다.
- 그는 그의 책인 "*Fascial Fitness*"에서 상세한 지침과 프로토콜로 스트레칭의 과학과 임상 적용을 개발해 왔다.

그러나 전통적인 스트레칭과 유사하게, Schleip의 지침은 보조 스트레칭보다 자가 스트레칭을 위해 작성되었다. 만약 우리가 여전히 이 지침들을 사용하고 있다면, 다음 설명을 제안한다:

- 근육과 일부 신체에 초점을 맞추기보다는 전신적 참여가 있을 때, 움직임, 스포츠 및 피트니스에서의 기능적 결과가 크게 향상된다.
- 근막 스트레칭은 최적의 움직임을 위해 근막 피트니스를 유지하고, 향상시키고, 수복하는데 도움을 주는 4가지 주요 요소 중 하나의 요소로 설명된다.
- 근막 스트레칭은 Schleip가 말한 " 형태 기능(shaping function)"을 제공하는데, 이것은 기본적으로 근막의 역학적 특성(근육이 효율적으로 수축하고, 신장하고, 확장되는데 도움을 주는)을 향상시키는 것을 의미한다.
- 근막 스트레칭은 긴급한 활동을 위해 전체 신경근육근막계를 정신적으로 준비하고 신체적으로 워밍-업 시킬 뿐만 아니라 쿨-다운 시킬 수 있고, 또 활동으로 인한 스트레스, 스트레인 및 손상을 수복하고, 정상 기능을 회복시킬 수 있다.

과학적 스트레칭(*Stretching Scientifically*)

이것은 전통적인 2가지 방법인 동적 스트레칭과 정적 스트레칭, 그리고 덜 전통적인 2가지 방법인 정적 능동 스트레칭과 등척성 스트레칭을 모두 사용함으로써 유연성을 증가시키는 방법이다. 이 방법은 보조 스트레칭을 위한 지침이 없는, 자가 스트레칭 방법으로 알려져 있다(Kurz, 2015).

저항 스트레칭(*Resistance Stretching*)

과학적 스트레칭이 되는 동안 등척성 저항을 하지만, 저항 스트레칭은 완전 가동범위 내내 저항을 사용한다. 근력과 유연성 둘 다를 얻는 방법인 것으로 자가 스트레칭을 설명하고 있지만, 다른 사람에 의한 보조 저항은 이들 효과를 더욱 강하게 향상시킨다고 주장된다(Coolley, 2016). 저항 스트레칭에 대한 책을 읽고 비디오를 본 후, 우리는 이런 방법이 도수치료보다는 훈련 방법에 더 가깝다고 결론을 내렸다.

고대 스트레칭 기법(*Ancient stretching techniques*)

- **태국식 마사지와 바디워크:** 이것은 수 백년된 스트레칭 방법이고, 일반적으로 지압에 보조 관절가동술과 스트레칭을 결합하며,

전통적으로 마루 매트에서 이루어진다.
이것은 요가 방법으로 간주될 수 있다.

- **보조 요가(*Assisted yoga:*):** 태국식 바디워크와 마찬가지로, 요가도 수 백년의 역사를 지닌 방법이다. 보조 요가는 학생들의 요가 자세(또는 아사나)를 향상시키기 위해 강사에 의해 적용될 수도 있다. 또한 스트레칭이 정적으로 유지되거나 또는 유연하게 자세들을 취하면서 이루어질 때 보조 스트레칭 기법으로서 치료적 목적으로도 사용될 수 있다.

스트레칭을 통합한 도수치료 기법 *(Manual therapy techniques that integrate stretching)*

- **근에너지기법(MET):** 이 방법은 오스티오패스 분야의 기법이며, 동일한 이름으로 불리는 많은 다른 기법으로 발전되었다(Chaitow, 2006). 원래 MET 기법과 오늘날 MET 기법은 위에서 언급된 PNF의 기법과 비슷하다.
- **자세이완술(PRT)**(Positional release technique): 통증, 염증, 경련 및 최근의 외상을 위한 점진적인 간접적인 방법의 집합체이다. PRT에 포함되는 것은 적응적일 때 가끔 PRT를 통반할 수 있는 다양한 스트레칭 기법이다(Chaitow, 2007).

요약과 맺음말

지난 5년 동안 산업으로서 보조 스트레칭의 성장은 놀라웠고, 이것을 완전한 서비스 운영으로 채택한 최초의 이유 중의 하나임을 입증했다. 즉, 시장에서 제공되는 다른 서비스로 충족되지 못한 특별한 요구가 보조 스트레칭에 의해 충족되고 있다.

이 시기의 성장 동안, 우리는 직접 관찰했고, 또 수백 명 우리의 클라이언트와 우리에게 배운 수천 명의 학생과 그들의 클라이언트들에 의해 확인되었다.
오늘날 수행되고 있는 많은 보조 스트레칭은

(1) 개별적인 기능적, 그리고 신체적 평가와 사정을 하지 않고 있다;
(2) 클라이언트의 요구에 맞지 않는 일반적인 스트레칭을 수행하고 있다;
(3) 스트레칭이 통증을 유발한다;
(4) 일시적인 효과를 생산한다.

보조 스트레칭 회기가 위의 4가지 요점을 놓쳤을 때, 우리는 클라이언트가 요구하는 것을 받아드리지 못하기 때문에 그들이 더욱 위험해질 수 있음을 느끼게 된다. 최상의 경우는 클라이언트가 일시적인 이점을 가질 수 있다는 것이고, 나쁜 경우는 그들의 안전이 위험해지는 것이다. 즉, 잘못된 방식으로 적용되는 보조 스트레칭은 급성 손상을 일으키거나, 기존 문제를 악화시킬 수 있다는 것이다. 우리는 미래의 스트레칭 치료사는 경험이 많은 선생님들로부터 잘 갖추어진 임상시설에서 훈련을 받아야 한다(온라인 교육이 아닌)고 생각한다. 선생님들은 학생들이 안전하고 효율적인 기법을 수행하고 있는지를 확인하기 위해 학생들의 손을 제대로 느껴야 한다. 만약 이렇지 못하면 그 스트레칭 교육은 부족한 것이고, 기준 이하의 교육이라고 생각된다. 우리의 교육기관인 Stretch to Win Institute는 이들 모든 요건을 충족하고 있으며, FST의 치료사들은 더 높은 자격 요건을 충족하고 있다. 우리는 안전과 효율적인 치료라는 것이 대중들에게 인식되길 희망하고, 또 가장 높은 기준을 충족하는 훈련의 자산을 개발하고 있다.

이전 어느 시기 때보다 지난 5~10년 동안에 스트레칭 방법과 기법에 대한 연구가 활발하게 이루어졌다. 건강과 피트니스 분야에서 과학적이고 임상적인 관심을 보는 것이 고무적이었다. 그러나 최적의 결과를 위해 조정하거나 설계할 수 있는 보조 스트레칭과 자가 스트레칭의 많은 다른 변수를 입증하는 연구들은 거의 수행되지 않았거나, 매우 적게 이루어졌고, 또 수행된 높은 질의 연구의 비율도 매우 적은 편이었다. 우리는 스트레칭의 과학을 발전시키기 위해 우리와 다른 학자들이 수행했던 연구에 대해 논의하고 공부할 것이다.

참고문헌(References)

Adstrum S, Hedley G, Schleip R, Stecco C, Yucesoy CA (2017) Defining the fascial system. Journal of Bodywork and Movement Therapies (JBMT) 21 (1) 173–177.

Alter MJ (2004) Science of Flexibility, 3rd edn. Champaign, IL: Human Kinetics.

Behm DG, Blazevich AJ, Kay AD, McHugh M (2016) Acute effects of muscle stretching on physical performance, range of motion, and injury incidence in healthy active individuals: A systematic review. Applied Physiology, Nutrition, and Metabolism 41 (1) 1–11.

Brumagne S, Diers M, Danneels L Moseley GL, Hodges PW (2019) Neuroplasticity of sensorimotor control in low back pain. Journal of Orthopaedic and Sports Physical Therapy (JOSPT) 49 (6) 402–414.

Chaitow L (2006) Muscle Energy Techniques, 3rd edn. Edinburgh: Churchill Livingstone Elsevier.

Chaitow L (2007) Positional Release Techniques, 3rd edn. Edinburgh: Churchill Livingstone Elsevier.

Cooley B (2016) Resistance flexibility 1.0: Becoming flexible in all ways. Telemachus Press, LLC.

Frederick A, Frederick C (2014) Fascial Stretch Therapy. Edinburgh: Handspring Publishing.

Haff GG, Triplett NT (eds) (2016) Essentials of strength training and conditioning, 4th edn. National Strength and Conditioning Association. Champaign, IL: Human Kinetics.

Krause F, Wilke J, Vogt L, Banzer W (2016) Intermuscular force transmission along myofascial chains: A systematic review. Journal of Anatomy 228 (6) 910–918.

Kurz T (2015) Stretching Scientifically, 4th edn. [Kindle version.] Island Pond, VT: Stadion.

McAtee RE, Charland J (2014) Facilitated Stretching, 4th edn. Champaign, IL: Human Kinetics.

Mattes AL (2000) Active Isolated Stretching: The Mattes Method. Sarasota, FL: Aaron L Mattes.

Schleip R (2015) Fascia in Sport and Movement. Edinburgh: Handspring Publishing.

Stecco C, Schleip R (2016) A fascia and the fascial system. Journal of Bodywork and Movement Therapies (JBMT) 20 (1) 139–140.

Sueki DG, Cleland JA, Wainner RS (2013) A regional interdependence model of musculoskeletal dysfunction: Research, mechanisms, and clinical implications. Journal of Manual and Manipulative Therapy 21 (2) 90–102.

Voss DE (1985) Proprioceptive Neuromuscular Facilitation, 3rd edn. Philadelphia, PA: Harper & Row.

Wilke J, Krause F, Vogt L, Banzer, W (2016) What is evidence-based about myofascial chains: A systematic review. Archives of Physical Medicine and Rehabilitation 97 (3) 454–461.

2장

스트레칭의 과학과 연구

Research and the Science of Stretching

이 책이 처음 출간된 이후, 스트레칭에 대한 연구들이 더 많이 이루어졌다. 불행하게도, 그들 중의 대부분은 과학적 연구의 입장에서 볼 때 높은 질의 연구가 아니었다. 높은 질의 연구에 대한 예로는, 메타 분석, 체계적 검토, 무작위 통제 연구(RCTs) 등.

이 책 2판에서의 우리 목표는 1995년 창설 이후 발전해 왔던 보조 가동술과 보조 스트레칭의 한 방법인 FST를 독자들과 공유하는 것이다. FST는 수천 명의 치료사(즉, 우리의 학생)를 통해 경험적으로 신뢰성 있는 도수치료와 움직임 치료로서 증명되어 왔다. 오늘날 FST는 대학 스포츠, 프로 스포츠, 재활 클리닉 및 많은 피트니스 센터에서 이루어지는 준비와 회복에 있어서 가장 높은 레벨의 필수 요소이다. 그러나 본 장이 연구에 대한 단락이기 때문에, 우리는 투명해야 하며, 과학 문헌에서 FST에 대한 높은 질의 근거가 현재 없음을 명시해야 한다. 우리의 최근 노력은 변화를 일으키기 위해 2017년에 이루어진 우리의 사전 코호트 연구이고, 우리는 그 연구에서 만성 비특이성 요통(CNS)의 치료에 FST를 사용하는 임상적 중재를 검사했다(Ayotunde 등, 2017). 연구 초록은 상자 2.1에 제시되어 있다.

사전 연구(Pilot study)

상자 2.1 연구 초록

배경: 근막에 초점을 맞춘 많은 치료들이 통증 완화를 위해 사용되고 있고, 이 치료의 대부분은 교정술과 모달리티 기법에 의존한다. 반면, FST는 허리 통증과 관련된 질환을 포함해, 국소 조직이나 전역 조직의 결과와 주관적 통증의 개선을 위해 원위적으로 적용되는 기법을 사용한다. 우리는 다음과 같이 가설을 세웠다: FST의 치료를 받은 대상자는 비특이성 요통이 감소되고, 또 일상생활동작 점수가 향상될 것이다.

방법: 연구 기준(7F, 4M; 22-32세)을 충족한 11명의 대상자는 1(N=11), 2(N=7) 또는 3(N=5)의 연속 FST 치료(아래 표의 치료)를 받았다. 치료 방법은 3개의 스트랩으로 안정화시킨 후, 30분간 적용되는 신체 스트레칭(좌우 8개)으로 구성된다. 대상자는 통증 점수와 ADL 점수를 받았다(목욕: BAT; 자동차 타기/내리기: CEI; 화장실 사용: TOI; 전방 굽힘: FOB; 옷입기: DRE) 등은 FST 이전, 이후 1일과 3일에 각각 측정되었다. 우리는 기준 그룹에게 사전 치료 시간을 사용함으로써 시간에 따른 점수의 상대적 변화(%)를 확인하기 위해 선형 혼합 효과 모형을 사용했다. 모든 p-값은 좌우 양면이었으며, $p<0.05$는 통계적으로 유의한 것으로 간주되었다.

결과: 통증 점수와 ADL 점수(*)에서 통계학적으로 유의한 향상이 표에서 보여지는 시점에서 발견되어 있다.

점수	치료 1: 1일 후	치료 1: 3일 후	치료 2: 1일 후	치료 2: 3일 후	치료 3: 1일 후	치료 3: 3일 후
통증	*	*		*	*	
BAT				*		
CEI	*	*	*	*	*	*
TOI						
FOB	*	*	*	*	*	*
DRE	*		*		*	*

치료 이전 시점에 비해 점수의 향상이 나타났다: 31~57%

결론: 본 사전 연구는 단일 뿐만 아니라 다중의 연속 30분 간의 FST 치료가 통증 점수와 ADL 점수를 개선시켰으며, 통증과 FOB에서 가장 좋은 개선을 보였다. 향후 연구는 최적의 치료 빈도를 결정하고, 치료 효과의 기계론적 이해를 목표로 하는 부가적 변수를 측정하는 것이다[모든 대상은 UA 승인 IRB의 일부로서 동의했다].

연구의 제한점: 다음 요소들이 명확한 결론을 내리는 우리의 능력을 제한한다.

- 사전 연구의 작은 표본 크기
- 비-치료군 부족
- 치료가 하루에 30분 동안만 제한적으로 실시되었다.

향후 연구

- 비-치료군 포함
- 표본 크기의 증가
- 주 1회, 2회, 3회의 치료와 비교하여 최적의 치료 빈도를 확인한다.

이 연구에서 얻은 한 가지 중요한 단서는 우리가 20년 동안 일화적으로 알고 있던 것, 즉 30분간의 짧은 FST 치료가 통증을 현저하게 줄일 수 있다는 것을 확인했다는 것이다. 더 많은 연구들을 가까운 미래에 계획하고 있다.

우리가 이들 연구를 '높은 질(high-quality)'의 범주 안에서 논의한다면, 선택은 거의 없고, 원하는 결과의 임상 적용이 매우 심각하게 제한된다. 적어도 지난 10년 동안, 파워나 근력을 요구하는 활동을 하기 전에 정적 스트레칭이 최대 1시간까지 수행될 때 좋지 못한 결과를 보였던 다양한 변수를 비교한 여러 연구들이 있었음이 잘 알려져 있다. 스트레칭이 손상을 예방했는지에 대한 체계적 검토의 결과도 그 당시에 좋지 못했다(Frederick과 Frederick, 2014).

이런 이유 때문에 동적 스트레칭에 대한 충분한 좋은 연구 성과가 나타나기도 전에, 대다수 대학 스포츠 팀과 프로스포츠 팀이 동적 스트레칭 프로그램을 채택했던 것이다.

이 책의 목표에 따라, 본 장의 나머지 부분은 관련 연구를 제시했던 몇몇 높은 질의 연구를 간략히 소개하고, 또 추가 연구에 대한 필요성이 있음을 제시할 것이다. 우리는 본 책이 오늘날 이용할 수 있는 낮은 질의 연구를 적게나마 보완해 주길 바라고, 또 치료사들이 최적의 결과를 위해 그들의 클라이언트에게 수행할 수 있는 기법이나 방법에 대한 정보를 조금이나마 얻길 바란다.

동적 스트레칭(DS)의 즉각적인 효과에 대한 오늘날의 문헌 분석은 다음과 같은 결정을 내렸다: "동적 스트레칭이 가동범위와 후속 수행력에 대한 긍정적 효과가 있음을 말하는 상당한 근거가 있다"는 것이 힘, 파워, 스프린트 및 점프 등의 생산에 대한 측정으로 확인되었다(Oppert와 Babault, 2018). 스트레칭이 운동선수에게 적절한지에 대한 수년간의 논쟁 이후에, 마침내 많은 수의 연구들이 스트레칭의 이점을 지적했다. 최근의 체계적 검토들이 동적 스트레칭이 신경근육계에 실질적으로 어떤 영향을 주는지에 대한 충분한 근거를 찾지 못함에도 불구하고, 오늘날 동적 스트레칭(동적 가동술)은 운동을 준비할 때 꼭 필요한 요소로 간주되고 있다(Beemet 등, 2016).

개별적 그리고 그룹별 동적 스트레칭을 선호하는 상당한 근거가 있음에도 불구하고, 이전에 언급된 분석은 변경이나 심지어 수행력 손상을 보고한 많은 연구도 발견했다. 스트레칭 기간, 진폭 및 속도 등과 같은 요소가 강조되었지만, 우리는 스트레칭의 강도, 빈도 및 템포와 같은 다른 부가적 요소들은 물론, 논의되지 않는 다른 요소들도 적절한 요소가 될 수도 있다고 생각한다.

최고의 스트레칭 연구자들 사이의 최근 협업은 현재까지 발표된 높은 질의 RCT 결과를 요약한 체계적 검토를 수행했다(Beem 등, 2016). 이런 체계적 검토는 즉각적인 사전-활동(pre-activity)의 자가 스트레칭 과학이 오늘날 어디쯤 있는지에 대한 포괄적인 생각을 제공하는 스트레칭 결과를 요약했다.

건강하고 활동적인 사람에서의 신체 수행 가동범위에 대한 근육 스트레칭의 즉각적 효과와 손상 발생에 대한 연구: 체계적 검토

체계적 검토(Bheme 등, 2016)에서, "수행력, ROM 및 손상의 효과에 관한 명확성을 제공하기 위해 다양한 스트레칭 기법에 대한 즉각적인 신체 반응을 조사하고, 분석하고 또 해석할 목적으로, 생리적 기전뿐만 아니라 신체 수행력, 손상 위험 및 ROM에 대한 사전 활동 스트레칭의 효과를 열거함으로써 문헌의 개요를 수행했다" (Bheme 등, 2016).

문헌을 검토할 때 학자들이 기술하는 제한점에는 "내적 타당성과 관련된 이슈(즉, 기대 효과에 의한 편향)와 외적 타당성과 관련된 이슈(즉, 스트레칭 기간과 워밍-업 요소, 스트레칭의 자세한 설명, 비특이적 결과에 대한 편향)"가 포함된다.

이런 체계적 검토를 바탕으로, 학자들은 오늘날 우리가 약간의 문구로 요약했던 캐나다 운동생리학회(Canadian Society for Exercise Physiology)를 위해 상세한 입장문을 만들었다(Behm 등, 2016).

요약(Summary)

어떤 형태에서는 사전활동 근육 스트레칭(개인이나 그룹으로 수행되는)이 단점보다는 장점이 더 큰 것처럼 보이지만(수행력, ROM 및 손상의 결과 측면에서), 선택된 스트레칭 유형과 스트레칭의 구성은 그것이 사용하는 콘텍스트에 좌우될 것이다. 다음 콘텍스트는 입장문에서 열거되었던 것이고, 그 다음에 몇 가지 우리의 생각을 나열할 것이다:

1. *스트레칭 기간에 대해:* 특정 근육의 손상 위험 감소나 특정 필요성의 감소와 ROM 증가에 대한 특별한 요구를 위해 최적의 신체 수행력을 희생할 의지가 없는 한, 개별 근육당 총 60초 이상 지속되는 정적 스트레칭이나 PNF는 훈련이나 경기의 직전에 권장되지 않는다.

비록 개별 상황이 다양하고 풍부하겠지만, 우리는 이런 결론이 다른 위험(예: 무질서하고, 치밀되고, 또는 비가동되는 흉터조직의 형성)을 감소시키는 한편, 재손상의 위험을 감소시키는 재활에 종사하는 대부분의 사람들에게 유용하다는 것을 발견했다. 단일 변수로서, 운동선수를 치료하는 모든 치료사(우리와 상호작용하고 있는)들은 근육 당 60초 이상 지속되는 정적 스트레칭과 PNF를 적용하지 않고, 모든 사전활동을 위해 동적 스트레칭을 사용한다. 감독 아래에서 이루어지는 동적 스트레칭이나 자가유도(self-guided) 동적 스트레칭 이외에, 우리의 졸업생들은 사전활동 준비(3장의 원칙 1에서 거론되는)의 개별화된 접근 방식을 위해, "Fast Stretch Wave™"으로 불리는 보조 스트레칭의 버전을 기반으로 기능적 템포를 사용한다.

2. *손상에 대해:* 손상 감소는 다중 과제와 관련된 근육군의 스트레칭을 5분 이상 필요로 하는 것 같다. 그러나 적절한 스트레칭 지속 시간으로 최적의 워밍-업을 완수할 때(즉, 초기 유산소 활동, 스트레칭의 구성 요소, 과제별 또는 동작별의 동적 활동),

정적 스트레칭과 동적 스트레칭의 이점은 ROM을 증가시키고, 근육 손상의 위험을 감소시키거나 수행 비용을 감소시킬 수 있다.

몇 가지 우리의 생각:

- 이 진술은 수행에 대한 최상의 결과로 오늘날 스포츠 훈련(즉, 사전활동 자가 스트레칭)에서 일반적으로 수행되는 기법이 동적 스트레칭임을 확인했다. 그러나 스포츠 활동으로 회복하기 위해 클라이언트가 재활에 참여하고 있다면, 이 지침은 다음과 같다: 근육 손상으로부터 회복 중이거나 감소된 ROM을 가지고 있을 때는 정적 스트레칭이나 PNF가 효과적일 수 있으며, 완전하게 회복되기 전까지는 동적 스트레칭을 피하는 것이 좋다. 또한 우리는 스트레칭 프로그램을 결합하는 것이 좋다고 믿는다: 해당 조직이 회복 중일 때는 먼저 정적 스트레칭이나 PNF로 치료하고, 그 다음 치유 단계와 사람의 능력에 따라 진행할 수 있는 활동을 시작하기 전에는 동적 스트레칭을 적용한다.
- "5분 이상"은 무엇을 의미하는가? 즉, 손익을 경계하는 선을 긋는 것 같다.
- 심지어 여러 근육군이 특정의 스포츠에 참여하고 있더라도, 그 움직임이 일어나는 순서에서 차이가 발생할 수 있고, 그리고 만약 그렇다면, 각 스포츠, 특별한 요구를 가진 각 선수를 위한 이들 움직임은 무엇인가?

3. *근육 길이에 대해:* 정적 스트레칭은 긴 근육 길이에서 수행되는 활동의 수행력을 강화시키는 것 같다. 체계적 검토에서, "5개의 연구에 따르면, 단축된 근육 길이(-10.2%)에서는 뚜렷한 근력 소실이 나타났고, 반대로 가장 길게 늘어난 길이(+2.2%)에서는 중등도의 근력 이득이 나타났음을 확인했다."

스포츠의 기능적 움직임은 원심성 신장과 구심성 단축을 결합하는 패턴(가끔 등척성 활동도 포함됨)을 보이기 때문에, 단축된 길이에서의 10% 근력 감소는 길어진 길이에서의 2% 근력 이득을 대체하기 어렵다. 그래서 이런 제한된 이점을 가진 정적 스트레칭을 사용한다는 것은 우리에게 상상하기 어려운 일이다.

4. *동적 스트레칭(DS; dynamic stretching)에 대해:* DS는 중등도의 수행력 향상을 유도할 수 있고, 또 활동 직전에 수행되었을 때 과제별 ROM 증가와 동적 수행력의 촉진을 제공할 수 있는 스트레칭의 구성요소에 포함될 수도 있다; 그러나, 동적 스트레칭이 손상 위험에 영향을 준다는 근거는 없다. 게다가, 신체 수행력에 대한 스트레칭의 효과를 검사한 문헌은 매우 많지만, 손상 위험을 연구한 문헌은 매우 적어서, 많은 연구들이 손상 위험에 대한 근육 스트레칭의 효과를 연구할 필요가 있다.

이 진술은 우리가 정확히 어떤 스트레칭의 유형이 손상의 위험을 감소시키는지 또는 증가시키는지를 여전히 알지 못한다는 것을 시사하고 있다. 그러므로 이것에 대해 더 많은 연구가 필요할 것이다.

5. *근육통에 대해:* 운동을 하기 전에 어떤 유형의 스트레칭을 해야 운동으로 인한 근육통을 감소시킬 수 있는지에 대해서는 아직 논란이 있다.

웨이트 트레이닝에 국한된 지연성 근육통(DOMS)은 다른 문제일 수 있지만, 많은 요소에 따라 FST가 근육통을 감소시키거나 제거한다는 임상 경험과 증거들이 우리는 물론 많은 제자들에 의해 반복적으로 확인되었다. 부정적 요소들은 다음과 같다: 수면 부족, 탈수, 영양 실조 및 다른 원인으로 인한 낮은 수준의 만성 염증 등.

이런 체계적 연구 뿐만 아니라, 캐나다 운동생리학회의 지침에 대한 학자의 입장문(성명)을 검토해봤을 때, 우리는 즉각적인 자가 스트레칭 프로그램과 포괄적인 스포츠 프로그램을 설계하는데 있어서 불충분한 현실적, 구체적 또는 실행적 정보가 여전히 존재한다고 결론을 내렸다.

보조 스트레칭의 연구 (Assisted stretching research)

보조 스트레칭 연구에 대해, 우리는 20015년 연구에 대해 매우 간략하게 설명할 것이다(Frankee 등, 2015). 그들은 MET 기법이 오스티오패스, 물리치료사 및 카이로프랙터 등에 의해 많이 사용되기 때문에, 높은 질의 RCT(무작위 통제 시험) 대상으로 "근에너지 기법(MET)"을 검토하기로 결정했다.

MET는 우리가 검사하는데 적절한 검토였다. 그 이유는 적어도 한 가지 특정 유형의 MET("자동발생적 MET")가 FST의 기법에 존재하지 않는다는 의도와 동일했기 때문이다. 그들은 처음에는 MET를 "근 수축과 보조 스트레칭의 교대 기간을 포함한다"고 설명했다.

그리고 그들은 "오늘날까지 MET가 요통 환자의 통증을 감소시키고 기능을 향상시키는데 있어 효율적인지는 아직 명확하지 않다"고 말한다. 이것은 타당한 연구를 검토할 수 있도록그들에게 좋은 원인을 제공해 주었다. 그들은 "등척성 MET 유형의 정의에 따라 중재가 필요했음"을 계속 설명하고 있다.

이것은 다음을 포함했다:

1. 진단은 제한된 관절 움직임이나 단축된 근육이다.
2. 제한된 움직임이나 근육 신장의 끝범위에 있는 관절이나 근육의 자세
3. 제한된 범위로부터 멀어지는 방향이고, 치료사의 저항에 대항하는 늘어난 근육에 이루어지는 부드러운 수의적 등척성 수축.

그들은 효과 크기가 MET 중재에 할당될 수 있는 연구만을 고려했다. 4가지 유형을 비교 가능했다:

1. 중재에다 MET를 더한 것과 동일 중재를 비교했다;
2. MET와 비-치료를 비교했다;
3. MET와 가짜 MET를 비교했다;
4. MET와 다른 모두 치료를 비교했다.

그들의 연구 결과는 23개 연구와 동일했고, 그 중의 11개는 다양한 이유로 제외시켰다. 총 14개의 비교를 가진 12개 연구는 그들의 포함 기준을 충족했고, 총 500명의 참가자가 모든 비교에 교차 참여했다.

결국, 그들은 MET의 효율성 검사와 관련된 연구의 질이 나쁘다고 결론을 내렸다.

연구들은 적은 편이고, 방법론적 문제 때문에 높은 위험을 가졌다. 일반적으로 오늘날까지 수행된 연구들은 MET가 요통 환자에 효율적이지 않다는 낮은 질의 근거를 제공한다. MET가 실제로 효과적인지를 확실하게 결정할 수 있는 충분한 근거는 없다. 이런 문제를 조사하기 위해서는 대규모의 좋은 방법론적 연구가 필수적이다.

보조 스트레칭에 대한 과학적 문헌을 검색한 결과, 다른 보조 스트레칭 방법과 비교했을 때 MET는 지금까지 가장 높은 질의 연구였고 많은 연구가 이루어졌다. 이 책의 목적에 맞게, 우리는 어느 정도 현재 상태에 맞는 충분히 정보를 제공할 수 있는 보조 스트레칭의 연구를 고려하고 있다. 본 연구는 정보에 근거된 방식으로 보조 스트레칭을 클라이언트에게 적용하기 전에 더 많은 연구를 필요로 한다.

우리의 열정과 의도는 앞에서 언급했듯이 치료사들이 더 큰 성공을 위해 그들의 실무를 알릴 수 있는 문헌을 첨가하고, 그들이 많은 실무 근거를 가질 수 있도록 2017년의 연구를 기반으로 이 분야에 대한 추가적인 연구를 진행하는 것이다.

참고문헌(References)

Ayotunde O, Standley PR, Frederick C, Kang P, Frederick A (2017) Effects of Fascial Stretch Therapy (FST) on pain index and activities of daily living (ADL) in patients with chronic non-specific low back pain (LBP) (https://cdn.ymaws.com/stretchtowin.com/resource/resmgr/STWI_Poster_Red.pdf).

Behm DG, Blazevich AJ, Kay AD, McHugh M (2016) Acute effects of muscle stretching on physical performance, range of motion, and injury incidence in healthy active individuals: A systematic review. Applied Physiology, Nutrition and Metabolism 41 (1) 1–11; supplementary data: (http://wwwnrcresearchpresscom/doi/suppl/101139/apnm-2015-0235/suppl_file/apnm-2015-0235supplhdocx).

Franke H, Fryer G, Ostelo RW, Kamper SJ (2015) Muscle energy technique for nonspecific low-back pain. Cochrane Database of Systematic Reviews 2015 Feb 27; (2) (https://wwwncbinlmnihgov/pubmed/25723574).

Frederick A, Frederick C (2014) Fascial Stretch Therapy. Edinburgh, Scotland: Handspring Publishing.

Opplert J, Babault N (2018) Acute effects of dynamic stretching on muscle flexibility and performance: An analysis of the current literature. Sports Medicine 48 (2) 299–325.

3장

근막신장치료(FST) 분석

Fascial Stretch Therapy Dissected

서론(Introduction)

본 장에서 우리는 FST의 기본 개념을 설명한다. 기본 개념은 기본 시스템의 설명, 시스템에 의해 유도되는 원칙, 그리고 시스템의 전반적인 철학 등을 포함하고 있다. 일단 여러분이 기본 개념을 이해하면, 단원 2에 있는 기법을 해석하고 적용하기 더 쉬워질 것이다. 마지막으로, 적응증과 금기증을 논의할 것이다.

FST의 10가지 기본 원칙

FST의 10가지 기본 원칙

1. 호흡과 움직임을 동기화한다.
2. 현재의 요구에 맞게 신경계를 조정한다.
3. 논리적 순서를 따른다.
4. 통증없이 가동범위를 얻는다.
5. 근육이 아니라, 신경근육근막을 늘인다.
6. 다중 운동면을 이용한다.
7. 전체 관절을 목표로 삼는다.
8. 견인으로 최대 길이를 얻는다.
9. 최적의 결과를 위해 신체 반사를 촉진한다.
10. 스트레칭을 현재의 목표에 맞춘다.

다음의 원칙은 클라이언트의 자가 스트레칭(self-stretching)뿐만 아니라 클라이언트에게 적용되는 치료사의 스트레칭 모두에 적용되는 한편, 여기서 강조하는 것은 치료 방법으로 수동 스트레칭을 적용하는 것이다. 이것은 FST가 어떻게 치료사의 직무 안에 성공적으로 통합될 수 있는지를 치료사가 이해하는데 도움을 줄 것이다.

이런 원칙은 종종 "FST 회기"를 언급할 것이며, 대개 FST 회기는 어디에서나 일반적으로 15-120분의 길이로 이루어진다. 그러므로 10개 원칙은 클라이언트 문제의 맥락 내에서 전체 사람을 치료하기 위해 설정된 비슷한 도수치료에도 적용될 것이다. 10개 원칙은 한 신체 영역에 적용되는 빠른 마사지나 관절 교정술처럼 짧은 회기에도 적용되기는 하지만, 분명히 보다 간략해진 수준의 실행과 적용으로 이루어진다. 우리가 단원 2에 있는 기법을 논의할 때, 짧은 회기와 긴 회기에서 10가지 원칙의 실용성을 설명할 것이다.

끝으로, 특정 신체 계통을 논의할 때마다, 우리는 범주화하고 학습을 돕기 위해 신체 계통이 인위적으로 분할되고 있음을 인식한다. 또한 신체 계통의 분할은 진보적이고 진화적이며 역동적인 시스템 이론으로 대체되고 있는 환원론적, 기계론적, 해부학적 전통의 일부이고, 근막 과학이 여기에 속한다. 진보주의자들의 정신으로, 우리는 다음의 10가지 원칙을 추가적 경고와 함께 논의할 것이다: 즉, 우리는 신체가 복잡한 소통의 상호작용으로 기능을 하고, 여기에 많은 피드백 루프가 참여하고 있음을 인식한다.

한 개 이상의 신체 계통 내에서 이루어지는 상호 작용을 설명할 때, 항상 이것을 고려하길 바란다.

1. 호흡과 움직임을 동기화한다.

이 원칙은 호흡과 특정 FST 움직임의 동기화(Synchronize)(우리가 스트레칭을 하던, 가동술을 적용하든, 또는 저항을 적용하든 간에)가 적절하게 다음을 조절하는데 도움을 준다:

- 치료에 더욱 수용적인 클라이언트의 태도
- 신경계(전반적으로)
- 신경근막의 톤과 긴장(부분적으로)

이 원칙은 도수치료 분야의 원래 이론(원칙)이 아니다. 그러나 우리는 호흡이 항상 또는 종종 클라이언트를 치료하는 우리 일의 일부가 될 수 있을 것으로 당연하게 여기는 한편, 우리가 특정한 이유 때문에 특별한 방법으로 클라이언트와 함께 지속적이고 역동적으로 움직이기 때문에, 많은 종류의 도수치료와 바디워크와 함께 움직임 기법보다는, FST와 함께 하는 움직임 기법이 틀림없이 더 많을 것이다. 치료 회기 동안 클라이언트와 동시에 움직이는 방법은 직간접으로 치료사와 클라이언트 모두의 호흡에 영향을 줄 것이다. 그리고 이것은 신경계와의 상호 소통을 통해 양쪽 사람의 근육 톤과 긴장에도 영향을 줄 것이다.

움직임(*The movement*)

움직임을 주제로 이해하기 쉬운 간단한 용어: StretchWave™로 FST의 기법을 설명한다. 이것은 파동과 같은 1회 호흡으로부터 영감을 받아 클라이언트의 전신(또는 일부) 움직임과 치료사의 움직임을 동기화하는 한편, 클라이언트의 호흡과도 동기화시키는 것이다. 움직임 기법은 어떤 요인(예: 통증, 뼈가시, 두려움 등)이 존재하는지에 따라 미세 움직임에서 거대 움직임까지 변하는 파동으로 가장 잘 설명될 수 있다. 움직임의 파동은 위아래, 좌우, 안팎으로 일어날 수 있고, 또 이들 움직임이 결합되어 나타날 수도 있다. 치료사의 움직임은 클라이언트의 움직임과 동기화되어, 클라이언트의 관절, 근육, 신경 또는 근막선에서 일어나는 것을 흉내내는 것처럼 보인다.

호흡(*The breathing*)

모든 FST 움직임(수동, 능동보조 및 저항)은 신경계의 의도된 상태에 적합한 호흡과 협응된다. 느린 호흡은 재생과 회복이라는 클라이언트의 목표를 달성하기 위해 느린 움직임(Slow Stretch Wave로 불리는)과 짝을 이룬다. 빠른 호흡은 빠른 움직임(Fast Stretch Wave로 불리는)과 짝을 이루어, 치료 회기(예: 스포츠 경기) 직후에 클라이언트가 활동할 수 있도록 준비시킨다. 기이호흡 패턴, 부수적 호흡 패턴, 또는 기능부전성 호흡 패턴을 감소시키거나 제거하는 교정술처럼, 조직 촉진이나 억제를 위한 바람직한 상태는 호흡 큐잉을 통해 부분적으로 통제된다.

운동과 호흡을 결합한다

FST 회기가 진행함에 따라, 마치 바람직한 움직임이 올바른 호흡을 강화시키듯이, 올바른 호흡이 바람직한 움직임과 동기화한다. 또한 클라이언트가 작은 도수 큐잉에 시기적절하게 반사적으로 반응하면, 구두 지시는 더 이상 필요없거나 최소한으로 필요할 것이다. 그러나 호흡과 움직임은 모두 클라이언트의 체질과 정신-감정 상태에 맞추어진다.

예를 들어, 만성 통증 /또는 외상후 스트레스 증후군으로 고생하고 있는 클라이언트들은 일반적으로 다른 클라이언트보다 스트레칭에 대한 내성이 훨씬 낮은 편이다. 그래서 그들은 FST에 대해 느리고 신중하고 긍정적인 반응을 촉진하는 특별한 방법으로 움직이게 된다. 이와는 대조적으로, 강한 체질을 가진 선수나 다른 클라이언트들은 최적의 기능과 수행력보다 낮은 흔적을 위해 모든 신체 계통을 검사하는 더 어려운 방법으로 이동하게 된다. 따라서 FST를 통한 적절하게 적용된 근막 교정술은 1시간 이내에 근력, 가동성 및 태도를 급격하게 변화시킬 수 있는 신경생리적 과정을 촉진한다.

이 원칙은 클라이언트에게 적절하게 호흡(횡격막 촉진, 부속 근육 억제 또는 사용된 기법)하도록 하는 것 이외에, 나머지 원칙이 구축되는 기반을 형성한다. 일단 치료사와 클라이언트가 호흡과 움직임을 동기화시키는 좋은 방법을 배우면, 먼저, FST를 위해 전체 신경계를 조절하는 중요한 방법들이 달성된 것이다. 이런 방식으로 신경계에 영향을 줄 수 있다면, 우리는 도수치료사로서 주요 목표 중의 하나를 달성할 수 있다. 신경과 근육의 긴장과 톤 전체를 쉽고 효과적으로 조절하는 수동 지향적인 의사의 주요 목표 중 하나를 달성할 수 있다. 이 원칙은 다음 원칙으로 이어진다.

2. 현재의 요구에 맞게 신경계를 조정한다.

원칙 1로부터 계속 이어져, 우리는 느린 호흡과 느린 움직임(Slow StretchWave)을 결합하고, 또 빠른 호흡과 빠른 움직임(Fast StretchWave)을 결합함으로써 클라이언트의 신경계를 조정하기 시작한다. 이런 방식으로 이 순간의 요구를 충족시키기 위해 전자의 경우는 부교감신경계(PNS)에, 또 후자의 경우는 교감신경계(SNS)에 초기의 일반적인 접근을 제공한다.

일단 클라이언트의 시스템이 전체적으로 조율되면, 우리는 국소적으로 이것을 조율하는 시간을 가지고, 특별히 표적된 신경근육근막 구조물의 긴장과 톤을 선택적으로 조율할 수 있다. 예를 들어, 기능이 손상된 특정의 신경 구조물(조직의 근막층 사이에 위치하는 역학적 수용기와 같은), 말초신경 압박, 중추신경과 말초신경의 가동성 장애 등에 보다 쉽게 접근하고, 그들을 도수적으로 조정할 수 있다.

우리의 경험에서 얻어진 실제의 예를 생각해 보자: 철인 3종 경기 선수를 치료하고 있다면, 클라이언트의 일반적인 목표는 모든 신체 계통이 제대로 작동할 수 있도록 동적으로 유연해지는 것뿐만 아니라, 안정되고 강해지는 것이다. 이 목표는 영구적인 ROM 이득의 달성이 아니다. 표준 수동 정적 스트레칭은 부적절할 수 있지만, 자가 동적 스트레칭은 효율성이나 특수성에서 부족할 수 있다. 우리의 경험으로 봤을 때 Fast StrenchWave(앞에서 설명됨)의 수동 수행은 클라이언트에게 경기나 훈련을 준비할 수 있도록 인지하고 느끼는 것을 돕는다. 우리가 10분 동안의 전신 FST 회기를 수행하면, 클라이언트는 장시간의 신체적, 정신적, 정서적 활동에 집중하고 참여할 수 있을 만큼 강한 자신감을 느끼게 된다.

반대로, 클라이언트가 만성 통증/다중 기능장애를 가지고 있다면, PNS를 자극하는 느린 호흡과 느린 움직임이 바람직하다. 이것은 많은 클라이언트를 위한 표적 신경근육근막 조직의 톤과 긴장을 감소시키는 높은 수준의 엄청난 바람직한 반응을 많이 일으킨다. 즉각적인 치료 결과 이외에, 우리는 이런 어려운 치료 범주(즉, 만성 통증)에 있는 많은 클라이언트들이 수년 만에 처음으로 정상적인 수면을 취할 수 있음을 관찰했다. 이것이 FST가 몇몇 만성 통증의 악순환 고리를 파괴하는데 도움이 되는 주요 이유 중의 하나라고 느끼고, 또 통증 악순화 고리의 파괴는 치유의

문을 열 수 있다고 생각한다.

3. 논리적 순서(logical order)를 따른다.

우리 두 사람은 프로 댄서로서의 경험과 체조와 마샬 아트와 같은 높은 수준의 운동 활동을 수행했고, 또 수년간 운동을 위해 자가 스트레칭을 해왔을 뿐만 아니라, 다양한 클라이언트를 치료하기 위해 치료적 도수 스트레칭을 적용해 왔다. 이런 움직임에 대한 전문적 수행은 도수치료, 재활 및 퍼스날 트레이닝 등과 결합하여, 전신이나 사분원을 다루는 다음과 같은 논리적인 해부적 순서를 개발하는데 도움을 주었다:

- 질량중심(코어)에서부터 시작한다: 허리-골반-엉덩이 영역.
- 먼저 몸의 중심에서 더 짧은 신경근육근막(신경-근육-근막) 단위 또는 영역인 먼쪽으로 진행한다.
- 그 다음, 더 긴 신경근육근막 단위로 진행한다.
- 전체 신경근육근막 연속체(즉, "사슬", "라인", "망(net)" 또는 Thomas Myers가 명명한 "근육근막 경선" 또는 "해부학 트레인" (Myers, 2014)을 참고한다.
- 이전의 국소 불만, 통증, 또는 기능장애를 재평가하고, 필요하고 적응증이면 국소 FST와 도수치료의 통합으로 이것을 치료한다.
- 체중부하를 하기 전에, 스트레칭되었던 관절을 안정화시킨다.
- 위에 나열된 치료 순서는 다음과 같은 광범위한 클라이언트 범주에서 가장 잘 적합하다:
- 전신 치료나 유지 관리 회기
- 만성 특이성 통증이나 기타 복합 기능장애
- 만성 비특이성 요통이나 기타 통증
- 척추 /또는 사지 강직, 타이트니스, 비특이성 통증 등의 일반적인 문제
- 훈련/경기 이후의 회복, 재생, 복원
- PTSD(외상후 증후군)에 맞는 특정 치료와 조합된 PTSD

국소적이고 단일 신체 영역으로 분류된 짧은 기간(3개월 미만)의 아급성과 기타 질환도 빠르지만, 정확하게 검사하고 총체적으로 이 문제를 고려하는 접근 방식으로 도움이 될 것이다. 그러나 이것이 항상 실용적이거나 가능한 것은 아니기 때문에, 평가와 치료의 더 빠른 영역별 접근법은 논리적인 해부적 순서를 따르며, 단원 2에서 확인될 수 있다.

4. 통증없이 가동범위(Range of motion)를 얻는다.

실력있는 도수 치료사들은 더 이상의 손상 없이 그리고 치료 과정을 지연시키지 않고 필요할 때 심도 깊게 치료할 자신감과 경험을 가져야 한다. 불행하게도, 클라이언트의 의견이 중요하지 않다면, 과거에는 대부분의 클라이언트를 위한 스트레칭(자가 스트레칭이든 보조 스트레칭이든 간에)은 항상 통증을 일으켰다. 우리는 손상을 일으켜서는 안된다는 입장을 취하고 있으며, 만약 스트레칭이 손상을 일으킨다면 이것은 잘못된 것이다. 다음 목록은 통증이 발생할 수 있는 몇 가지 가능한 이유를 설명하는데 도움을 줄 것이다:

- 급성 열상(Acute tear)이 존재하고, 아직 치료되지 않은 상태에서 스트레칭을 적용했을 때.
- 다른 원인(과도한 훈련과 같은)에 의한

미세 열상은 스트레칭으로 인해 거대 열상이 된다(미세 열상이 치료되지 않은 상태에서 스트레칭을 적용하면).

- 예를 들어, 통증유발점, 흉터조직과 같은 국소 근육 기능장애를 확인하지 않았거나 치료하지 않고 스트레칭을 적용한 경우.
- 중추신경계/말초신경계의 가동성 기능장애나 병리를 배제하지 않고 스트레칭을 했을 때.
- 과가동성 관절이나 불안정 관절을 확인하지 않고 스트레칭을 적용했을 때.
- 신경근육근막 사슬 내의 주요 근육이 억제성 약증과 다른 근육보다 협력근 우세를 가지고 있고, 또 만성 스트레인에도 불구하고 타이트한 느낌을 가졌을 때. 잘못된 근육의 스트레칭은 이런 악순환 고리를 지속시키고, 동일 근육의 열상을 초래할 수 있다. 예를 들어, 뒤넙다리근의 열상이 약한 볼기 근육(대항근에 의해 억제된)에 의해 발생된 경우에는, 엉덩관절 굽힘근이 타이트해진다.
- 잘못된 스트레칭 기법(Faulty stretching technique)은 다음을 일으킬 수 있다:
  - 관절 충돌, 예를 들어, 무릎이 굽힘된 상황에서의 볼기 근육 스트레칭은 엉덩관절 앞쪽 충돌을 일으킬 수 있다.
  - 신장반사
  - 근육근막 열상
  - 신경발생적 통증, 이상감각, 둔감

만약 이들 이유와 다른 이유가 선별되고 배제된다면, 가동범위를 증가시키는 스트레칭을 할 때 통증이 발생하지 않을 것이다.

그러나 적어도 유연성에 관한 과학적 문구 전반적에 걸쳐 사용된 몇몇 연구에 따르면, "스트레칭 내성(stretch tolerance)"또는 "변경된 스트레칭 지각(altered stretch perception)" (Magnusson 등, 2001)으로 불리는 현상은 결합조직의 확장성 변화 이상으로 ROM이 증가하는 이유로 일부 명성을 얻었다.

스트레칭 내성은 일부 학자들에 의해 다음과 같이 정의된다:

- 불편이나 통증에 대한 대상자의 인식
- 근에너지 기법(MET)이나 PNF의 등척성-후 이완은 물건 들기 활동 이후에 느껴지는 가벼워짐의 효과와 동일한 현상일 수 있다.
- 증가된 방추속근육섬유 강직와 방추바깥근육섬유 강직 이후의 효과는 근방추내의 요변성 변화로 발생되는 가벼워짐의 환상에 기여할 수 있다.

스트레칭으로 인한 ROM 증가에 대한 일부 반응은 틀림없이 스트레칭 내성에 의한 것이지만, 다른 반응은 다른 이유(예; 관절주머니 제한)로 일어날 수 있다; 이 원인이 제거되면, ROM이 정상으로 회복된다.

가동술과 TOC

우리는 신경근육근막을 먼저 가동시킨 후, 이 조직을 도수로 스트레칭했을 때 더 좋은 반응이 일어남을 알게 되었다. 여기에서 "가동술(mobilization)"이라는 것은 조직의 저항 장벽 이전까지 몸통과 팔다리를 수동으로 움직이는 것을 의미한다. 치료사가 조직 변화를 쉽게 감지하면, 조직의 저항 장벽까지 이루어지는 스트레칭으로 전환하는 것이 바람직하다. 클라이언트는 이런 방법으로 자가 스트레칭하는 것을 배운다.

가동술을 하기 전이나 가동술 도중에 이루어지는 견인-진동-휘돌림(TOC)은 다음과 같은 이유 때문에, 보조 스트레칭을 하기 전에 클라이언트에게 수행된다:

- 스트레칭 없이 ROM을 증가시킨다.
- 통증 없이 ROM을 증가시킨다.
- 스트레칭의 내성을 증가시킨다.
- 신경계(예: PNS와 SNS)를 원하는 상태로 조정하는 것을 돕는다.
- 적응증이라면, 톤과 긴장을 변화시킨다.

평가에서 이용되는 TOC에 대해 자세히 알고 싶으면, 4장을 참고하고, 치료에서 이용되는 TOC에 대해 자세히 알고 싶으면, 단원 2를 참고하길 바란다.

5. 근육이 아니라, 신경근육근막을 (*neuromyofasciae*) 늘인다.

우리는 이 원칙을 "근방추와 골지건기관(GTO)만이 아니라 모든 역학적 수용기를 신장한다"라고 다시 언급할 것이다. PNF 수축-이완 기법을 포함한 전통적인 단독 스트레칭은 근육을 신장하고, 관절 ROM을 증가시키기 위해 GTO를 촉진하고 근방추를 억제하는데 초점을 맞추고 있다. 인체에서 가장 많이 분포된 근막 조직은 GTO와 근방추 형태에 있는 대부분의 역학적 수용기를 가지고 있다. 사실, GTO와 근방추는 고유수용성 감각을 제공하는 전체 역학적 수용기의 20%에만 해당된다.

나머지 80%의 역학적 수용기는 다음과 같다:

- 자유신경종말
- Ruffini 소체("스프레이형" 종말)
- Paciniform 소체(층판형 종말)

치료사로서, 교정하거나, 재훈련하거나 또는 치료적으로 운동감각과 운동 패턴에 영향을 주기 위해 모든 역학적 수용기에 대한 넓고 깊은 효과를 가지고 있다면, GTO와 근방추에 초점을 맞추는 모든 스트레칭(또는 다른 도수치료)은 주의가 요구되는 것의 1/5만 치료할 것이다. 또한 여기서 주목해야 할 것은 "신장된 근육의 수축이후에 따라오는 Hoffmann의 반응 진폭과 근육 신장반사의 감소가 GT0의 활성화로 인한 것이 아니다는 것이고, 일반적으로 알려진 것처럼, 근방추 감각 신호의 연접이전 억제 때문이다"는 것이다(Chalmers, 2004). 이 연구는 "스트레칭 내성"이 논의되었을 때 위에서 언급된 초기 연구와 일치한다.

다른 연구자들은 근막과 그들의 구조가 고유수용성 감각 처리에서 실질적인 역할을 한다고 생각함으로써 결합조직에서의 신경학적 기능의 관점을 지지하고, 견고한 과학적 지지를 제공한다(Langevin, 2006; Stecco와 Hammer, 2015). Langevin(2006)은 근막과 근막성 구조물의 결합조직 연속체가 신경계의 기능과 유사한 통합 기능과 함께 신체 전역의 역학적 감각 신호 시스템으로 작용한다고 설명했다.

이것은 근막 전체에 걸쳐 모든 힘을 공정하고 확실하게 전달하고 이겨낼 수 있는 건강한 텐서그리티의 구조물을 설명하는 원칙과 일치한다. Ingber와 Wang 등의 연구는 우리의 세포가 직간접적으로 세포 생리적 기능에 작용하는 텐서그리티 구조물이라는 것을 확인했다(Ingber 1998; Wang 등, 1993). 그렇다면, 당연히 계층적으로 구성된 세포-조직-기관-계통의 인체 구조물이 동일한 기능이나 더 많은 기능을 하게 된다. 이 경우에서, "더 많은 기능"이란, 신체 구조물이 신경-결합조직으로서 신체 내부와 외부에서 오는 정보를 전달하고 수용한다는 것이며, 이것은 모든 생리적 과정을 추진하는데 도움을 줄 것이다.

역학적 수용기의 위치
(Mechanoreceptor location)

Van der Wal과 같은, 몇몇 근막 연구자들은 역학적 수용기 위치가 다른 구조물과 역학적으로 어떻게 연결하고 정보를 어떻게 전달하는 고유수용성 기능에 있어서 중요한 요소가 아니라고 주장했다(2012년).

따라서, 심지어 역학적 수용기(mechanoreceptor)가 근막성 구조물에 위치하지 않더라도, 외인성 힘 전달이 근막 구조물에 의해 중계된다는 사실은 역학적 감각 중계에 대한 주요 자극(변형)이 여전히 일어날 수 있다는 것을 의미한다(Van der Wal에 의해 정의된 변형은 "신장(stretch), 압박(compression), 또는 압착(squeeze)" . 이것이 사실이라면, 조직에 치료적 변형을 일으키는 도수치료(특정 기법을 사용하는)가 모든 역학적 수용기에 도달할 수 있는 것이다.

FST 방법의 뚜렷한 장점은 전체 근막 사슬을 교정할 수 있는 능력이며, 이것은 대부분의 기능장애는 아니지만 많은 기능장애를 빠르게 완화시킬 것이다. 그런 다음, 문제의 원인이나 효과에 대한 그들의 작용이 어떠한지에 대한 고민 시간이 없이 잔존한 국소적 미해결 문제가 쉽게 확인되고 해결될 것이다.

재검사 시 클라이언트의 기능이 향상되었다면, 이것은 전체 근막 안에 존재하는 모든 역학적 수용기가 FST에 긍정적으로 영향받는 것을 의미한다. 물론, FST는 한 번에 1개의 역학적 수용기나 1개의 근육을 자극할 때보다 더 효율적이고, 빠르게 작용한다. 그러나 우리의 경험으로 볼 때, 우리의 전역 접근법에 따른 하향식 효과와 상향식 효과는 국소 조직을 더 쉽게 도수적으로 조정할 수 있도록 만든다.

6. 다중 운동면(*multiple plane*)을 이용한다.

우리가 2003년에 이들 원칙을 처음 장려했을 때, 스트레칭 치료, 재활 및 피트니스 훈련에서 이루어지는 단일 운동면의 움직임은 여전히 논쟁중에 있었다. 오늘날에는, 대부분의 분야가 3개 운동면에서 일어나는 움직임 원칙을 중요하게 생각하고 있고, 또 다중 운동면 기법을 수행하고 있다. 소프트웨어와 애플리케이션 디자인, 스마트한 피트니스 장비, 보조 장비 및 보조 도구의 사용과의 창조적 통합도 이런 목표를 가진 트레이너와 치료사에게 도움이 된다.

불행히도, 스트레칭은 이런 점에서 많이 뒤떨어져 있는데, 그 이유는 많은 치료사들이 강도, 기간 및 빈도의 동일 변수를 사용하는 것은 말할 것도 없고, 여전히 단일 운동면의 움직임을 적용하고 있기 때문이다. 예를 들어, 절구관절인 엉덩관절을 고려해 보면, 휘돌림(circumduction)의 움직임은 엉덩관절을 통해 360°로 일어난다. 그러나 스트레칭은 이런 장점을 가질 수 있지만, 대부분의 스트레칭은 이런 장점을 갖지 못한다. 견인, 진동 및 휘돌림의 결합과 다양한 움직임 패턴(나선, 대각선, 회전)이 더 효율적인 결과를 만들 것이다.

다중 운동면을 사용하는 다른 예는 다리길이 불일치(LLD)와 같은 구조적 교정술이다. 볼기뼈 돌림, 업슬립(위쪽 활주) 등과 같은, 다리길이 불일치에 대한 다양한 비-해부적 원인이 있지만, 하나의 시나리오로서 Myers가 명명했던 "가쪽 근막 라인"에 속하는 허리네모근의 단축을 고려해 보자(2014). 만약 테이블 위에 똑바로 눕힌 상태에서 허리네모근을 스트레칭한다면, 치료사는 재-검사를 통해 무엇이 적절한 교정인지를 알 수 있을 것이다. 그러나, 이마면 장력 검사에 폄 요소(다리를 테이블 아래로 가져가는)를 추가하는 것과 비교해, 굽힘 요소(다리를 테이블로부터 들어올리는)를 추가할 때 무엇이 느껴지는가에 대해 약간의 추가적인 평가와 조사가 가능할 것이다. 하나, 둘, 또는 모든 특정의 방향이나 위치가 더 나은 결과를 양산할 수 있고, 단순한 검사 버전이 제공할 수 있는 것보다 더 오랫동안 교정을 유지할 수 있을 것이다.

7. 전체 관절을 목표로 삼는다.

우리가 알고 있듯이, 관절주머니는 관절을 둘러싸는 근막으로 구성되고, 이 관절을 이루는 뼈들을 연결하는 인대와 융합된다. 우리가 알지 못하는 것은, 해부학 교재에서 설명되듯이 짧은 엉덩관절 가쪽돌림근들이 넙다리뼈나 뼈돌기에 붙는 것이 아니라, 관절주머니에 붙어 있다는 것이다. 우리는 이것을 아는 이유는 해부학 교재를 통해 우리가 공부했던 그림과 일치하지 않은 많은 다른 해부학적 변화와 함께 이것을 사체에서 직접 봤기 때문이다. 우리는 나중에 이것의 의미에 대해 토론할 것이다.

여기서 우리의 요점은 엉덩이에서와 마찬가지로, 관절주머니는 척추, 엉덩이 및 아래 사분원의 통증없는 기능을 회복하는 FST에서의 주요 전략이다. 특히 엉덩관절이 긴축이나 세로 견인에 대해 저가동성일 때 더욱 그러하다. Johns와 Wright(1962)에 따르면, 근육이 강직도(탄성 변형과 소성 변형)에 대한 전체 저항의 41%를 제공한다는 것이다.

이와 대조적으로, 인대와 관절주머니는 47%를 기여했다(표 3.1 참조). 결과적으로, 인대와 관절주머니는 관절의 최종 ROM을 결정하는데 매우 중요하다. 그러므로, 이것은 이들 구조물을 적절하게 가동시키는 것이 매우 중요하다.

표 3.1 관절 저항에 대한 물렁조직 구조물의 상대적 기여도 비교

구조물	저항
관절주머니	47%
근육(근막)	41%
힘줄	10%
피부	2%

출처: RJ Johns and Wright(1962) Relative importance of various tissues in joint stiffness. Joural of Applied Physiology 17(5) 824-828.

"전체 관절을 목표로 삼는다"고 말할 때, 우리는 고속-저진폭(HVLA) 관절교정술이나 다른 관절주머니 가동술이 실패하거나 일시적으로만 작용할 때 사용하는 것도 설명할 것이다. FST는 진행성 TOC(견인-진동-휘돌림)의 특정 변수와 전체 관절을 표적으로 삼는다. 만약 적응적이라면, 우리는 압박과 견인을 교대로 적용함으로서 관절면을 좋게 만들 것이고, 또 움직임의 자유도를 제한시키는 것으로 추정되어 왔던 특정의 성가신 "부위"와 관절주머니 분절을 스트레칭시킨다. 적절한 엉덩관절 가동성이 기술된 방법으로 회복될 때, 많은 주변 조직의 이완이 다음 효과를 가지는 것으로 관찰되었다:

- SLR이 5~20° 증가
- 허리, 엉덩이, 무릎에서의 통증 제거
- 넙다리뼈-절구 충돌의 제거
- 넙다리뼈 가쪽돌림, Trendelenburg 징후 등과 같은 이상보행 교정
- 동측 팔다리의 스트레칭에 대한 물렁조직의 저항은 25~50% 감소되고, 반대쪽 팔다리에 대한 저항은 10~25% 감소되었다.

위의 내용 이외에도, 우리는 신경근막 효과를 달성하기 위해 전체 관절을 표적으로 삼는다. 오늘날 근막이 "고유수용성(proprioception) 기관"으로 간주되고 있음을 우리가 알고 있듯이(Schleip, 2012; Van der Wal, 2012), 우리는 역학적 수용기를 자극함으로써 구조적으로 연결된 모든 결합조직과 관절주머니, 인대 등을 교정할 수 있다. Van der Wal과 다른 연구자들에 따르면, 역학적 수용기에 대한 주요 자극은 변형〔스트레칭, 압착(squeeze), 압박〕이다(Van der Wal, 2012). 정의상, 이것은 관절, 인대, 근육 그리고 근막 사이의 체계적 연결을 통해 고유수용성 기능을 향상시킨다. 뇌, 안뜰미로와 피부를 연결하는 고유수용성 피드백 루프(feedback loop)가 운동감각적 의사소통 체계를 완성한다. 결과적으로, 최적으로 작용하는 신경계에 좌우되는 이동과 모든 움직임은 전신 운동감각의 향상 때문에 긍정적으로 영향을 받는다. 이것은 FST의 사용 결과로 나타난 임상 결과와 동일하다(Frederick과 Frederick, 2016).

8. 견인으로 최대 길이를 얻는다.

Ann은 레슬링 선수와 풋볼 선수를 대상으로 스트레칭을 시작했을 때 최초로 도수 견인의 장점을 발견했다. 그녀는 클라이언트를 스트레칭하면서 몸을 숙였을 때, 주관적 코멘트가 어떻게 느꼈는지에 대해 긍정적인 효과를 주었을 뿐만 아니라, 후속 스트레칭이 조직을 더 쉽게 신장할 수 있었다고 말했다. 스트레칭 이후의 객관적 검사는 견인이 보조 스트레칭의 결과를 크게 향상시켰음을 확인했다. 압박을 받은 조직은 통증, 약증 및 기타 기능장애를 일으키는 것으로 나타났다. 견인은 이완을 제공하고, 가동성을 회복시킬 뿐만 아니라, 전반적인 고유수용성 감각을 향상시키는 주요 기법이었다.

시간이 지난 후, Ann은 관절 고유수용성 감각을 자극하기 위해 PNF가 관절 견인을 사용하고, 또 가동성이 요구되는 기능의 향상에 PNF가 도움을 주었다는 것을 알게 되었다. 관절을 압박하는 "압축 기법(approximation)"로 불리는 반대 기법이 체중부하의 안정성을 요구하는 기능적 움직임을 자극하기 위해 사용되었다.

FST PNF는 여러 측면에서 원래의 PNF와 다르고, 우리는 치료의 출발점으로서 관절을 견인하고, 그 다음 근막 라인을 따라 상향과 하향으로 신경근육 근막 조직을 견인하고, 다른 근막 라인을 교차시킨다.

우리가 이전 원칙(전체 관절을 목표로 삼는다)을 계속 이어간다면, 이것은 클라이언트에게 도수치료를 수행하는 것을 다시 한번 상상하는데 도움을 줄 것이다. 우리는 몸통의 중심/코어 주변에서 신경근육 근막의 왼쪽 가쪽 라인이 짧아지고, 전체 근막그물이 아래로부터 단축되고(다리가 짧아 보이고), 또 위로부터 단축되었다(어깨가 엉덩이쪽으로 하강되는)고 평가했다.

왼쪽 가쪽 라인을 늘이기 위해 전역 초기 전략을 선택한다면, 우리는 최적의 결과를 얻기 위해 다음의 스트레칭 시퀀스를 수행할 것이다:

노트

견인의 순서와 목적에 초점을 맞추기 위해, 특정 변수가 누락되었다.

1. 저가동성의 관절주머니를 대상으로 하기 위해 풀림자세에서 엉덩관절을 견인한다.
2. 엉덩관절을 잠금하고, 볼기뼈, 허리네모근, 엉덩허리인대 및 허리뼈의 후관절에

선택적이고 분화된 견인을 얻기 위해, 엉덩관절에 안쪽돌림을 추가한다.

3. 2번에 이어서, 반대쪽 다리를 잡고 여러분의 왼쪽으로 이동하여 왼쪽 가쪽 라인의 중심에서 오른쪽 옆굽힘을 일으킨다.
4. 계속 왼쪽으로 이동하여, 처음에는 양쪽 다리를 평행하게 유지시키고, 그 다음에는 왼쪽 다리를 오른쪽 다리 밑으로 교차시킨다. 그런 다음, 내성 범위 내에서 스트레칭을 점차 증가시키기 위해 테이블 아래로 다리를 하강시킨다.
5. 클라이언트에게 가쪽 라인의 스트레칭 증가가 느껴지는 지점까지 팔을 벌림하도록 주문한다; 위의 동작이 스트레칭을 향상시킨다면, 클라이언트는 테이블의 상단을 잡을 수도 있다.
6. 내성 범위 내에서 스트레칭을 증가시키기 위해, 팔의 동작 다음으로 머리/목을 오른쪽으로 옆굽힘시킨다.
7. 스트레칭과 같은 움직임 경로를 통해 원래 위치로 돌아가는 것을 피하기 위해 (신장된 조직이 단축되지 않도록 하기 위해), 양쪽 다리와 머리/목을 굽힘하고, 팔을 앞쪽으로 가져간다.
8. 치료에 대한 반응을 재평가한다.

이것은 다리길이 불일치 및 기타 이마면 불균형과 같은 구조물을 교정하는데 이용될 수 있는 좋은 예이며, 전체 근육근막 라인을 따라 견인함으로서 최대 길이를 얻을 수 있다. 대규모의 순차적 감압기법은 신경과 근육의 기능을 향상시키고, 또 이들에 의해 발생하는 통증을 완화시킬 수 있다.

그러나 위에서 기술된 전체 순서는 정적 스트레칭이 아니다; 스트레칭 변수들은 특정 순간에 요구하는 조직에 지속적으로 조정된다.

예를 들어, 견인-진동-휘돌림(TOC)은 클라이언트에게 적응적이라면, 혈액과 림프와 같은 체액을 움직이거나 펌핑할 의도로 수행된다.

9. 최적의 결과를 위해 신체 반사를 촉진한다.

PNF가 1995년에 FST 연구에 선택되고 사용되었는데, 그 당시 스트레칭에 대한 연구에 따르면 PNF가 ROM 증가하는데 가장 좋은 결과를 가져왔기 때문이다.

FST는 표적 조직을 늘이기 위해 PNF의 수축-이완 기법 중 수축에 해당하는 부분을 원래 변수로부터 크게 축소시켰다; 최대 수축의 50-100%에 해당되는 변수를 평가에 따라 최대 수축의 5-20%로 감소시켰다. 우리는 "FST PNF"이라고 불렀다. 이 기법은 매일 이루어진 실무 중심 근거를 통한 시행착오를 거쳐서 완성되었다. 원래의 PNF는 탈신경 문제로 고통을 받는 소아마비 환자를 치료하기 위해 개발되었기 때문에, 이 기법이 가장 잘 작용하기 위해서는 협력근의 도움으로 일어나는 최대 수축을 필요로 했다. 우리의 연구에 따르면, 최대의 결과를 얻기 위해서는 다소 약한 수축이 필요하다는 것이다. 당연히, 우리의 클라이언트들은 온전했고, 대부분이 완전한 기능적 신경계를 가지고 있어서, 표적 조직의 수축 후 이완을 얻는데 최대 수축의 5~20% 이상이 요구되지 않았다. FST PNF가 전통적인 PNF 스트레칭과 어떻게 다른 지를 알고 싶으면, 18가지 방법을 제시한 아래의 상자를 참고하기 바란다(목록된 몇몇 용어는 본 장의 후반부에서 설명될 것이다).

18가지의 FST-PNF와 전통 PNF 스트레칭과 다른 점

1. 견인
2. 호흡 유도(시간을 바탕으로 하지 않음)
3. 점진적인 수축: 2~20%
   (최대 수축의 50~100%가 아니라)
4. 짧은 기간(6~10초가 아니라, 3~4초)
5. 2가지의 수축 유형: 구심성과 등척성 수축
6. 반복횟수는 클라이언트에 맞게 개별화됨
7. 반복 사이의 견인-진동-휘돌림
8. 각 반복을 위해, 마다 표적 조직의 각도를 변경함.
9. 유연한 움직임
10. 치료사와 클라이언트 모두 스트레칭을 쉽게 수행할 수 있음.
11. 안정화를 위해 테이블 스트랩의 사용
12. 독특한 시퀀스
13. 움직임의 기법
14. 몸통의 중심에서 시작한 후, 팔다리로 이동함.
15. 독특한 클라이언트 자세
16. 독특한 치료사 자세
17. 우리의 StretchWave 개념 사용
18. 신경계 반응을 유도하는 다양한 템포 이용

클라이언트에게 FST PNF를 어떻게 조절하고 조정하는지에 대한 일반적인 아이디어를 여러분께 제공하기 위해, 우리는 매우 다른 두 유형의 클라이언트 스트레칭을 비교할 수 있다; 한 사람은 지구력 운동 선수(느린 연축)이고, 다른 사람은 파워 운동 선수(빠른 연축)이다. 본 예의 경우, 우리는 훈련후 회복을 목적으로 하는 스트레칭을 적용할 것이다.

노트

보다 자세한 내용은 단원 2의 “기법”에서 다루어질 것이다.

지구력 운동선수 (일명, 느린 연축):

1. 강도: 더 많이
2. 기간: 더 많이
3. 반복 빈도: 더 적게

파워 운동선수 (빠른 연축):

1. 강도: 더 적게
2. 기간: 더 적게
3. 반복 빈도: 더 많이

일반인들도 느린 연축(Ⅰ형 근섬유)과 빠른 연축(Ⅱ형 근섬유)에 해당될 수 있지만, 유연성을 향상시키기 위해 저항의 변수를 조절할 때 연령, 질병, 통증 및 기타 많은 요소들을 고려해야 한다. 그러므로, 처음에 검사로써 우리는 최상의 반응을 일으키는 강도-기간-빈도의 조합을 찾기 위해 1-2번의 수축-이완 기법을 적용한다. 회복 스트레칭 회기에서의 최고의 반응은 치료사에 의해 조직 이완이 적절하게 느껴지는 것이다. 강도, 기간 및 빈도 등의 변수에 대한 자세한 내용은 다음 원칙에서 다루어질 것이다.

10. 스트레칭을 현재의 목표에 맞춘다.

강도, 기간 및 빈도의 변수는 적절한 FST 회기를 설계할 때 사전의 고려사항이다. 그러나 클라이언트의 요구와 목표에 맞는 도수 스트레칭을 어떻게 조절해야 하는지에 대한 아이디어를 얻기 위해, 이 3가지 변수부터 시작해 보자.

강도(Intensity)

두말할 필요없이, 숙련되고 유능한 치료사는 강도뿐만 아니라, 그 순간에 요구되는 다른 변수들을 빠르게 결정한다. 프로 선수를 치료할 때, 여러분은 대개 치료사로서 여러분의 효율성을 증명할 오직 한 번의 기회를 갖는데, 그 이유는 그들이 경험이 많고 요구가 많은 클라이언트이기 때문이다. 그러므로, 우리가 학생들에게 FST를 가르칠 때, 다음과 같은 경고를 한다: "여러분의 직감이 알려주는 것보다 절대로 스트레칭을 더 많이 하지 않는다". 이유가 무엇이든 간에, 여러분은 더 강한 스트레칭을 요구하는 클라이언트를 만나게 될 것이다. 경험이 많고 유능한 치료사는 클라이언트의 말이 아니라, 자신의 직감에 귀를 기울여야 한다는 것을 알고 있다.

관절가동술과 물렁조직 가동술처럼, 강도는 제한되지 않은 가동범위를 통해 조직 장벽의 느낌(물론, 클라이언트에 의한)으로 알 수 있다. 여러분이 첫 번째 조직 장벽(R1)에 도달하면, 이 장벽을 넘어서기 전에 움직임을 멈추어야 한다(Maitland, 1986과 1991). 예를 들어, 타이트한 신경은 타이트한 근육근막의 느낌과는 다른 느낌이며, 종종 예상한 것보다 빠르게 R1과 만나게 된다. 이 신경조직의 스트레칭은 대부분의 다른 비-신경조직보다 약간 강도와 짧은 시간을 요구한다.

기간(Duration)

치료 기간은 강도와 밀접하게 연결되어 있다.

치료사는 강한 강도나 약한 강도로 만족스런 물렁조직의 이완을 경험할 수 있다. 스트레칭을 수행하는 동안 조직이 지속적으로 이완하려면, 동일한 강도를 유지해야 하고, 강도를 약간 줄여서 ROM을 증가시키려면, 스트레칭 기간을 길게 해야 한다.

반대로, 단거리 달리기 선수와 같이, 빠른 움직임을 요구하는 운동선수들은 빈도를 증가시키고 강도와 기간을 유지할 때 종종 더 잘 반응할 것이다. 이것은 마치 그들이 글자 뜻대로, 그리고 구조적으로 "장시간 매달려" 있거나 느린 춤을 요구한다면, ROM을 증가시키기 전에 움직임의 경로를 들락날락한다.

빈도(Frequency)

예를 들어, 스트레칭 시퀀스의 반복은 스트레칭 당 3회 반복이라는 엄격한 프로토콜을 따르지 않는다. 오히려 강도와 기간과 연결되고, 조직이 요구하는 것을 따른다. 즉, 숙련된 치료사는 이것이 의미하는 것을 정확히 알고 있지만, FST의 수행이 다르기 때문에 본 단락을 읽는 것이 중요하다. 그리고 클라이언트에게 FST를 수행한다면, 그 가치가 분명해질 것이다. 우리가 올림픽 선수 수준의 단거리 선수와 미식축구선수들을 치료했을 때, 베테랑 치료사들은 FST 회기 동안 PNF의 능동 수축을 시작했다. 이것은 치료사가 프로토콜(즉, 반복 횟수, 기간 및 강도 등의 설정)을 남용했을 때보다 더 나은 결과를 가지게 되었다. 이것을 통해 우리가 배웠던 것은 신체적으로 잘 훈련된 클라이언트(운동선수, 댄서, 마샬 아티스트 및 신체의 형태와 기능이 잘 연결된 사람)를 스트레칭할 때는, 설정된 프로토콜의 리스트를 준수하는 것보다 동적 지식과 의사소통을 이용해 개별화된 치료를 적용해야 한다는 것이다. 프로토콜도 유용하지만,

스트레칭 기법은 그 순간에 맞게 클라이언트의 요구에 부응해야 한다.

요약(Summary)

우리는 거의 20년 동안 클라이언트에게 매일 FST를 수행하고 관찰한 결과로서 10가지의 FST 원칙을 개발했다. 이들 원칙은 최상의 결과를 얻기 위해 FST를 적용할 때 꼭 필요한 요점이며, FST 기법을 가르칠 때 근본적으로 도움이 된다.

FST의 적응증(Indication)

종종 "스트레칭 된다"라고 클라이언트가 말하는 것은 "타이트하다"와 "뻣뻣하다"와 같은 증상이나 주관적 호소이다. 그러나, "4장. 평가"에서 다루어지는 특수 검사를 수행하지 않거나 기능적 움직임을 평가하지 않는다면, 위와 같은 클라이언트의 코멘트는 도수치료사에게 그다지 도움이 안된다.

운동선수 클라이언트들은 일반적으로 우리에게 다음과 같이 말한다: 그들의 코치나 운동 트레이너가 그들에게 말하기를 FST가 가동성이나 유연성을 향상시킬 수 있다는 것이다. 다른 사람들도 우리에게 치료를 받으려고 왔는데, 그 이유는 다른 분야의 치료사들(예: 물리치료사, 마사지치료사 또는 기타 바디워커)이 클라이언트를 우리에게 의뢰하기 때문이다. 오늘날 우리의 학생들이 말하기를, 일부 의사들이 FST 치료를 받도록 환자에게 실제로 처방을 내려 준다는 것이다. 보조 스트레칭이 많은 질병에 빠르게 작용하고 지속적으로 치료가 유지된다는 소문이 퍼지고 있는 것 같다.

여기에 우리가 성공적으로 증상과 기능장애를 완화하거나 없애주고 또 기능과 삶의 질을 향상시켰던 몇 가지 일반적인 문제(운동 스킬 문제를 포함해)에 대한 목록을 제시하고자 한다:

통증(Pain conditions)

FST에 의해 성공적으로 조정되었던 일반적인 통증은 다음과 같다: 관절성 통증, 근육성 통증, 신경성 통증, 심리적 통증, 치료로 인한 통증, 기타 질병(예: 뇌성마비, 다발성 경화증, 파킨슨병, 퇴행성 관절, 골관절염, 척추사이원반 질환 등), 만성 비특이성 요통, 완전관절성형술, 미용 및 수술 이후의 흉터조직 합병증, 10대들의 성장 통증, 그리고 PTSD(외상후 증후군) 등.

통증의 유무에 관계없는 구조적 문제

- 다중 원인에 의해 다리길이 불일치 해결
- 허리-골반-엉치엉덩관절-엉덩관절의 교정; 비틀림, 업슬립, 회전
- 보행 개선: 온걸음길이(stride length) 증가, 엉덩관절 가쪽돌림의 감소
- 자세 개선: 성인의 신장(키) 증가(2.5~5cm)
- 과도한 전만증과 등뼈의 과도한 후만증; 허리뼈의 앞굽음 정상화; 전반적인 정렬 개선; 어깨뼈 자세의 개선
- 엎침 기능장애의 감소

스포츠

- 달리기 속도 향상
- 수직 점프력 향상
- 근력 향상
- 균형 향상
- 협응 능력 향상
- 유연성 향상

FST의 금기증(Contraindication)

FST의 일반적인 금기증으로는 신체적, 정신적, 정서적 진단이나 문제, 완전하게 치료되지 않거나 회복되지 않은 경우, 불안정한 경우, 의사나 다른 전문가에 의해 확인되지 않는 문제 등이 있다. FST가 적절한 지에 대한 의문이 있으면, 적절한 의뢰를 위해 관련 보건 전문가와 접촉해야 한다.

FST의 주의사항(Precaution)

유명한 스포츠 과학자인 Mel Siff 박사는 "일반적으로 안전한 스트레칭이나 운동은 존재하지 않는다"고 했다; 특정 시간에 특정 개인에게 수행하는 불안전한 운동만이 있을 뿐이다."라고 했다(Siff, 2000).

주의사항은 가장 알려진 다른 기법과 통합하여 FST를 적용하는 치료사의 지식, 자신감 및 경험과 귀착된다. 다음은 ROM을 제한하거나 손상시킬 수 있는 다양한 요소의 목록이다(Alter, 2004):

- 근육이나 관절에 있는 결합조직의 탄성 부족
- 피부 질환(공피증이나경화상 또는 화상으로 인한 흉터 포함)
- 근육 긴장
- 구축
- 반사
- 능동 움직임을 할 때 협응과 근력의 부족
- 기타 협력근에 의해 부과된 제한
- 마비
- 경직
- 인대와 힘줄의 길이
- 뼈와 관절 구조물의 제한
- 성별(예를 들어, 골반 구조)
- 호르몬(예를 들어, relaxin)
- 임신(예를 들어, 앉은 자세 팔 뻗기 검사)
- 체지방/비만,
  예를 들어, 앉은 자세 팔 뻗기 검사 시 복부가 두 팔 사이에서 쐐기처럼 작용한다.
- 측만증과 후만증과 같은, 뚜렷한 자세 증후군
- 염증과 삼출물
- 통증 – 스트레칭 역치와 내성
- 두려움
- 석고 고정이나 스플린트에 의한 고정
- 다른 방향으로 향하는 움직임 발생
- 체질량 – 커다란 위팔두갈래근이나 넙다리네갈래근이 굽힘을 제한한다.
- 온도 – 추운 날씨에서는 탄성이 감소된다.
- 연령(예를 들어, 콜라겐 침적 증가)
- 인종에 따른 원인
- 훈련(예를 들어, DOMS나 과도한 훈련이 근육을 타이트하게 또는 뻣뻣하게 만든다)
- 24시간 주기별 변형(하루의 시간)
- 개인 활동 패턴
  (예를 들어, 나쁜 자세로 앉은 자세를 취한다)
- 직업 – 하루 종일 앉아 있는 경우와 하루 종일 서 있는 경우
- 약물 복용
- 꽉찬 방광
- 워밍업

일반적으로, 관절, 근육 또는 근막의 유연성을 높이려면, 아래의 4가지 중 적어도 1가지에서 단독 스트레칭이나 다른 모달리티와 함께 이루어지는 스트레칭 기법을 적용해야 한다(적절할 때):

1. 근육이나 관절에 있는 결합조직의 신장성을 증가시킨다.
2. 근육의 긴장을 완화시켜 이완 효과를 일으킨다.
3. 신체 분절의 협응과 대항근의 근력을 증가시킨다.
4. 염증, 삼출물 및 통증을 감소시킨다.

그러나 스트레칭이나 다른 방법으로 ROM을 증가시킬 때, 여러분에게 경고하는 적신호가 나타날 수 있다. 채찍질 손상이 떠오르는데, 이것은 근경련이 발생하여 미확인된 치아돌기(C2) 골절을 능동적으로 안정화시킨다. 여러분이 신경근육근막을 이완시킬 수 있는 어떤 것도 할 수 없을 때는, 적절한 전문가에게 의뢰를 고려한다. 예를 들어, 채찍질손상의 경우에는, 클라이언트를 치료하기 전에, 입을 벌린 상태의 목 X선 촬영을 실시하여 골절/염좌가 있는지를 확인해야 한다.

스트레칭 기법이 "적절한지"에 대해 결정한다. 비정상의 뼈와 관절 구조물 때문에도 움직임 제한이 발생할 수 있는데, 이 경우에는 스트레칭 기법을 적용하지 않는다.

요약(Summary)

적응증과 금기증 사이의 영역이나 이들을 벗어나는 영역은 치료 적용에 있어서 애매한 영역으로서, FST가 이런 특정 클라이언트 경우에 적합한지에 대해 과학적으로나 일화적으로 근거가 많지 않다.

그러나, 사람들에게 직접 치료하는 모든 사람들이 "무엇보다 모든 것이 해를 끼치지 않는다"라는 원칙을 믿고 일한다면, 저자나 많은 치료사들처럼 충분한 경험과 노련한 직관력이 여러분에게 쌓일 것이다. 즉, 클라이언트와의 세밀한 면담과 적신호에 대한 선별검사를 한 후, 포괄적인 평가를 수행한 후, 클라이언트의 관리를 감독하는 보건전문가의 승인을 얻은 후, 그리고 클라이언트가 요구하는 영역의 다른 전문가에게 의뢰하는 것을 고려한 후, 우리는 치료하기 더 어려운 클라이언트에게 FST를 시도하도록 학생들에게 권장하고 있다.

대개 이 결과는 클라이언트와 치료사 모두에게 매우 만족스럽고 심지어 변화하기까지 했다. 아래의 사항은 발생할지도 모르는 몇 가지 변환을 기술하는 방법이 되길 희망한다:

- 친밀감, 신뢰 및 연결은 여러분을 클라이언트의 기능과 웰빙에 영향을 미치는 선택된 치료사로 만든다. 왜냐하면, 클라이언트가 신체적, 정신적으로, 정서적으로, 그리고 영적으로 여러분을 완전히 열린 사람으로 선택하기 때문이다.
- 클라이언트가 회복을 위해 핵심 치료사로서 여러분을 선택할 때, 여러분은 치료라는 여정을 마쳐야 하지만, 수행할 수 있다고 느낄 때만 그렇게 해야 한다.
- 이런 크기의 관계가 일어날 때, 가장 깊고 의미있는 치유가 가능할 수 있다.

우리가 이런 과정을 돕거나 보완할 수 있는 방법을 확실하게 알지 못하거나 이해하지 못하는 경우도 많다. 실제의 기법이 적용되거나 언제 적용되는지에 대한 연구로부터 나온 높은 질의 근거는 크게 부족한 편이다. 여기서의 요점은 앞에서 설명한 대로 적절하게 사용된 FST가 종종 클라이언트에게 팁 포인트된다는 것이며, 또 신체가 스스로 치유할 수 있는 본연의 능력을 자극하고 보완하는 것처럼 보인다는 것이다. 우리는 본 책의 원칙과 기법을 적용하고, 또 여러분 자신과 클라이언트에 대한 가능성을 경험할 수 있도록 여러분을 초대한다.

참고문헌(References)

Alter MJ (2004) Science of Flexibility, 3rd edn. Champaign, IL: Human Kinetics.

Chalmers G (2004) Re-examination of the possible role of Golgi tendon organ and muscle spindle reflexes in proprioceptive neuromuscular facilitation muscle stretching. Sports Biomechanics 3 (1) 159–183.

Frederick A, Frederick C (2016) Stretch to Win. Champaign, IL: Human Kinetics.

Ingber DE (1998) Architecture of life. Scientific American. [Online] (http://time.arts.ucla.edu/Talks/Barcelona/Arch_Life.htm) [accessed 5 November 2013].

Johns RJ, Wright V (1962) Relative importance of various tissues in joint stiffness. Journal of Applied Physiology 17 (5) 824–828.

Langevin HH (2006) Connective tissue: A body-wide signaling network? Medical Hypotheses 66 (6) 1074–1077.

Magnusson SP, Simonsen EB, Aagaard P, Boesen J, Johannsen F, Kjaer M (2001) Determinants of musculoskeletal flexibility: Viscoelastic properties, cross-sectional area, EMG and stretch tolerance. Scandinavian Journal of Medicine and Science in Sport 7 (4) 195–202.

Maitland GD (1986) Vertebral Manipulation, 5th edn. London: Butterworth-Heinemann.

Maitland GD (1991) Peripheral Manipulation, 3rd edn. London: Butterworth-Heinemann.

Myers TW (2014) Anatomy Trains: Myofascial meridians for manual and movement therapists, 3rd edn. Edinburgh: Churchill Livingstone Elsevier.

Schleip R (2012) Fascia as an organ of communication. In: Schleip R (ed.) The Tensional Network of the Human Body. Edinburgh: Elsevier, 77–79.

Siff MC (2000) Supertraining. Denver, CO: Siff.

Stecco C, Hammer W (2015) Functional Atlas of the Human Fascial System. Edinburgh: Churchill Livingstone Elsevier.

Van der Wal JC (2012) Proprioception. In: Schleip R (ed.) The Tensional Network of the Human Body. Edinburgh: Elsevier, 81–87.

Wang N, Butler JP, Ingber DE (1993) Mechanotransduction across the cell surface and through the cytoskeleton. Science 260 (5111) 1124–1127.

4장 평가 Assessment

서론(Introduction)

본 장의 정보는 물리치료 분야의 근거에 대한 임상 지식 기반에 의해 지지되고, 1995년 FST 클리닉을 운영하기 시작한 이후 수 천명의 클라이언트들을 평가하고 치료함으로써 얻어진 경험으로 통해 제공되는 것이다. 우리의 평가는 현재 널리 사용되고 있는 근거중심 생체심리사회적 모델을 고려하여 사용하고 있지만, 본 장은 즉각적인 결과를 얻기 위해 신체 검사에 중점을 두고 있다(Wade와 Halligan, 2017). 우리는 FST 평가와 치료 방법을 사용하는 수천 명의 전문가(우리가 훈련시켰던)로부터 피드백을 받고 있다.

주관적–객관적–평가–계획(Subjective-Objective-Assessment-Plan; SOAP) 방식의 기록 시스템은 의료, 치료 및 마사지 분야에서 널리 사용되고 있는 클라이언트 기록 시스템이다.

모든 치료사가 알아야 있듯이, 초기 평가는 논쟁의 여지 없이 클라이언트와 함께 할 수 있는 가장 중요한 회기(단계)이다. 재활, 치료, 훈련은 정확한 클라이언트의 이력, 명확한 검사와 측정, 그리고 회기가 올바르게 진행되고 있는지에 대한 첫 치료나 훈련 이후의 몇몇 지표에 좌우된다. 첫 회기내의 재평가는 긍정적인 결과를 확보하기 위해 치료사가 치료 기법을 빠르게 조정할 필요가 있는지를 즉각적으로 알려줄 것이다. FST와 다른 효율적인 도수치료로 클라이언트를 치료할 때처럼, 각 회기 동안 계속 이루어지는 재평가도 얼마나 진전되고 있는지를 클라이언트에게 알려 주고, 만약 급격한 변화가 있다면, 클라이언트는 큰 동기부여를 갖게 되는 것이다.

치료사와 클라이언트에 따라, FST 평가는 다음 사항의 전부 또는 일부를 포함할 것이다:

- *주관적 인터뷰(Subjective interview)*: 아래 상황을 포함하지만, 국한되지 않는다:
    - 24시간 동안의 통증 양상
    - 수면 패턴: 수면 패턴과 관련된 현재의 증상을 알고 있는가?

양/질과 가능성 있는 부정적 효과를 결정한다.

- 만약 알고 있거나 의심이 드는 약물과 이것에 따른 부작용
- 직업: 기여 요소인지를 확인하기 위해
- 관련 가족력
- 암, 라임병 등과 관련된 특별한 질문

우리의 경험에 따르면, 성공적인 인터뷰는 나머지 평가를 정확한 진단으로 이끄는데 요구되는 정보의 75%까지 제공할 수 있다는 것이다.

- *객관적 검사/측정(Objective test/measurement)* (노트: 도수치료의 대부분 검사는 정적 촉진/동적 촉진을 요구한다):
    - 클라이언트 관찰: 클라이언트가 인터뷰에 어떻게 반응하는지, 목소리의 질, 에너지 수준 등을 파악한다.
    - 클라이언트와 관련된 기능적인 정적 및 동적

움직임 패턴 및 동적 이동 패턴:

- ○ 보행
- ○ 자세
- ○ ADL(예를 들어, 이동: 선 자세에서 앉은 자세로, 앉은 자세에서 기대어 누운 자세로, 수면 자세 및 운전 자세 등)
- ○ 손의 특별한 움직임 패턴과 관련 패턴
- ○ AROM-PROM-RROM
- ○ 뼈운동형상학적 검사와 관절운동형상학적 검사
- ○ 뼈-인대의 온전성-안정성 검사
- ○ 신경학적 검사 동작
  - 특별한 움직임 패턴의 운동조절
  - 뇌신경
  - 안뜰 검사와 기타 균형 검사
  - 협응
  - 근육절
  - 피부절/말초신경 감각
  - 깊은 힘줄 반사
  - 중추신경계/말초신경의 긴장-활주 가동성
  - 시각 검사
- ○ 특수 검사: 특정 진단에 필요할 때만 여기에서 특별히 언급함
- ○ 도수치료 스캔: 임상 문제의 기여 요소로서 증상 영역의 위 또는 아래에 있는 기능장애를 배제하기 위해, 위에서 언급된 모든 검사나 일부를 이용할 수 있다.
- ○ 유발 검사: 증상을 일으키기 위해 위의 모든 검사나 일부를 사용할 수 있으며, 이를 통해 구체적이고 타당한 재평가와 치료를 할 수 있을 것이다.
- ○ 치료 국소화 검사: 약하거나 억제된 조직을 일시적으로 활성화시키거나, 또는 과도하게 흥분된 조직을 억제시키는 빠른 검사법이다.

- ▪ *평가:* 감별진단이나 진단을 결정짓기 위해 모든 소견을 요약한다.
- ▪ *계획:* 단기 목표와 장기 목표를 설정한다. 모든 계획은 클라이언트를 위해 완전한 기능 회복을 고려해야 한다.
  즉, ROM, 유연성 또는 가동성 등의 모든 이득이 포함되어야 한다. 클라이언트에게 의미있는 기능적인 활동 복귀에 기반을 두고 현실적인 목표를 설정해야 하고, 이런 목표 설정은 생심리사회적 생존에 따라 좌우될 수 있다. 치료사로서, 우리는 클라이언트가 자기관리를 혼자서 유지하고, 또 그들의 삶에 의미있는 개인적 활동, 전문적 활동 및 여가활동으로 복귀할 수 있는 능력을 갖는데 완전한 자신감을 얻을 수 있도록 도와주어야 한다.

도수치료 평가에 대한 주제는 복잡하고 장황하지만, 이것 자체는 매우 중요하다. 그러므로, 본 단락은 도수치료사에게 FST를 교육할 때 우리가 가장 유용하다고 생각되는 것에 한정하여 설명할 것이다. 그럼에도 불구하고, 모든 치료사는 여전히 쉽게 평가 스킬의 현재 수준을 통합할 수 있을 것이고, 아래의 내용을 통해 더 많은 전문성을 얻길 희망한다.

촉진 능력(Palpatory literacy)

작고한 오스티오패스(osteopath)이면서 저술가인 Leon Chaitow는 숙련된 촉진은 어느 정도 정확성을 가지고 다양한 종류의 문제점과 기능장애의 단계를 구분할 수 있다고 했다(Chaitow, 2015). 그는 국소마취 차단의 기준과 도수 진단을 비교한 Lord와 Bogduk의 말을 다음과 같이 인용했다: "그들은 도수 검사 기법의 민감도와 특이도가 100%였음을 발견했

다.” Chaitow는 이어서 “기능장애를 국소화시키는 치료사의 능력에 대한 이 연구는 치료사의 촉진 기술이 정확해진다면, 기능장애가 있는 분절이나 관절을 분리시키는 것이 도수치료사의 능력 안에 있음을 제시한다”고 말했다. 반대하는 다른 연구에도 불구하고, 위의 것은 다음과 같이 결론을 내리고 있다; 도수치료사는 촉진 진단에서 100%의 정확성을 가질 수 있으며, 고도로 발달된 촉진 기술이 지속적으로 요구된다. 다른 몇몇 도수치료에서처럼, FST에서도 촉진 기술이 고정된 탐구가 아니라, 동적인 수동 움직임, 능동 움직임 및 동적 저항 움직임과 동작을 포함해야 한다. 도수치료에서 정확한 촉진 치료는 자연스럽게 정확한 진단을 따른다.

이 책이 숙련된 도수치료사를 위한 책이기 때문에, 본 단락은 평균 이상의 촉진 능력을 가진 치료사들이 이 책을 본다고 가정할 것이다. FST 교육 동안 수천 명의 학생들과 긴밀하게 함께 한 결과, 능력은 수년간의 경험이나 특별한 전문성과 상관없음을 확인했다. 그러므로, FST에서 요구되고 사용되는 특정 스킬에 대해 몇 가지 논의하고자 한다. 다음은 특별한 FST의 촉진 능력 기술이 움직임을 평가하기 전에 정적 상태의 평가에 먼저 적용된다.

움직임과 동작: 용어의 혼란 (movement vs motion quandary)

도수치료에서 "움직임"과 "동작"에 대한 용어를 어떻게 또는 언제 써야 할지에 대한 기준이 명확하지 않다. 이런 문제를 연구했던 한 연구자(Jensenius, 2011)는 다음과 같이 제시했다: “동작(motion)”이란 용어는 양적으로 표현할 때 사용하고, 반대로 “움직임(movement)”은 질적으로 표현할 때 사용한다. 이런 기준을 받아들여서, 본 책에서 이들 용어를 사용할 것이다.

START라는 머리글짜로 시작해 보자.

클라이언트가 똑바른 기립자세를 취하든 또는 누워 있든 간에 FST를 할 때 START라는 머리글짜를 사용하면 이해하는데 도움이 될 것으로 생각된다. (Gibbons와 Tehan, 2016):

- **S**(Symptom reproduction) – **증상 재현.** 비록 몇몇 몸 상태가 통증이 없을지라도, 통증이나 기능장애의 다른 재현성 감각은 평가의 필수 부분이다(비록 유발되지 않으면, 반드시 필요한 것은 아니다).
- **T**(Tissue tenderness) – **조직 압통.** 이것은 통증과 구분되어야 한다. 뚜렷한 국소 징후 이외에, 기타 환경–영양–의학적 요소로부터 오는 염증의 일반적인 징후일 수 있다.
- **A**(Asymmetry) – **비대칭.** 여러분이 제어할 수 있도록 환측과 건측을 비교해야 한다. 만약 양측이 동시에 침범되거나 건측을 이용할 수 없다면, 치료사가 자신의 훈련과 경험의 양과 질을 통해 판단해야 할 것이다.
- **R**(range of motion quantity and movement quality) – **가동범위의 양과 움직임의 질.** 1개 이상의 분절, 전체 근육근막 사슬이나 신체 영역일 수 있다. 저가동성이 있는지, 정상인지, 과가동성이 있는지, 아니면 파열로 인한 불안정이 있는지를 확인한다. 또한 다른 적절한 영역뿐만 아니라, 나머지 신체 부위와 관련된 텐서그리티의 상태를 확인하는데 도움이 된다: 즉, 신체 부위가 과도한 압박을 받는지, 아니면, 장력이나 전단력을 받고 있는지를 확인한다.
- **T**(Tissue texture changes) – **조직 질감의 변화.** 여러 층 내에서 구별되는 촉진 변화를 직접적으로 감지하는 것이 중요하지만, FST는 특정

의 외적 움직임에 대한 반응을 통해 내적 상태를 평가한다. 테이블 위에 누워 있는 클라이언트를 고려해 보자. 클라이언트의 하지를 수동적으로 움직인다: 즉, 다리를 곧게 뻗은 누운 자세에서 다리를 가쪽으로 돌림하고, 이마면 상으로 벌림시킨다. 손 뿐만 아니라, 전신을 통해 명백하게 구별하는 것을 상상해 보자. 여러분은 엉덩관절 회전축의 변화와 근육근막 장력의 여러 각도를 따라 뒤넙다리근 중간 구획과 안쪽 구획의 근막 경계면 사이에서 일어나는 조직 움직임의 양뿐만 아니라 질을 느껴야 한다.

START는 FST에서 모든 정적 또는 동적, 고정 상태나 이동 상태의 평가나 치료를 알려준다. 예를 들어, 여러분은 고정된 자세 평가에서 가동범위나 움직임이 어떻게 평가되는지에 대해 의문을 가질 수 있다. 하나의 답변은 치료사가 정렬을 개선하고 증상 범위가 어떻게 되는지를 알아보기 위해 약간의 자세 이동을 일으키도록 클라이언트에게 도수로 신호를 보낼 때, 그 이동이 다른 모든 것과 함께 평가되도록 도움을 주기 위해 작은 능동보조 움직임이 추가된다. 그러나 보다 포괄적인 요점은 피부가 어떻게 롤링하는지에 대한 도수 반응을 검사하든 아니면 테니스 서브를 할 때 낮은 자세에서 높은 자세로 클라이언트가 어떻게 완전한 신체 움직임을 이동하든 간에, 적절한 움직임의 양과 질은 증상의 양상 변화와 함께 부수적으로 평가된다는 점이다. 대부분의 경우, FST 치료는 클라이언트의 목표를 충족하기 위해 적절한 결과와 최상의 성과를 위해 자발적이고 즉각적으로 평가의 결과를 따를 것이다.

평가 기법(Assessment techniques): 아주 간결하게

평가의 복잡성에도 불구하고, 여기에서 제공되는 간단한 평가 기법은 도수치료에 익숙하지 않은 사람들에게도 도움을 줄 것이다. 제공된 간단한 내용은 이와 같은 질문이다: "증상과 징후를 개선하기 위해 SSS(stretched–Shortened–Stabilized) 중에서 무엇을 사용할 수 있는가?" 여기서는 도수치료사가 징후/증상을 개선하기 위해 평가 동안 무엇을 시도해야 하는지를 간략하게 설명할 것이다:

1. *스트레칭*(stretch): 압박되거나/과긴장되거나/과도하게 활동하거나/단축되거나/타이트한 조직을 신장/억제/이완 또는 감압한다.
2. *단축*(Shorten): 과도하게 신장되거나/억제되거나/약한 조직을 활성화/자극/촉진/압박한다.
3. *안정화*(Stabilize): 운동조절이 나쁘거나 부족하고, 과가동성, 불안정/통증을 가진 조직을 지지한다.

FST 회기 동안 스트레칭에 적절한 것이 무엇인지, 안정화될 필요가 있는 것이 무엇인지, 그리고 단축되거나 강화될 필요가 있는 것이 무엇인지를 결정할 때, 치료사는 클라이언트를 위해 보다 안전하고 효율적인 회기가 될 수 있도록 SSS를 염두에 두고 수행해야 한다. 적응성 SSS 프로토콜을 염두에 두는 것은 논리적으로 진행하는데 도움을 주고, 또 미리 한정된 조건이나 범주적 조건이 아닌, 클라이언트를 평가하고 치료할 때 창조적인 참여를 유지시킬 것이다. 이것은 다음 단락에서 더욱 명확해질 것이다.

SITTT

위의 SSS 평가 기법(assessment technique)을 확장한 개념이 SITTT(Scan–Identify–Treat–Test–Treat again)이다. SITTT가 적절하게 수행되면(또는 경험을 가지고 수행되면), 신뢰도와 타당도가 매우 좋은 치료 옵션을 제공하는데 몇 초에서 몇 분밖에 시간이 소요되지 않을 것이다. SITTT에 대한 간략한 설명은 바로 아래 단락에서 제공되고, 자세한 설명은 본 장의 평가 순서 단락에서 실제 적용과 함께 다루어진다. 다양한 임상 조건 아래에서 특정 신체 영역과 조직에 적용되는 SITTT의 구체적인 설명은 "영역별 평가 순서"이라는 제목의 다음 단락에서 논의될 것이다. 다음은 SITTT의 머리글자에 대한 설명이다:

S(scan/**스캔**) – 치료의 가설을 시작해야 하는 적절한 검사 지점의 위치를 찾기 위해 우세손으로 스캔하면서 의심되는 부위를 찾는다.

기법(*Technique*)

치료사의 손은 클라이언트의 피부(의무사항은 아니지만 가능하면)에 가볍고, 부드럽게 적용된다. 문제를 가진 환측 부위에서 시작하는 것이 논리적인 것으로 보일 수 있지만, 종종 진단이나 증상에 관계없이, 증상을 완화시키는 실제 위치가 아래쪽 사분원이나 위쪽 사분원에서 존재할 수도 있다. 바로 지금, 신경지배를 받는 결합조직의 넓고 깊은 네트워크로서 근막을 생각하는 것이 이런 개념을 이해하는데 큰 도움을 될 것이다. 도수 스캔은 완전히 이해되지 않거나 연구되지 않지만, 이런 딜레마를 빠르게 해소해 준다. 실제의 예는 41쪽의 자세–근육근막–관절–신경 단락에 제시되어 있다.

I(identification/**확인**) – 철저한 스캔을 통해 어느 부위의 근막이나 국소 조직이 클라이언트의 문제를 해결해 주는 효과가 있는지를 확인한다. 적절한 부위가 확인되면, 최적의 치료 반응을 찾기 위해 일련의 간단한 치료와 검사를 시작할 수 있다.

T(treat/**치료**) – 국소 조직이나 이 국소 조직이 속하는 전체 사슬을 치료한다. 이것은 치료사가 다양한 도수 진단 방법을 통해 클라이언트의 문제를 쉽게 해결할 수 있는지를 검사한다는 점에서 간단한 치료한다. 이 치료가 간단한 치료이기 때문에, 클라이언트는 치료사가 빠르게 치료할 수 있도록 기능적 자세를 그대로 유지해야 한다. 이것은 테이블 위로 올라가거나 내려오는 것을 반복시키지 않고, 클라이언트의 기능을 즉각적으로 검사할 수 있는 부가적인 장점을 가진다(SITTT에서, 두 번째 "T"에서 설명됨).

앞에서 언급한 바와 같이, 목표는 국소 조직이나 심지어 전체 근속 연속체를 늘이거나, 단축시키거나, 안정화시키는 것이다. 근막 이동(fascial shifting)에 대한 그 외의 기법은 나중에 설명될 것이다.

T(test/**검사**) – 빠른 치료가 긍정적인 결과(증상 완화, 근력–ROM–유연성 등의 증가와 같은)를 양산할 수 있는지를 검사한다. 자세, ROM, 신경학적 검사와 같은 표준 검사 뿐만 아니라, 클라이언트의 문제를 유발시킬 수 있는 기능적 동적 자세 검사도 빠른 치료가 문제를 완화시키는 효과가 있는지를 확인하기 위해 수행된다.

검사의 예(*Testing examples*)

1. *스트레칭(Stretch)의 예:*

예제 1: 클라이언트가 머리를 숙일 때 머리가 오른쪽으로 치우치는데, 이것은 목의 오른쪽 중간 지점에서 찝힘이나 압박으로 인한 통증과 관련된다. 치료사는 손가락 1–2개를 이용해 먼저 스캔하고, 정확한

위치를 확인한다. 이것은 클라이언트가 동일한 굽힘 움직임을 반복할 때 피부와 얕은 근막을 촉진함으로써 이루어진다. 통증 지점의 위아래 부위를 검사한 후, 치료사는 가장 좋은 반응을 찾고 평가의 중단을 결정한다. 그리고 조직을 늘이기 위해 FST로 치료를 한다. 필요하다면 재평가를 한다.

예제 2: 치료사는 증상을 완화하고 기능을 향상시킬 수 있는 근막 사슬과 관련된 링크를 찾기 위해 평가를 계속 하기로 결정한다. 오른쪽 ASIS에 근접한 오른쪽 나선 라인(spiral net)의 긴장 완화로 인해 목 굽힘의 재검사 때 통증 없이 최상의 반응이 나타났다. 치료사는 증상으로부터 멀리 떨어진 소견을 치료하기 위해 평가를 중단한다.

2. *단축(Shorten)의 예:*

나쁜 자세를 가진 1명의 10대 청소년은 허리를 뒤로 젖혔을 때 허리 통증을 호소한다. 치료사는 척주세움근을 억제시키는 엉덩허리근 등의 대항근 단축과 같이, 허리 통증에 영향을 줄 수 있는 많은 요소를 철저하게 평가한다. 그러나 허리뼈를 펌하는 동안 L5/S1의 양측 후관절을 지나가는 물렁조직을 손으로 지지하기만 해도, 통증이 완화된다.

3. *안정화(Stabilize)의 예:*

클라이언트는 동측 모음근 좌상과 반대측 등뼈 좌상을 동반하고, 그쪽 다리로 체중을 이동하거나 그 다리로 균형을 잡을 때 엉덩관절 통증을 호소한다. 병력과 기타 검사에 따르면, 볼기 근육의 약증과 엉덩관절 불안정이 존재한다. 클라이언트가 환측으로 체중을 이동한 후 균형을 잡을 때, 치료사는 손으로 그쪽 엉덩뼈를 압박한다. 모든 통증이 사라지고, 균형이 향상되었다. 클라이언트는 안정화 프로그램의 성공을 경험했다.

노트

국소 조직이나 영역별 조직의 평가가 종종 증상과 징후에 대한 근막 좌상의 효과를 변화시키기 위해 도수 스트레칭이나 단축 기법의 적용을 포함할 때, 그들을 결합하여 사용할 수도 있다. 예를 들어, 흔히 볼 수 있는 머리 전방 쏠림-등뼈 뒤굽음 증가-어깨 전방 쏠림의 증후군의 경우, 여러분은 뒤쪽 부위를 단축시키고 앞쪽 부위를 늘이는 신장 기법을 사용할 수 있다. 이 방법은 종종 이런 신체 부위에 더 효과적으로 작용할 것이다.

T(treat again/**재치료**) – 약간의 개선만 있다면, 여러분은 치료방법이 적절한지, 적절한 조직층으로 접근했는지?에 대해 의문을 가져야 한다. 또는 여러분은 더 나은 위치를 찾기 위해 새로운 스캔을 다시 시작하고, 또 고, 간단한 치료와 재평가를 빠르게 수행할 지를 고려해 볼 필요가 있다.

재평가*(re-testing)* 이후, 가능한 두 가지 시나리오

1. 검사가 긍정적인 결과를 나타냈으면, 완전한 치료를 위해 적절한 설정이 보장된 것이다. 예를 들어, 빠른 치료가 선 자세에서 수행되었다면, 치료사는 클라이언트가 실제 치료와 적절한 효과를 갖도록 몸을 뒤로 기울이는 것을 원할 수도 있다.

2. 검사가 성과를 얻지 못했거나, 클라이언트의 증상이 더욱 악화되었다면, 다른 종류의

빠른 치료를 시도하고 재검사를 하거나, 또는 치료사는 더 적절한 위치를 찾기 위해 스캔부터 다시 시작할 필요가 있을 것이다.

어떤 경우이든지, 빠른 치료와 재평가에 대한 적절한 반응이 어느 부위가 주요 문제이고, 또 어떤 도수기법이 그 문제를 가장 잘 해결해 주는지를 결정할 때까지 SITTT를 반복한다. 우리는 FST에서 사용되는 평가 기법을 간략히 검토할 것이다: 철저한 주관적 클라이언트 인터뷰 이후에, 스트레인 분포의 기능장애가 신체 텐서그리티의 어디 부위에 있는지를 확인하기 위해 도수 스캔을 수행한다. 빠른 "치료"가 수행되면, 스트레칭, 단축 또는 안정화된 자세에서 국소 변화나 전신 변화가 이루어진다. 주관적 분석과 객관적 분석 이후에 클라이언트가 차이점을 느끼고, 또 정적 자세 이동에서 동적 움직임으로 어떤 것이 좋게 변화되는지를 확인하기 위해 검사를 시작한다.

만약 성과가 바뀌지 않았거나 클라이언트가 더 나빠지거나 검사의 결과가 나빠지면, 치료사에게 스트레칭-단축-안정화 패러다임을 재차 실시할 것을 제안하고, 경우에 따라서는 심지어 나쁜 결과를 가졌던 이전의 치료와 반대되는 치료를 수행하도록 제안한다. 만족스러운 효과 없이 이들 옵션의 수행은 치료사에게 주관적 분석이 적절했는지(가능하면, 정확하고 완전했는지)에 대해 다시 생각해 볼 기회를 준다. 만약 그렇다면, 여러분은 적절한 위치를 찾을 때까지 SITTT의 과정을 다시 시작해야 한다.

우리의 경험에 따르면, 이런 제안에 따른 평가는 더 빠르고 정확하게 문제 해결에 도달할 수 있도록 치료사를 돕는다는 점이다. 다음 단락은 이들 평가 기법이 포괄적이고 논리적으로 어떤 순서로 이루어지는 것을 다룰 것이다.

평가 순서(Assessment flow): 전역에서 국소 부위, 정적 평가에서 동적 평가로 진행

다음은 평가의 도수치료 스타일에 대해 생각하고 수행할 수 있는 효율적이고 논리적 방법인 것으로 확인되었다. 목표는 국소 부위나 전체 근막 네트워크(동반되는 생리적 현상과 함께)을 조정하는 방법이 클라이언트의 문제를 완화할 수 있는지를 확인하는 것이다. 문제가 완화되면, 적절한 치료를 시작할 수 있다. 평가 순서는 초기에 전체적이고, 전신적인 주관적 향상과 객관적 향상을 달성하기 위해 앞에서 설명된 SITTT를 사용하는 것으로부터 시작하고, 그런 다음 적절하다면 해결되지 않는 특정의 조직 문제를 국소화하기 위해 평가를 더욱 진행한다.

처음에는 기능적인 체중부하 자세와 적절한 다른 자세에서 움직임을 개별적으로 평가해야 한다. 그러나 이 책은 이것을 거의 다루지 않고 있는데, 그 이유는 테이블 위에서 누운 자세로 수행되는 FST에 초점을 맞추고 있기 때문이다.

그러나 똑바로 선 자세의 몇몇 움직임은 자세히 설명되고 있는데, 그 이유는 가장 흔한 상황에서 원칙이 이해되고 적용될 수 있도록 하기 위함이다. 테이블 위에서 수행되는 평가가 FST에서 가장 흔하게 사용되고, 치료로 직접 넘어가는 흐름을 촉진하는데 초점을 맞출 것이다.

평가는 다음과 같은 순서로 이루어진다:

자세-근육근막-관절-신경
(Posture-Myofascia-Joint-Nerve)

자세 검사(Posture testing)

근막그물의 측면에서 이루어지는 자세 검사(일명, 바디 리딩〔body reading〕)는 신체의 전역 상태나 국소 상태를 시각적으로, 도수적으로, 그리고 지적으로 분석하기에 효율적인 방법이다. 자세는 정적과 동적으로도 평가되어야 하고, 또 클라이언트의 기능을 가장 잘 반영하는 체중부하 상태와 비체중부하 상태에서도 평가되어야 한다. 예를 들어, 만약 클라이언트가 벽돌 더미를 운반할 때만 어깨 통증을 느낀다면, 치료사는 적절하고 정확한 재평가를 위해 증상을 유발할 수 있는 조건과 정확한 신체 자세에 매우 근접한 조건과 자세를 만들어야 한다. 그러나 중요한 것은 전통적인 정적 서기 자세 평가를 간과하지 않는 것이다. 무엇보다, 정적 서기 자세 평가는 대다수 움직임의 기준점이면서 평가의 시작점이다. 그러나 부위별 결함을 일일이 목록하지 않고 그 대신에, 신체가 어떻게 중력을 이기면서 자세를 유지하고 있는지를 체크해 보자. 특히 과도한 장력, 압박 및 돌림 상황에서 우세하게 드러나는 부위(영역별)의 근막 라인이나 근막그물이 있는지를 특별히 체크해 보자. 그런 다음, SITT를 이용하여 의미있는 움직임으로 자세를 검사해 보자.

기능장애가 1개 이상의 부위에 있는지, 전체 근막 라인이나 근막그물에 있는지를 손으로 조사해 보고, 그 다음, 신체 텐서그리티의 점진적인 교정 조절에 대한 반응을 검사해 본다. 목표는 가능한 만큼 빠르고 정확하게 스트레인의 분포를 완화하고, 만약 통증이 있다면 통증을 감소하거나 제거하고, 또 기능적 움직임을 향상시키는 것이다. 여러분은 정적 자세와 동적 자세에서 양 손을 사용하여 체중을 이동시키고, 부위별 근막의 면을 활주시키고, 뼈운동형상학을 조절하고, 또 척추와 신경을 감압시킨다.

뚜렷한 자세 소견을 설명하는데 이용되는 용어는 다음과 같다: 경사, 굽힘, 돌림 및 이동(다음 상자에서 자세히 정의된다).

> **경사(Tilt)**: 수직으로부터 편위되는 것이고, 구조물의 위쪽 부분이 움직이는 방향을 기준으로 명명된 용어이다.
>
> **굽힘(Bend)**: 척추뼈들의 연속 경사로 일어나며, 앞쪽, 뒤쪽, 오른쪽 및 왼쪽 방향으로 이루어진다.
>
> **돌림(Rotation)**: 가로면상의 편위
>
> 이동(Shift): 한 신체 부위와 다른 신체 부위 사이의 병진운동이며, 그들의 중력중심에서 어긋나는 정렬이다(Myers, 2014)

A. 정적(Static) 자세 평가

1. **전신 평가**(global): 전신 네트워크의 변화를 얻기 위해, 먼저 치료사는 평가의 SITTT 패러다임을 이용하는 노력을 해야 한다. 매우 개별적인 소견에도 불구하고, 도수치료사에게 잘 인지되고 친숙한 일반적인 패턴이 존재한다. 예를 들어, Janda의 위쪽 교차 증후군과 아래쪽 교차 증후군은 SFL(얕은 앞쪽 라인)과 반대쪽 SBL(얕은 뒤쪽 라인)의 반응을 포함하는 Myers의 짧게 잠김–길게 잠김된 패턴과 관련된다.

그림 4.1에서, 우리는 머리가 앞쪽으로 이동하고, 목이 앞쪽으로 경사지고, 가슴우리가 뒤쪽으로 이동과 경사지고, 골반이 앞쪽으로 이동과 경사지고, 무릎이 뒤쪽으로 이동하고, 또 발목–발이 정강뼈에 대해 발바닥굽힘된 것을 보게 된다.

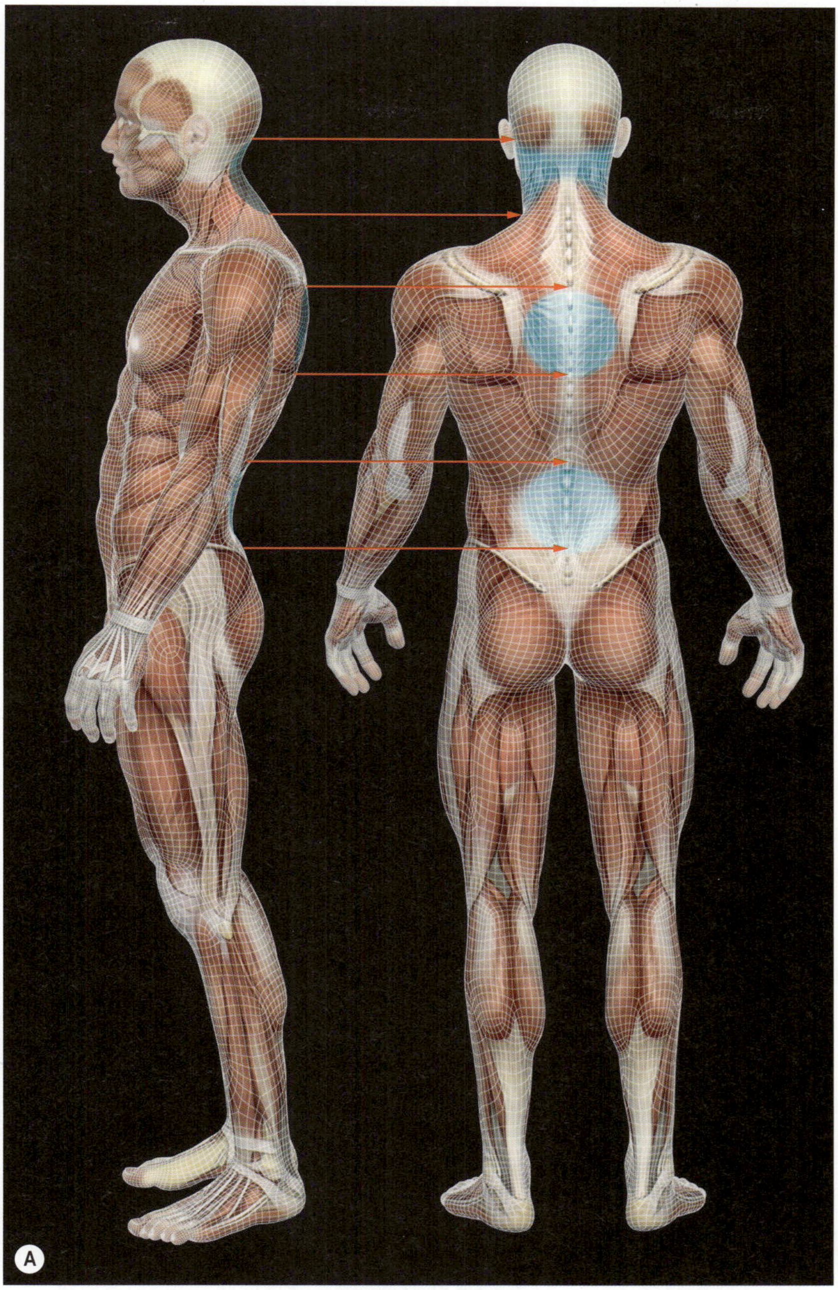

그림 4.1 자세 편위
(Posture deviations)

전략은 도수 큐잉이 만약 근막 그물을 따라 특정 위치에서 적용될 때 질적으로 그리고 양적으로 가장 적절한 자세 변화와 주관적 향상을 초래하는지를 찾는 것이다. 그러나, 이런 전략의 가치와 타당성을 뒷받침할 연구는 거의 없고, 자세만을 교정하려는 시도와는 반대로, 증상을 감소하거나 과도한 긴장을 인지하고자 하는 시도가 더 유용할 수 있다(Lemeunier 등, 2018).

예를 들어. 선 자세를 취할 때 허리에 낮은 수준의 통증이 있으면, 전략적 도수 큐잉이 자세를 개선하는 동시에 통증을 감소하거나 제거할 수 있는지를 확인하는 기회를 갖는다.

치료사가 도수 변화를 일으킬 수 있는 많은 선택을 가지고 있기 때문에, 한 손이나 양 손을 사용하여 국소화되거나 구분되는 스트레인 분포가 전체 근막 라인의 참여를 노출시킬 수 있는 부위를 스캔하고 확인할 수 있다.

다음의 예서, 앞에서 언급된 기능부전성 자세 패턴에 대한 경험은 다음과 같은 선택을 제공한다:

- **뒤통수밑 들기**(sub-occipital lift): 치료사는 클라이언트의 텐서그리티 구조물에 능동 신장 장력을 추가하기 위해 도수 큐잉으로서 뒤통수밑 영역에 단순히 2개의 손가락을 적용하면, 종종 즉각적인 전신적이고 단계적인 효과가 나타난다. 그들 효과 중의 몇몇은 모든, 대부분 또는 1개 근막 면에서 나타나는 이상 패턴의 크기를 감소시킬 수 있다. 압박 부위의 톤이나 긴장의 감소는 종종 뚜렷하게 촉진될 뿐만 아니라, 눈으로도 확인될 수 있다.
부수적으로, 여러분은 안정성을 유지함(예를 들어, SFN의 복부처럼)에 있어서, 느슨해지고, 약하거나 비효율(길게 잠김된)적인처럼 보이는 부위에서 정상화되는 강직성(뻣뻣함)의 증가를 관찰할 수 있다. 클라이언트의 조직과 체액이 새로운 위치에 적응할 시간을 가질 수 있도록 뒤통수밑 들기를 적어도 1분 동안 지속한다면, 통증이나 강직성(뻣뻣함)이 완전하게 제거되지 않더라도 종종 증상의 감소가 보고될 수 있다.
이런 범주의 클라이언트가 종종 자세 불균형에 영향을 줄 수 있는 외안근의 불균형을 갖고 있는지를 체크해 보자.
결과가 장기적인 경우에는, 눈의 수평 정렬을 위해 눈의 초점과 응시에 대한 재설정이 재교육을 완수하는데 요구될 수 있다.
- 이 검사로 자세와 증상의 주요 개선을 갖는 클라이언트는 FST와 함께 전반적인 감압 전략으로 도움을 받는 경우가 많다.
이와 같은 많은 간단한 사례에서, 치료사는 평가를 중단하고 테이블 위에서 이루어지는 FST 평가(아래에서 설명되는)와 치료를 시작할 수 있다. 경험은 이런 범주의 클라이언트에게 훌륭한 성과를 보여준다.
그러나 만약 여러 부위에 기능적 문제가 있고 많은 징후와 통증을 가지고 있다면, 치료를 시작하기 전에 추가적인 평가가 요구된다.
- 다른 클라이언트들은 그들 스스로 자세 교정을 유지하는 것이 너무 힘드는 것이라고 느낄 수 있는데, 이것은 확인되지 않는 부위가 여전히 압박 상태에 있음을 의미할 수도 있다.
따라서 전체적으로 의도된 뒤통수밑 들기에 저항이 가해지는 것이다. 예를 들어, 등허리 부위에서 저항이 발생하는데, 이것은 나중에 설명하겠다. 또는, 클라이언트가 무기력해지므로, 중력에 대항해 신체를 똑바로 유지하고 기능적 일상활동에 필요한 근막 네트워크의 지구력 훈련이 요구될 수 있다.

- **등허리 이동–들기**(Thoracolumbar shift–lift): 이 부위를 스캔하고 확인하기 위해 손을 사용할 때, 여러분은 도수 큐잉에 대한 반응과 즉각적인 복원력의 부족을 종종 느낄 것이다. 호흡과 함께 이 패턴(즉, 위쪽–앞쪽)과 반대되는 적절한 도수 들기와 이동에 의해 고정되고 강하게 잠기는 느낌이 들며, 이런 간단한 치료는 종종 국소 부위 강직성(뻣뻣함)의 즉각적인 감소 뿐만 아니라, 아래쪽 허리뼈와 엉치엉덩관절에서 멀리 떨어진 먼쪽 부위 통증의 감소를 이끌어낸다.
  머리–목과 무릎에서의 양쪽 끝단이 이런 패턴에서 어떻게 반응하는지도 체크한다. 만약 뒤통수밑에서보다 이런 큐잉에 대해 더 좋은 전체적인 반응을 가진 부위가 있다면, 심지어 다른 부위가 여전히 치료되고 있더라도, 이 부위가 치료 초점에
  더 적합한 부위일 가능성이 높다.
- **무릎 이동**(Knee shift): 뒤통수밑 부위와 등허리 부위에서의 도수 교정에 대한 전체적인 반응을 검사한 후에, 이들 결과는 무릎이 잠김되거나 젖힘될 만큼 무릎을 앞쪽으로 이동시키는 치료와 비교될 것이다.
  무릎의 잠김은 대개 무릎관절의 위아래 부위가 잘못되었을 때 일어나는 2차적인 결과이고, 그래서 대다수의 클라이언트는 나머지 신체 부위와 작용하기 위해 종종 운동 재패턴을 요구한다. 무릎을 약간 앞쪽으로 이동하는 움직임의 효과는 뚜렷한 국소 제한이 존재하지 않는 한, 대개 발목의 과도한 발바닥굽힘을 교정할 것이다.
- **위의 모든 사항**: 당연히 클라이언트는 앞에서 설명된 자세 결함이나 심지어 그들 모두를 가질 수 있다. 요점은 무엇이 우세한 결함인지를 찾아내고, 이것을 확인하기 위해 간단한 치료적 검사를 수행하고, 거기로부터 더욱 진행해 나가는 것이다.

노트

1. 모든 자세 평가 및 재교육 동안에, 클라이언트는 정면을 응시해야 한다. 이것은 눈이 자세에 대한 부정적 효과를 갖는 경향을 줄이겠지만, 만약 눈이 이런 평가에 나쁘게 반응하면 클라이언트는 눈돌림 근육의 불균형과 안뜰계 질환에 대한 검사를 받아야 한다는 것에 유념해야 한다.
2. 앉은 자세에 대한 검사는 그 자세에서 기능하는 모든 클라이언트에게 수행되어야 한다. 이런 검사는 다양한 좌석 높이와 기타 인간공학적 요소로 수행되어야 한다. 그리고 이들 인간공학적 요소는 신체가 작업과 작업 환경에서 구체화될 때 큰 역할을 한다. 인간공학에 대한 주제는 여기에서 거론되지 않는다.

2. **국소 부위 평가**(Local): 클라이언트가 정적 자세 검사에 대해 전신적인 주관적/객관적 반응을 보이지 않을 때, 근막 그물에 영향을 미치는 국소적 문제가 의심된다. 통증이나 다른 증상이 변하지 않는 것은 국소적으로 평가되어야 한다는 또다른 신호이다. 편측 근막 그물은 부적절하게 지지되거나 붕괴될 수 있고, 또 특별히 다소 견고한 국소 고정에 좌우될 수도 있다.
   예를 들어, 이것은 한쪽 발만 엎침 기능장애를 가졌을 때 종종 나타난다.

여러분은 엎침된 발이 반응하지 않을 때 앞에서 기술되었지만 잘 이용하지 않는 기법을 사용함으로써 전신 반응을 얻으려고 시도할 수 있다. 만약 클라이언트가 발을 뒤침할 수 있지만, 그 발이 이완될 때 다시 엎침하는지를 확인하기 위해 구두 큐잉이나 도수 큐잉이 이용된다면, 클라이언트는 "유연한 고정"의 발을 가진 것이다.

그 발이 여전히 고정되어 있지만, 능동적으로 새로운 자세에 적응하고 또 그 자세를 성취할 수 있다는 의미에서 볼 때 그 발은 유연한 것이다. 그리고 그 발이 나머지 신체 부위에 비해 불균형적인 기능부전성 자세로 되돌아갈 수도 있다. 반면, 만약 클라이언트가 어떤 큐잉에도 그 발이 반응하지 않고 여전히 엎침되어 있으면, 그 발은 "강직성 고정(rigid fixation)"을 가진 것이다. 강직성 고정의 발이라고 해서 보조기(orthotics)의 적용이 반드시 필요하다는 것을 의미하지 않지만, 발, 발목 및 나머지 신체가 3면 운동에 반응하고, 다양한 움직임과 다양한 지면에 잘 적응할 수 있도록 특별한 도수치료와 운동 패턴 재훈련이 요구된다.

이 예를 계속 이어서 볼 때, 편측 엎침이나 또는 구조 통합 치료사들이 표현하듯이, 낮은 깊은 앞쪽 그물(Deep Front Net, DFN)의 아래쪽 이동을 가진 뒤쪽발(rearfoot)과 중간발(mid-foot)의 안쪽 경사를 상상하는 것이 쉽다. 가쪽 발활의 가쪽 밴드를 손으로 늘이기 위해 SITTT 평가, 구두 큐잉, 그리고 특별한 터치 등의 이용을 생각하고, 동시에 안쪽 밴드를 활성화하고 단축시키는 큐잉을 첨가하는 것도 생각해 보자. 이것은 종종 근막 라인의 참여에 도움을 준다. 보너스로서, 중립위에서 체중을 정렬하고 균형잡는 전체 깊은 앞쪽 근막 그물(DFN)은 발활의 리프팅, 촉진과 참여에 반응한다. 종종 모든 그물의 상단까지 관련 수정이 동시에 일어난다. 종종 모든 근막 그물에서 상향식으로 이루어지는 모든 관련 교정들이 동시에 일어난다. 실제 임상 경험에서 나온 이런 시나리오는 FST 치료와 재교육을 하는 동안 치료사에게 이들 발의 영역에 초점을 맞추도록 알려준다. 하나의 문제만 가진 클라이언트는 거의 없고, 도수치료는 편측 발과 발목 쪽으로 편중될 것이고, 재훈련 동안 나머지 신체와 통합되도록 초점을 맞춘다.

B. 동적(Dynamic) 자세 평가

근막 그물이 정적으로 평가되었다면, 이제부터는 동적 상태의 근막 그물을 관찰할 시간이다. 위의 정적 자세 검사와 마찬가지로, 국소 움직임을 평가하기 전에, 전신 움직임을 먼저 평가할 것이다. 그러나, 국소 평가는 근막 그물 내에 있는 근육근막, 관절 및 신경을 구분하여 평가하는 것이지만, 전신 문제를 항상 고려해야 한다.

Shumway-Cook와 Woollacott는 학자이면서 임상가인 그들의 motor control(운동조절)의 책에서 다음과 같이 말하고 있다: "모든 사람이 받아들이는 운동조절의 이론은 하나도 없다" (2016). 결과적으로, 움직임 분석은 근막 그물 참여(또한 근막의 부족)의 질과 양을 평가하는데 제한될 것이다. 운동조절이론들이 일치하고, 모든 치료사들이 표준 직무 지침을 가질 때까지, 우리가 여기서 논의하는 경험적 시스템은 오랫동안 치료사와 클라이언트에게 잘 적용되었던 것들이다.

처음에는 선 자세의 기저면 내의 움직임이 평가되고, 그 다음, 기저면 밖으로 움직이는 동적 평가로 진행한다. 난이도가 추가된 균형 검사는 다른 특수 균형 검사로 최소화되거나 제한될 것이다. 텐서그리티 스트레인이 최소화되면, 통증이나 불안정의 증상이 유발될 가능성이 적어지고, 통증을 평가하는 움직임이 클라이언트와 치료사에 의해 더 잘 조절될 수 있다.

다음은 동적 평가의 두 가지 예이다:

1. 선 자세에서의 전신 움직임

A. 기저면 내의 움직임

- 전신 회전 능동 움직임을 검사해 보자. 이것은 주로 중립위에서 시작하는 나선 근막 그물(spiral nets)의 훌륭한 기능적 검사이며, 보행과 많은 일상생활동작을 위한 시작자세이다. 여러분은 이것을 통해 뼈대 움직임에 대한 근육근막사슬 활성화의 질, 양 및 순서에서 차이점을 관찰할 수 있고, 또 신경 압박과 같은 증상에 영향을 미치고 있는지를 확인할 수 있다. 전신과 국소 영역을 도수로 검사하는 능력과 쉬운 접근은 치료사를 위한 효율적인 평가를 촉진시킨다.

  이런 검사를 사용하는 다른 이유는 다음과 같다:

  - 모든 관절은 중립위 자세에서 시작하고, 불균등한 관절 하중으로부터 오는 증상을 최소화한다.
  - 신경근육근막은 이들 영역으로부터 오는 증상을 최소화하기 위해 최소의 자세 톤과 긴장으로 시작한다.
  - 능동 회전의 끝 자세는 빠른 전신 검사를 위해 다중 축성 신체 구조물에 가해지는 상대적으로 작은 장력, 압박 및 전단력만 추가한다.
  - 국소 움직임이나 전신 움직임을 평가하고, 보조하고, 저항하는데 SITTT가 쉽게 사용될 수 있다.
  - 진단을 돕기 위해 점진적인 난이도와 유발검사의 기질을 구축할 수 있는 좋은 기본 검사를 제공한다.

- 움직임 순서를 관찰할 때, 먼저 전신의 상대적 가속/감속을 체크한 후, 특정 부위를 체크한다. 저가동성 관절과 제한된 근육근막은 적절한 움직임에 비해 더 빠르게 감속될 것이다. 과도하게 늘어난 인대와 유착된 근육근막을 가진 과가동성 관절은 감속하기 전에 큰 ROM으로 자연스럽게 움직일 것이다. 전략적인 보조 도수 제어(촉진 또는 억제)는 운동조절의 문제와 전신이나 국소의 근육근막 라인, 관절과 신경 등의 문제를 진단하기 위해 SITTT와 함께 사용될 수 있다. 테이블 위에서 이루어지는 FST를 이용하여 이들 문제를 치료하는 것은 논리적으로 평가와 치료를 함께 묶기 위해 나중에 설명될 것이다.

- 가능할 때는 언제든지, 신체의 다른 끝단과 부분에서 동일한 전반적인 움직임을 시작한다. 우리 모두는 매일 사용되든, 또는 거의 사용되지 않던 간에 우리의 삶에서 이런 움직임 능력을 요구한다. 다음은 머리와 눈에서부터 시작하는 움직임의 과정을 설명하고, 또 어떤 움직임이 동일 영역의 반대쪽에서 동시에 일어나야 하는지에 대해 설명하고 있다:

  - 머리와 눈의 움직임
  - 순차적 척추 영역과 분절 움직임: 목뼈에서부터 허리뼈까지
  - 볼기뼈의 앞쪽돌림과 뒤쪽돌림
  - 엉치뼈의 비틀림
  - 넙다리뼈의 가쪽돌림과 안쪽돌림
  - 정강뼈-종아리뼈의 가쪽돌림과 안쪽돌림
  - 발의 뒤침과 엎침

동일한 검사가 반대 순서로도 평가되어야 한다: 즉, 발의 뒤침과 엎침에서부터 시작한다. 이런 방식으로 검사될 수 있는 관련된 많은 움직임은 파악하기 어려운 징후와 증상을 드러내는 평가를 보다 포괄적이고 총제적으로 만든다. 당연히 다른 근막라인도 비슷하게 검사될 수 있다. 많은 치료사가 그렇게 하듯이 전통적인 ROM 방법과 유사하게 평가한다면, 움직임의 효율성에 기여하는 전체 근막 그물의 안정성과 가동성은 심지어 한 관절만 검사해도 항상 고려되어야 한다. 대항근과 협력근과 함께, 우세한 운동면에서 근육근막의 길항적 근막 그물을 관찰할 수 있다. 끝으로, 움직임 평가와 함께, 클라이언트가 현저한 스트레스를 보이고 있는지를 고려해야 하며, 이것은 클라이언트들이 인지된 위협을 해결하려는 시도를 의미하는 것이다. 연구에 따르면, 뇌는 생존을 위해 연결되어 있고, 어떤 위협은 대부분의 클라이언트를 위한 치료와 재교육 동안 가장 피해야 할 좋지 못한 많은 반응들을 만들어낸다는 것이다.

B. 기저면 밖을 벗어나는 움직임

클라이언트가 균형 장애를 보이는 질병(눈돌림 질환, 안뜰계 질환 등)을 가지고 있지 않다면, 여러분은 안전하게 기저면 밖을 벗어나는 움직임을 검사할 수 있을 것이다. 이것은 발을 놓는 지점을 벗어나는 모든 신체 움직임을 포함한다. 많은 기능 자세는 단순한 서기 자세나 앉기 자세를 벗어나는 것이고, 전이 움직임을 포함할 수 있다.

허리 통증과 무릎 통증을 가진 많은 클라이언트들이 어려워 하는 일반적인 전이 움직임의 예는 선 자세에서 자동차의 앉은 자세로 이동하거나, 반대로 자동차의 앉은 자세에서 선 자세로 이동하는 것이다. 이와 같은 움직임과 많은 다른 움직임들은 클라이언트가 그들을 수행할 때 정확하게 평가될 필요가 있다. 이때 치료사는 테이블 위에서 이루어지는 치료와 후속 움직임 재교육 동안에 무엇에 초점을 맞출지 명확해지도록 위에서 설명된 동일한 방법으로 SITTT 방법을 이용한다.

평가하기 쉬운 움직임은 시상면 상으로 수행되는 스쿼트이다. 트레이너는 역도에서 사용되는 스쿼트(즉, 허리뼈와 골반의 중립위를 유지하는)를 검사하는 경향이 있고, 반면 다른 사람들은 일반 사람들이 수행하는 스쿼트(허리뼈의 굽힘과 골반의 뒤쪽 돌림을 허용하는)를 검사한다. 보다 포괄적인 평가는 아래와 같은 두 가지 기능을 평가한다:

스쿼트 평가의 예:

검사로서, 원형 무게판, 웨이트 플레이트, 무게판, 심(shim), 또는 유사한 물체를 클라이언트의 발꿈치 밑에 배치하는 것이 그들을 들어올리는데 종종 도움이 된다. 이것은 추가된 길이를 시뮬레이션하고, 비정상적인 스쿼트 패턴을 일으킬 수 있는 단축되거나 타이트한 아킬레스 힘줄/가자미근이 있는지를 확인한다. 이런 검사에 익숙한 트레이너와 치료사는 커다란 비정상 결함(예를 들어, 과도하게 몸통이 앞쪽으로 기울어지는)이 종종 즉시 교정되는 것을 확인할 것이다. 일반적인 해결책은 가자미근/아킬레스 힘줄을 스트레칭하는 것이다.

그러나 문제가 아래의 것으로부터 발생하는지를 알 수 없기 때문에, 평가만으로 충분하지 않다:

- 앞쪽발(forefoot)/발가락에 과도한 체중이 쏠리면서 자세가 앞쪽으로 크게 이동한 경우
- 발목관절 뒤쪽 관절주머니의 저가동성
- 목말밑관절의 저가동성
- 목말뼈의 불충분한 뒤쪽 활주
- 발바닥근막의 단축
- 가자미근의 단축

- 발꿈치의 활주 저가동성
- 위쪽 영역이나 다른 부위에서의 특별한 흉터조직 제한
- 다음과 같은 근육의 과도한 활성화: 발가락 굽힘근, 발바닥 내재근, 가자미근, 장딴지근, 뒤넙다리근 등의 근막 그물 등.

치료사는 움직임에 문제가 있다고 생각되는 장소와 시간과 그 문제가 어떻게 발현하는지를 검사하기 위해 양 손을 이용하여 특정 근막 그물을 따라 특정 조직에 적용하는 것이 매우 유용하다. 이런 평가는 통증이나 염증을 지속적으로 유발하지 않고, 약간의 증상이나 문제를 유발시키는 기능적 자세나 다른 자세에서 가능하면 언제든지 수행되어야 한다. 이런 방식으로 평가가 수행되면, 치료사는 증상이나 움직임의 개선이 초래되는지를 검사하기 위해 개인의 긴장성 근막 그물을 빠르게 조절한다. 또한 그것은 치료사들이 문제에 기여하는 무엇을 하고 있는지 아니면 하고 있지 않는지를 클라이언트가 평가하는데 도움이 된다.

스쿼트의 예에서, 치료사가 발꿈치의 가쪽번짐이나 목말뼈의 뒤안쪽 활주 이상으로 스쿼트를 늘이고 향상할 수 있도록 뒤안쪽 발바닥근막을 돕는 검사에서 손으로 구별할 수 있다면, 치료사는 무엇을 해야 하는지, 그리고 어디에서부터 시작해야 하는지를 경험적으로 알 것이다. 예를 들어, 치료사는 발바닥근막을 신장시키는 특별한 도수치료 기법을 수행하기 위해 클라이언트를 테이블 위로 올리는 임상 결정을 내려야 할 것이다. 그런 다음, 증상과 징후가 개선되는지 또는 개선되지 않는지를 결정하기 위해 동일한 검사 움직임을 수행하도록 클라이언트를 복귀시킨다. 이 사례와 관련되어 이용할 수 있는 근거중심 연구의 정확한 변수에 한계가 있다면, 우리는 이전의 것이 신경학적 사례뿐만 아니라, 일반적으로 정형외과적 진단과 근육뼈대 진단으로 분류되는 대다수의 사례에서 가장 좋은 성과를 가진 가장 빠르고 정확한 임상 접근 방법임을 알게 되었다.

2. 선 자세(앉은 자세)에서의 팔다리 움직임

본 장의 초반부에서 설명된 평가의 논리와 순서, 즉, 자세–근육근막–관절–신경(PMJN)에 대한 스캔–확인–검사–치료–재검사(SITTT)를 따르자. 본 단락의 목적은 이미 평가되었던 자세를 취하는 것이다. 클라이언트의 자세가 교정되었을 때, 어깨는 50% 개선되었는지는 모르지만, 클라이언트는 여전히 어깨 통증을 가지고 있다. 그런 다음, 자세가 그것과 아무런 관련이 없을지도 모른다. 어느 경우이든, 여러분은 초점을 좁혀야 하고, 그 어깨를 평가해야 한다. 체크하는 순서는 관절이나 신경보다 근육근막이나 근막 그물을 먼저 수행해야 한다.

사실, 텐서그리티의 정상적인 일상의 힘과 기능은 많은 관절 교정술을 일시적이면서 비효율적인 것으로 만들었고, 근육근막으로 평가와 치료를 시작하는 것을 지지했다. 물론, 이것은 직접적인 관절 교정술이나 몇 가지 다른 치료가 선택 치료로서 명확하게 좋지 않다는 것을 의미하지 않는다.

어깨 통증의 예로 다시 돌아가서, 숙련된 치료사에 의한 도수 스캔은 병력 정보와 자세와 기능의 평가에서 보았던 친숙한 패턴과 관련된 영역을 찾을 것이다. 작은가슴근과 부리위팔근과 같은 영역(깊은 팔 앞쪽 근막 그물〔DFAN〕으로 불리는 사슬에 위치하는)의 평가는 얕은 앞쪽 근막 그물(SFN)이 짧게 잠김된 하루 종일 책상 앞에 앉아서 일하는 클라이언트를 위한 기준이다. 그러나, 만약 클라이언트가 팔을 곧게 뻗은 채로 넘어져 특별한 약증과 불안정과 함께, 몸쪽 어깨관절에 외상후 만성 통증을 몇 년간 가지고

있다면, 평가는 보다 특징적인 방향으로 이루어져야 한다. SSS(스트레칭–단축–안정화)에 잘 반응하는 기능장애가 있는 부위의 근육근막을 먼저 스캔하는 것이 바람직하다.

근육근막 검사(Myofascial testing)

팔을 뻗은 채로 넘어진 클라이언트의 경우, 여러분은 지면에 의한 동등한 크기와 반대 방향의 힘이 클라이언트에 의해 어떻게 감쇄되었는지를 상상해 보려고 노력할 것이다. 우리의 예에서는 골절이 발생하지 않았다는 사실은 많은 힘이 흡수되어 뼈를 파괴할 만큼 강한 힘이 없었다는 것이다. 여기서 제시된 근거를 바탕으로, 스캔–치료–검사의 수행을 제안한다:

- *목갈비근(Scalene)* – 1번 갈비뼈 부착: 체중의 많은 부분이 어깨에 실렸고, 어깨가 강하게 압박되어 모음–올림될 수 있다. 통증을 줄이는 외상 후 자세는 이런 자세에 기여할 수 있다. 척추의 중심축에서 시작하고 문제의 근원으로서 목을 분리한 후, 1번 갈비뼈에 부착하는 목갈비근의 신장을 검사하는 다음 전략을 시도할 수 있다. 기능과 순수한 ROM의 재검사는 치료를 시작할지 또는 시작하지 않을지를 빠르게 결정하는 가장 좋은 방법일 것이다.
- *어깨올림근(Levator scapula)*: 어깨올림근은 기능장애를 가진 어깨를 올림할 때 종종 다른 협력근과 함께 작용한다; 길이를 신장하면, 어깨올림근이 도움되는지 또는 도움되지 않는지를 알 수 있다.
- *부리빗장인대(Coracoclavicular ligament)*: 부분적으로 파열되거나 완전하게 파열될 수 있다. 그 사슬 내에 있는 부리빗장인대를 단축시켜 봉우리빗장인대와 기타 인대를 평가하는 것은 이것이 그런 경우인지 또는 아닌지를 결정하는데 도움을 줄 것이다.

많은 근막 그물을 철저하게 스캔한 이후에, 여러분은 근육근막 라인 내에 있거나 그 라인을 교차하는 관절의 연결을 검사할 것이다.

관절 검사(Joint testing)

위와 동일한 클라이언트의 사례를 계속 이어간다. 클라이언트가 넘어질 때 손목에서 어깨까지 심하게 압박된 관절들을 상상해 볼 수 있다. 특정 운동면에서의 안정화 뿐만 아니라, 감압이나 관절주머니 견인–신장의 검사가 적용될 수 있다. 이것은 우리의 워크샵을 들었던 학생의 사례였다(Frederick과 Frederick, 2019). 능동 벌림을 할 때 뒤아래쪽의 압박으로 복장빗장관절이 안정화되었을 때, 근력과 ROM이 증가되면서 불안정과 통증도 제거되었다. 느슨한 인대와 불안정한 관절은 장기적 해결책으로서 prolotherapy(프롤로테라피)나 수술을 요구하겠지만, 압박된 관절은 FST 회기 동안에 이루어지는 감압이나 견인에 잘 반응할 것이다. 종종 증가된 기간과 반복 횟수는 이런 종류의 사례에 적합할 것이고, 테이블 위에서 이루어지는 평가 단락에서 논의될 것이다. 어떤 경우이든, 스트레칭–단축–안정화로 이루어지는 관절주머니의 검사는 치료사에게 치료가 선택해야 할 방향이 무엇인지에 대한 정보를 알려준다.

신경 검사(Nerve testing)

신경 검사는 이 책의 범위를 벗어나지만 언급할 필요는 있다; 우리는 신경 검사를 위해 다른 전문가에게 클라이언트를 의뢰해야 한다(Shacklock, 2005). 그럼에도 불구하고, 가장 포괄적인 평가와 치료 접근을 위한 진단적 과정의 일부로써 신경 검사가 언급될 필요가 있고, 가동성(활주, 장력, 압박 등)을 위한 중추신경계와 말초신경계의 검사가 포함되어야 한다.

나쁜 증상을 생산하는 높은 가능성과 함께, 손의 높은 예민성과 다른 스킬이 요구되기 때문에, 신경 검사들은 평가의 끝지점에서 수행된다. 파악하기 어려운 비반응성 신경학적 문제와 역학적 문제가 종종 발견되고, 다층의 신경조직에 초점을 맞추는 신경근육근막 기법의 사용이 도움이 된다. 우리의 경험에서 볼 때, 이들 검사는 SITTT 프로토콜과 완벽하게 일치하고, 나머지 평가와 완전히 호환된다.

움직임 평가의 요약 (Movement assessment summary)

일반적으로, 움직임이 기능적이고 덜 순수하게 ROM 검사가 될 때, 신경근육근막 라인이 더 많이 참여할 것이다. 어깨 동작(motion)과 어깨 움직임(movement)에 대한 대조적인 검사의 예는 트랙 선수 클라이언트와 필드 선수 클라이언트가 표준 어깨 굽힘 AROM 검사를 한 다음, 그들의 코치와 함께 그들을 관찰하고, 필드에서 창 던지기 기술을 수행하는 것이다. 첫 번째 동작은 일반적으로 얕은 팔 앞쪽 그물(SFAN)과 깊은 팔 앞쪽 그물(DFAN)의 국소 구심성 수축을 활성화시키고, 또 얕은 팔 뒤쪽 그물과 깊은 팔 뒤쪽 그물의 원심성 수축을 활성화시킨다. 이와 반대로, 창 던지기도 몇몇 다른 근막 그물 뿐만 아니라, 전신 나선 라인, 기능적 라인 및 가쪽 라인을 활성화시킨다. ROM 검사가 하지 못하는 방법으로 활성화되는 많은 다른 검사 이외에, 신경계의 시각 부분, 안뜰계 부분 및 기타 부분은 기능에 영향을 미치는 부가적인 측면을 배제하기 위해 평가될 필요가 있으며, 독특하고 과제 중심적 방법으로 동원된다 (이 책에서 논의되지 않는).

창 던지기 선수에서 지적된 바와 같이, 움직임 평가는 종종 무엇을 관찰하고 어디서 시작해야 할지 아찔할 정도의 많은 가능성을 제공한다. 그러므로, 개별 전신 근막 그물을 해체하고 평가하기 위해, 정적 자세에서 시작한 후 동적 움직임으로 진행하는 방법은 과정을 단순화시키고 평가 순서를 구체화하는데 도움을 줄 것이다. 숙련된 치료사는 근막 사슬의 통합과 교차를 이해하기 위해 빠르고 정확하게 시작할 것이다.

테이블(Table)에서 이루어지는 평가

FST를 머리 속에 그려보면, 테이블 위의 클라이언트와 치료사의 움직임이 고려되어야 한다. 도수치료가 예술적인 모습이었다면, FST 치료사는 댄서가 되어 테이블 주위에서 우아하고 유연하게 앞뒤로 움직일 뿐만 아니라, 신체를 위아래와 좌우로 우아하고 유동적으로 움직이고, 몸을 위아래로 그리고 좌우로 움직일 것이다. 이상적인 시나리오라면, 클라이언트는 댄스 파트너가 될 것이다. 여기에서의 요점은 FST의 촉진 능력이 역동적이며, 특별한 의도와 감각운동 패턴을 사용하여 치료사와 클라이언트 모두의 신경근육근막 그물과의 의사소통으로 확장해야 한다는 것이다. 놀랍게도, 저자들은 도수치료 전문가가 이런 스킬을 익히는데 많은 어려움을 갖는다는 것을 느꼈고, 반면, 트레이너와 다른 움직임 전문가들은 보다 쉽게 이들 스킬을 습득하고 있음을 알아냈다. 정적 촉진 능력의 부족함에도 불구하고, 운동 전문가는 FST 움직임 패턴을 배울 때 본 예의 치료사보다 더 큰 장점을 가진다. 일부 치료사는 FST 동안 몸을 동적으로 움직이는 동시에 익숙하지 않고 난이도가 높은 움직임에 낯설다고 생각한다. 그러나 FST 시스템을 마스터하기 위해서는 이런 방법이 능숙해져야 한다. 치료사의 신체는 결국 손의 기능적 연장장치며, 실제로 도수치료의 의사소통, 능력 및 능숙함을 증대시킬 것이다. 게다가 만약 치료사가 FST에서 요구되는 움직임의 능력에 잘 협응하지 않거나 부족함이 있다면, 클라이언트를 치료하기 전에 FST의 기법을 마스터할 수 있도록 더 많은 직무의 훈련을 거쳐야 한다. 댄스 플로어에 어색함을 느끼는 사람들은 두려움을 가지지 않는다! 곧 FST는 여러분에게 즐거운 도수치료가 될 것이다. 이것은 단원 2의 다음 장에서 더 깊게 논의될 것이다.

노트

테이블 위에서 이루어지는 움직임과 특별한 동작(다음에 거론되는)은 진행형이며, 수동운동, 능동운동, 능동보조운동 및 저항운동 중 모든 포함하거나 일부를 포함할 것이다.

수동운동(Passive movement)

TOC(견인–진동–휘돌림; Traction-oscillation-circumduction)는 다음과 같은 클라이언트의 초기 인상을 얻기 위해 치료사가 사용하는 수동 관절 운동과 신경근육근막 움직임의 기본 패턴이다:

- 수의적 제어를 해제하려는 의지
- 치료사에 대한 신뢰
- 신경근육근막의 가동성
- 다음을 변화시키려는 움직임에 대한 신경근육근막의 반응:
  - 예를 들어, 신체의 자율 상태가 부교감신경과 교감신경을 자극한다.
  - 부위의 톤과 긴장
  - 근막 스트레인의 분산
  - 통증
- 관절 상태와 움직임에 대한 내성 위에 대한 클라이언트의 초기 반응을 평가한 후, 치료사는 통증을 조절하고, 톤과 긴장을 변화시키고, 그리고 보다 성공적인 성과를 위한 클라이언트와의 신뢰와 교감을 유지하기 위해, 회기의 나머지를 위한 치료적 움직임 어휘를 가질 것이다. 그러나, 여기에서 강조되어야 할 것은 초기 평가에서 얻어진 정보가 전통적인 보조 스트레칭에 부족한 회기를 위한 개별 전략을 만드는데 사용된다는 것이다.

TOC 평가(assessment)

견인(*Traction*)

견인은 다음을 평가하기 위해 사용될 수 있다(반대쪽과 비교하고, 이런 특정 기법으로 치료사의 경험을 따른다):

- 관절이 과가동성인지 저가동성인지
- 신경근육근막이 과하게 늘어났는지, 단축되었는지, 아니면 고정되었는지
- 조직이 손상이 있는지 아니면 이전에 있었는지(특히, 좌상, 염좌 또는 특정 궤적을 따라 견인된)
- 클라이언트의 조직이 국소적으로나 전신적으로 압박되었는지. 이것은 치료를 위한 핵심 요소로서 모든 변형의 견인을 나타낸다.

진동(*Oscillation*)

진동은 움직임에 대한 신경학적 반응을 평가하는 또 다른 수단으로 사용된다. 이 반응은 치료사에게 조직의 상태에 대해 알려준다:

- 이것이 건강한지, 더 많은 움직임(진동이나 그 밖의 움직임)을 참을 수 있는지

- 진동이 국소 통증, 전신 자율 상태나 부위별 톤 조정을 위해 진동을 사용할 때 조직이 빠르게 진정되는지(몇 초이내)
- 조직이 "약해지는지" 아니면, "민감해지는지", 그리고 통증이 해소되는데 몇 분 또는 더 이상의 시간이 걸리는지.

휘돌림(*Circumduction*)

가능할 때는 언제나 3면 운동 또는 휘돌림을 사용하고, 처음에는 작은 원운동부터 시작하고, 점차 큰 원운동으로 진행한다. 시계방향 움직임과 반시계방향 움직임의 평가는 평가를 순화하는데 도움을 주는 우선 방향을 알 수 있을 것이다. 다음의 정보는 휘돌림 검사로부터 얻어진다:

- 관절면, 관절주머니, 인대의 일반적인 가동성을 느껴보고, 이것이 만족스러운지, 안정성이 더 필요한(과가동성인지)지, 아니면 가동성이 더 필요한지(저가동성인지)를 판단한다.
- 특정의 모서리나 움직임 각도가 특정 방법으로 스트레칭되거나 압박될 필요가 있는지를 확인하기 위해 관절주머니의 특별한 가동성을 느껴본다.
- 관절 역학적 수용기에 대한 반응
- 수동운동에 대한 관절이나 신경근육근막의 저항이 있는지를 확인한다(더 많은 세부 사항은 바로 밑에 있다)처음에는 장벽이 없는 물렁조직과 관절의 풀림자세에서 TOC를 수행한다. 다른 평가의 진행처럼, 원운동의 직경을 천천히 확대함으로써, 다음 단락에서 설명되는 수동운동에 대한 저항과 만나게 될 것이다(클라이언트와 함께 이루어지는 TOC의 수행 방법에 대한 지침은 5장에서 논의된다).

수동운동(passive movement)에 대한 저항(R1-R3)

위의 "동적 조직 긴장(dynamic tissue tension)"이라고도 하며, FST에서 움직임에 대한 저항은 많은 도수치료사에게 친숙한 명칭을 사용한다. 작고한 유명한 물리치료사인 Geoffrey Maitland는 수동운동에 대한 저항 현상을 폭넓게 설명하고 범주화시켰고, 이것은 많은 물리치료사들에 의해 평가되었다(Maitland, 1986). Maitland는 움직임 도표와 그것을 동반하는 통증 도표를 개발했다. Maitland는 수동운동 검사 시 만나게 되는 첫 번째 장벽을 경련 없는 "저항 R1"이라고 불렀다. 그 다음 만나게 되는 저항은 "R2"이며, 추가적인 움직임 제한이 나타나고, 이런 저항의 장벽을 넘어서기 위해 더 밀지 않는한, 어떤 움직임도 일어나지 않는다. "R3"은 마지막 저항으로써 우리에 의해 추가적으로 명명된 것이며, 해부학적 끝범위으로도 불리고 종종 통증을 동반하는 장벽이다. 이 책에서 독자에게 권고하는 것은 FST 평가, 치료 및 운동처방 시 R2를 절대로 넘어서서는 안된다는 것이다.

R1-R2의 개념은 여러분 자신의 손가락으로 실험하면 쉽게 이해될 수 있다. 우리는 FST가 다른 종류의 스트레칭과 다르다는 점을 설명할 때 이런 방법을 사용하고, 농담삼아 이것을 "Federick Finger of Fascia"라고 부른다.

다음 사진을 잘 이해하기 바란다.

TOC는 R1-R2 움직임의 질과 양을 평가하고 조직이 잘 반응하는지, 수분 공급을 잘 받는지, 또는 손상되지 않았는지에 대한 더 좋은 통찰력을 얻기 위해 사용된다. 예를 들어, 이들 움직임에 빠르게 반응하는 조직은 FST가 대개 그 회기 내에 특정 조직이나 근막 그물의 문제를 잘 해결할 수 있음을 의미할 것이

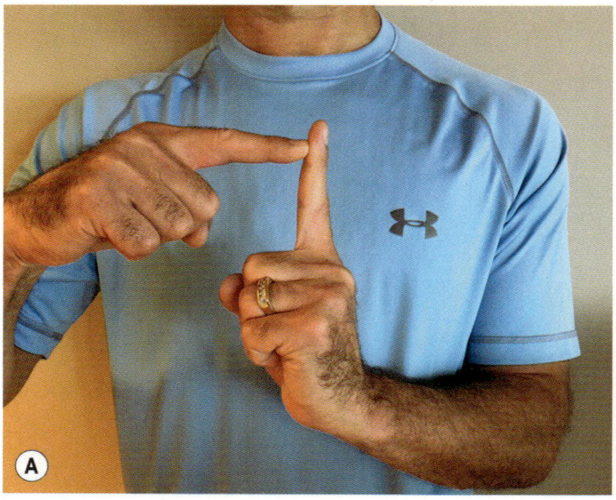

그림 4.2a 손가락 1개를 위로 뻗는다; 장벽을 느낄 때까지 다른 손가락으로 민다.

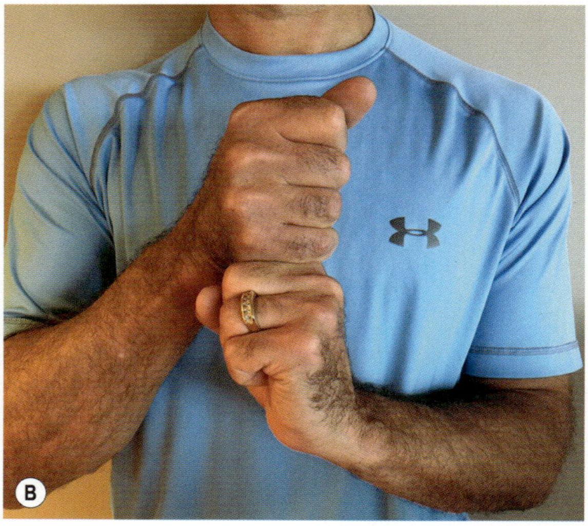

그림 4.2b 이번에는 손가락을 잡고, 천장 쪽으로 당긴다.

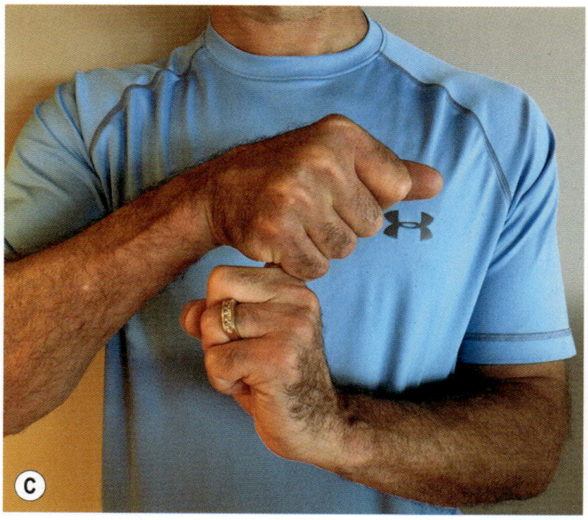

그림 4.2c 다음 장벽(R2)까지 손가락의 폄을 도울 때 견인을 그대로 유지한다.

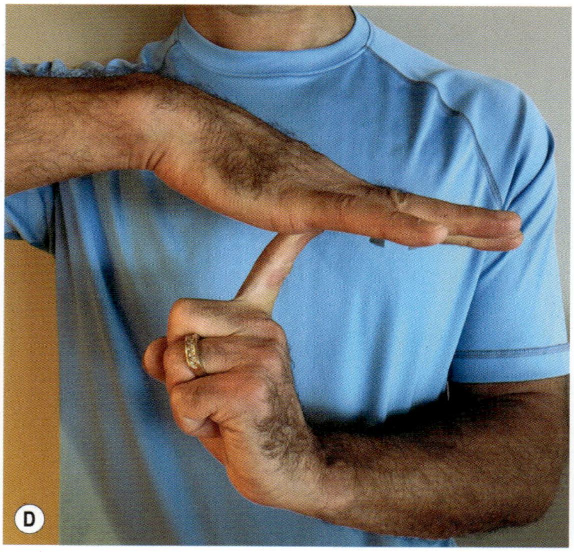

그림 4.2d 더 큰 ROM을 얻기 위해 2-3번 반복한다.

다. 이 정보는 최상의 성과를 위해 치료 회기를 더욱 개별화하는 방법을 결정할 것이다.

저항운동(FST PNF)

2장에 명시된 바와 같이, 스트레칭에 사용되는 PNF의 유지-이완 기법과 수축-이완 기법은 정적 자가 스트레칭과 비교되었을 때 ROM의 증가에 있어서 가장 좋은 성과를 이룬 방법이었음이 오랜 연구로 통해 밝혀졌다. 그리고 보조 스트레칭을 적용하기 전에 저항을 추가할 목적으로 FST가 PNF의 수정 기법(FST PNF)을 사용한다고 설명했다. 다음은 뒤넙다리근의 스트레칭에서 이용되는 단계들을 대략적으로 설명하고 있다:

- 치료사는 클라이언트의 다리를 수동으로 R2까지 이동시키고, 클라이언트에게 들숨을 쉬도록 지시한 후, 치료사의 손에 저항을 이겨내면서 다리를 테이블 쪽으로 밀도록 주문한다.
- 치료사는 클라이언트의 작은 움직임(3°)만 허용한다.
- 움직임을 시작한 후, 클라이언트는 다리를 추가적으로 움직이고, 치료사는 얕은 다리 뒤쪽 근막 그물(SBLN) 내에 있는 뒤넙다리근이 등척성 수축을 할 수 있도록 클라이언트의 움직임에 저항을 가한다.
- 클라이언트는 등척성 수축을 멈추고 날숨을 쉬면서 이완한다.
- 클라이언트가 날숨을 쉴 때, 치료사는 다음의 R2 장벽까지 스트레칭을 하기 전에 종적 견인을 수동으로 수행한다.
- 전통적으로 3번 반복하지만, 실제로 반복 횟수는 상황에 맞게 개별화되고(더 이상의 ROM 증가가 없다고 생각될 때처럼), 특정 각도에서의 스트레칭을 끝내고 새로운 각도 위치를 선택한다.
- 새로운 각도에서도 위의 과정을 반복한다. FST PNF의 초기 평가에서 얻어지는 정보는 일반적으로 신경근육근막 사슬이 활성화/비활성화할 때의 질을 포함하고, 특히 다음을 포함한다:
    - 표적 근육절과 사슬내의 기타 근육이 활성화할 때와 비활성화될 때의 질
    - 예를 들어, ROM 증가 등의 목표 달성에 어떤 템포(느린 속도에서 빠른 속도까지)가 가장 좋은지를 확인하고자 할 때
    - 어떤 기간이 가장 좋은지를 확인하고자 할 때
    - 어떤 빈도가 가장 좋은지를 확인하고자 할 때
    - 어떤 강도가 가장 좋은지를 확인하고자 할 때

FST PNF는 평가, 치료 및 훈련으로 사용된다.

평가로서, FST PNF는 새로운 클라이언트에게 사용되며, 새로운 문제나 질환이 문제를 해결하는 평가를 보장할 때는 언제라도 사용된다. 그러나 치료나 훈련으로써의 FST PNF는 신경근육근막 사슬 활성화, 근력 및 ROM을 증가시키기 위해 주로 사용된다. 다음 장들은 독자들이 클라이언트를 치료할 때 사용할 수 있는 실용적인 FST 기법에 대해 자세히 설명할 것이다.

요약(Summary)

본 장은 효율적인 치료와 향상된 성과를 얻을 수 있도록, 빠르고 정확한 도수 평가의 논리적 순서에서 이루어지는 촉진 능력에 대해 설명하고 있다. 익숙한 SOAP 노트의 사용에 대한 세부 내용을 공부한 후, START(증상 재현-조직 압통-비대칭-가동범위의 양과 움직임의 질-조직 질감 변화)를 사용하여 검사할 조직의 일반적인 평가 전략으로 세분화했다.

정확하고 빠른 검사와 재평가의 특이성이 SITTT 설명에서 강조되었다. 여러분이 SITTT 과정을 배울 때 상세한 실제의 예를 제공함으로써 도움을 주었다.

SITTT의 검사 부분은 보다 빠른 검사 방법인 SSS(Stretch–Shorten–Stabilize)를 사용하는 쪽으로 더욱 세분화되었고, 이것은 신체 부위별 근막 그물의 즉각적인 변화가 긍정적으로 기능하는지를 확인할 수 있다.

평가 순서에 대한 토론이 이루어졌다: 치료에 대한 국소 반응을 얻기 전에 먼저 긍정적인 전신 반응을 얻고, 또 정적 검사를 먼저 수행한 후 그 다음 동적 검사를 수행하는 방식으로 SITTT의 사용을 장려했다. 우리는 선호하는 평가 순서로써 PMJN(자세–근육근막–관절–신경)의 순서로 이루어지는 논리적 평가 순서를 제공했다.

그 다음, 테이블에서 이루어지는 평가로 TOC(견인–진동–휘돌림)를 이용하는 수동운동 검사를 맨 먼저 소개했다. TOC는 수동의 관절과 신경근육근막 움직임 반응의 기능적 패턴이다. 우리는 수동운동에 대한 저항을 설명했고, 여러분이 정확하게 조직을 동적으로 평가할 수 있도록 돕기 위해 R1–R3의 개념을 어떻게 사용하는지를 설명했다. 그 다음, 우리는 다음 장에서 사용되는 도수기법을 여러분이 잘 이해하고 실습할 수 있도록 FST에서 이용된 PNF의 변형기법인 FST PNF의 저항운동을 자세히 설명했다.

끝으로, 우리가 클라이언트의 관리, 치료 및 성과에 영향을 줄 수 있는 가능한 많은 관련 요소를 고려할 수 있도록 생심리사회적 모델 내에서 이전의 모든 평가가 수행되고 있는지를 확인해야 한다.

참고문헌(References)

Chaitow L (ed.) (2015) Positional Release Techniques, 4th edn. Edinburgh: Churchill Livingstone Elsevier.

Frederick A, Frederick C (2019) Certified Fascial Stretch Therapist Level 1, 2 and 3 workshop manuals.

Gibbons P, Tehan P (2016) Manipulation of the Spine, Thorax and Pelvis, 4th edn. Edinburgh: Elsevier.

Jensenius AR (2011) Difference between the terms movement and motion. [Online] (http://www.arj.no/2011/10/02/difference-between-the-terms-movement-and-motion/).

Lemeunier N, Jeoun EB, Suri M, Tuff T, Shearer H, Mior S, Wong JJ, daSilva-Oolup S, Torres P, D'Silva C, Stern P, Yu H, Millan M, Sutton D, Murnaghan K, Côté P (2018) Reliability and validity of clinical tests to assess posture, pain location, and cervical spine mobility in adults with neck pain and its associated disorders: Part 4. A systematic review from the cervical assessment and diagnosis research evaluation (CADRE) collaboration. Musculoskeletal Science and Practice 38 128–147.

Maitland GD (1986) Vertebral Manipulation, 5th edn. Oxford: Butterworth-Heinemann.

Myers TW (2014) Anatomy Trains: Myofascial meridians for manual and movement therapists, 3rd edn. Edinburgh: Churchill Livingstone Elsevier.

Shacklock M (2005) Clinical Neurodynamics: A New System of Musculoskeletal Treatment. Edinburgh: Elsevier.

Shumway-Cook A, Woollacott MH (2016) Motor Control: Translating research into clinical practice, 5th North American edn. Philadelphia, PA: Wolters Kluwer.

Wade DT, Halligan PW (2017) The biopsychosocial model of illness: A model whose time has come. Clinical Rehabilitation. 31 (8) 995–1004.

단원 2

5장. FST – 하체 기법

기법을 위한 핵심 개념

A. 일반적 평가
B. 가동범위 평가 워밍-업과 FST PNF 스트레칭 – 단일 관절(무릎을 굽힘한 상태)
C. 가동범위 평가, 워밍-업과 FST PNF 스트레칭 – 다중 관절(무릎을 폄한 상태)
D. 가동범위 평가, 워밍-업과 FST PNF 스트레칭
E. 가쪽 근막 그물(Lateral Net) 스트레칭
F. 오른쪽 다리를 위한 전체 시리즈(B에서 D까지) 반복
G. 골반 안정화와 엉치뼈 세팅
H. 런지: 등, 엉덩관절 및 무릎관절의 폄과 발목의 발등굽힘 –장딴지근 –SBN 종아리

6장. FST – 상체 기법

A. 일반적 평가
B. 누운 자세 스트레칭
C. 가동범위 평가, 워밍-업과 FST PNF 스트레칭
D. 가동범위 평가, 워밍-업과 FST PNF 스트레칭
E. 앉은 자세 스트레칭
F. 마루 스트레칭
G. 선 자세 스트레칭

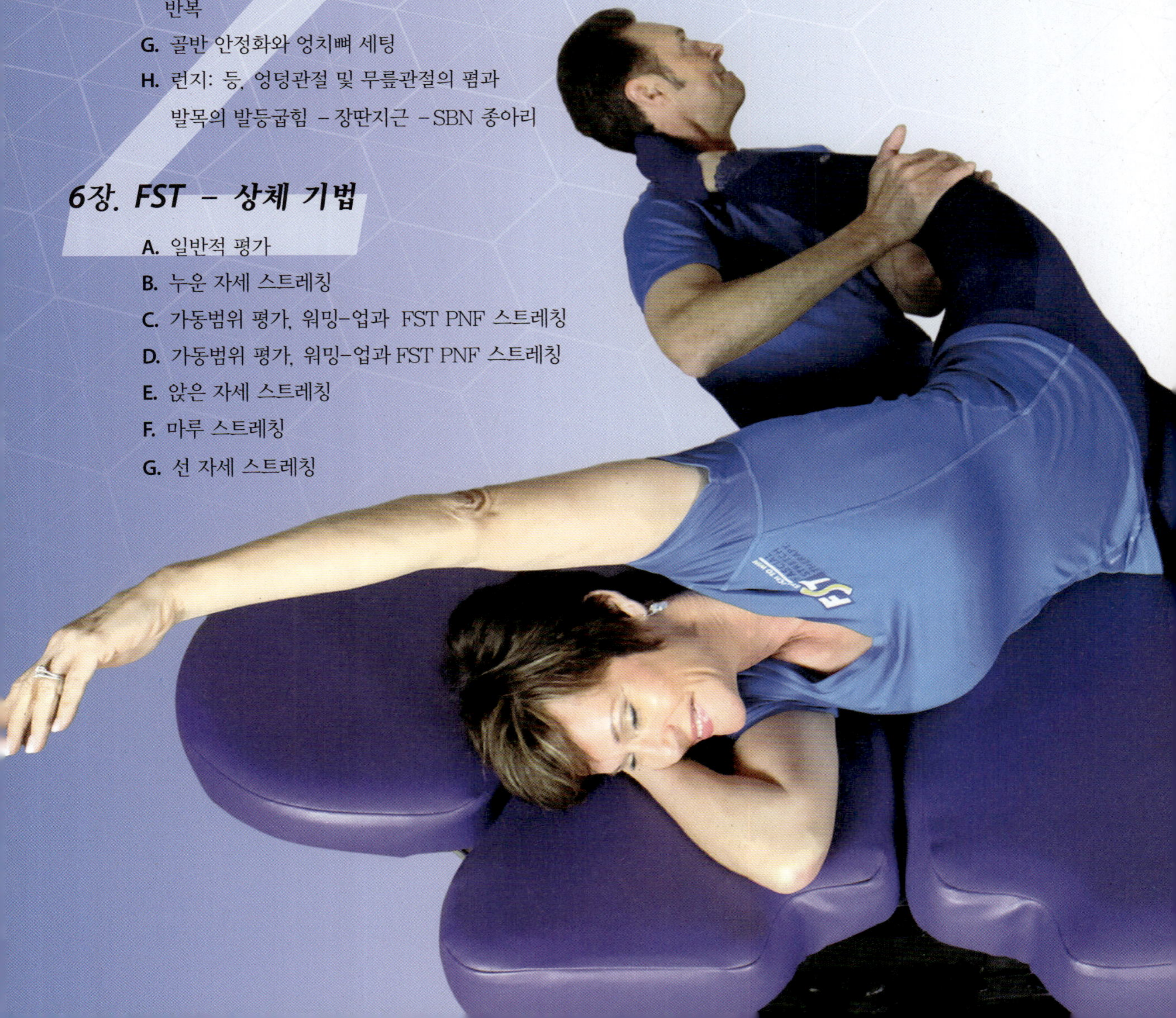

5장

FST – 하체 기법

FST – Lower Body Technique

기법의 핵심 개념

서론(Introduction)

숙련된 치료사는 본 장의 몇몇 개념과 친숙할 것이다. 그럼에도 불구하고, 우리는 그들을 포함시킬 만큼 매우 중요하고 꼭 필요한 것이라고 느꼈다. 우리는 더 나은 이해를 위해 이들 개념과 관련된 10가지 원칙을 이용한다.

FST의 10가지 기본 원칙

1. **호흡**과 움직임을 동기화한다.
2. 현재의 요구에 맞게 **신경계**를 조정한다.
3. 논리적 **순서**를 따른다.
4. **통증 없이** 가동범위를 **얻는다**.
5. 근육이 아니라, **신경근육근막**을 늘인다.
6. **다중 운동**면을 이용한다.
7. 전체 **관절**을 목표로 삼는다.
8. **견인**으로 최대 길이를 얻는다.
9. 최적의 결과를 위해 신체 **반사**를 촉진한다(PNF).
10. 스트레칭을 현재의 **목표**에 맞춘다.

위의 모든 원칙이 기법에 적용되지만, 특별한 순서로 적용되는 것은 아니다. 우리가 실습 워크샵을 가르칠 때, 이들 지침의 실질적인 관련성을 보여준다. 그들은 이론적일 뿐만 아니라, 매우 유용한 적용도 가진다. 원칙의 철학과 이론은 3장에서 설명되었지만, 본 장은 이들을 FST 기법의 구체적인 실습을 위해 다르게 설명할 것이다.

만약 여러분이 기법을 수행할 때 모든 원칙을 진정으로 수용한다면, 훌륭한 결과를 얻을 수 있을 것이다. 원칙들은 우리들 뿐만 아니라 수천 명의 학생들에게도 시간이라는 시험을 견뎌왔다.

우리가 사용하는 용어는 StretchWave™이다. 이것은 사람들이 적절한 호흡과 협응된 움직임의 조절로 이루어진 스트레칭을 보여주기 위해 사용되는 은유적인 용어이다.

이런 은유적 표현은 우리의 신체에서 일어나는 많은 생리적 과정과 운동학적 과정의 관찰로부터 나오는데, 이 파동은 망막을 자극하는 빛의 파동으로부터 동맥과 정맥 속의 혈액 파동까지 포함한다. 그리고 스트레칭의 파동도 관찰한다.

10가지 원칙을 이행하는 직무 지침

노트

만약 이들 원칙에 대해 더 자세히 알 필요가 있다면, 3장을 참고하길 바란다.

1. 호흡(Breathing)

호흡은 클라이언트와 치료사 모두에게 스트레칭의 성공에 중요한 요소이다. 함께 호흡하고, 만약 치료사의 호흡이 좋지 못하면 이것이 클라이언트의 호흡에도 나쁜 영향을 줄 수 있음에 유의한다.

2. 신경계(Nervous system)

우리는 조직과의 대화를 위해서, TOC로 알려진 움직임(movement)의 조합을 이용한다.
TOC는 Traction(견인), Oscillation(진동), Circumduction (휘돌림)을 의미한다. 이것은 클라이언트의 신경계를 이완이나 흥분시키는 호흡 큐잉의 결합을 이용한다. TOC는 Stretch Wave™처럼 느리거나 빠르게 이용된다.

견인(Traction)

여러분의 손이나 신체를 이용하여 관절을 물리적으로 감압하고, 관절 내의 공간을 만든다. 전반적인 신경근육근막 그물의 견인은 그 조직을 신장시킨다.

진동(Oscillation)

진동의 움직임은 율동적인 움직임으로 일어나고, 진동 효과를 가진다: 진동은 앞뒤, 좌우, 위아래, 안팎, 또는 이들 움직임의 조합으로 일어날 수 있다. 진동은 신경계를 진정시켜 클라이언트를 부교감상태로 만들고, 또 신경계를 흥분시켜 교감상태로도 만들 수 있다. 구조물의 과도한 스트레칭이나 핀칭과 같은 요소로 발생하는 대부분의 통증은 진동 기법으로 몇 초 이내에 이완될 수 있다.

휘돌림(Circumduction)

우리가 FST에서 휘돌림 기법을 사용하는 이유는 6가지이다:

1. 관절 윤활액을 묽게 만들고, 워밍-업하기 위해
2. 관절의 느낌과 충돌 가능성을 평가하기 위해
3. 조직의 느낌을 평가하고, 불균형을 체크하기 위해
4. 관절에 대한 제어를 클라이언트가 포기하고, 우리가 관절을 움직일 수 있도록 하는지를 확인하기 위해
5. 관절과 전신에 대한 전반적인 이완을 증가시키기 위해
6. 클라이언트와의 신뢰와 공감대를 향상시키기 위해. 이것은 매우 중요하다! 부드러운 진동은 신경계를 진정시킨다. 흔들리고, 회전하고, 당기는 움직임은 신경계를 자극한다.
빠른 움직임은 신경계를 자극한다.

3. 순서(Order)

- 팔다리를 움직이기 전에, 제한을 풀기 위해 먼저 코어 부위부터 시작한다.
- 2관절 근육(뻗은)을 스트레칭하기 전에 1관절 근육(굽힌)을 먼저 스트레칭한다.
- 가장 깊은 구조물(관절)부터 먼저 시작하고, 점차적으로 진행하여 신경근육근막 사슬의 먼쪽 끝단을 맨 나중에 스트레칭한다.

4. 통증을 일으키지 않고 이득을 얻는다.

- 통증을 일으키는 위험은 신뢰의 상실과 잠재적 손상을 의미한다. 절대로 통증을 일으키지 않고, 스트레칭의 자각을 얻어야 한다.
- "통증 없이, 그리고 손상 없이!"는 우리가 가지고 있는 기본적인 신조 중의 하나이다. 힘이 아니라 기교를 통해 움직임을 얻는다. 운동은 힘이 아니라 기교를 통해 얻어진다.

- 부족한 것이 더 좋은 것이다 – 과도한 스트레칭을 하지 않아야 하고, 반발 효과를 일으키지 않아야 한다.
- 우리는 좋은 스트레칭은 좋은 느낌을 가져야 하고, 손상을 절대로 일으키지 않아야 한다는 것을 클라이언트가 아는 것이 중요하다고 믿는다.
- 여러분은 클라이언트가 "으악"(스트레칭 자각)하는 소리를 내기 전에, 항상 "아하" (행복한 소리)하는 소리 내기를 원할 것이다.

5. 신경근육근막(*Neuromyofascia*)

FST를 실습할 때 다음 사항을 고려한다:

- 신경근육근막을 생각하고, 특정 근육에 관심을 갖지 않아야 한다.
- 스트레칭을 할 때, 국소 부위가 아니라, 전신을 생각한다. 신경근육근막 라인과 그 라인 안에 포함된 모든 조직(단독 부위가 아니라)의 전반 기여를 고려한다.
- 3차원적인 관점에서 신체를 바라본다(내부에서 외부까지).
- 생각한다: 작은 것에서 큰 것으로, 그리고 큰 것에서 작은 것으로
- 반박할 수 없는 사실은 한 조직을 다른 조직으로부터 분리하는 것이 불가능하다는 것이다 – 모든 조직은 서로 얽혀 있고 상호의존이다.
- 조직을 스트레칭할 때 스트레칭을 어떻게 할 것인지를 생각해 본다: 관절주머니, 1개의 관절, 여러 관절, 근막, 신경을 스트레칭할 것인지, 또는 2명 이상의 치료사가 다중 운동면을 따라 클라이언트를 신장하는 것인지, 그리고 반대 방향으로 스트레칭할 것인지 등.

6. 다중 운동면 *(Multiple planes of movement)*

- 가능한 모든 움직임을 탐색한다 – 이 움직임이 댄스라는 것을 기억한다!
- 타이트한 모든 섬유를 찾기 위해 다양한 각도로 움직인다.
- 다른 섬유와 조직의 제한을 찾기 위해 각도나 수준을 움직인다.
- 시계바늘이 움직이듯이, 3~5°씩 증가하면서 움직인다.

7. 관절(*Joint*)

- 무릎은 특별히 고유수용적인 접촉을 필요로 한다 – 안정감을 주기 위해 손이나 신체를 무릎 주변에 배치한다.
- 이것은 공간을 지지하지 않고 매다는 것보다 관절을 안전하고 안정되게 느끼도록 만든다.
- 무릎을 잡는 것 대신, 무릎을 부드럽게 안는다.
- 옆으로 눕는 동작의 경우, 여러분은 클라이언트의 무릎과 발목을 지지하는지를 확인한다(넙다리뼈와 정강뼈는 일직선을 이룬다). 발목이 무릎 아래로 떨어지면 무릎이 뒤틀릴 수도 있다.
- 만약 관절이 한 동안 열려 있다면, 이 관절을 닫는다; 또는 관절이 한 동안 닫혀 있다면, 이 관절을 연다. 관절이 너무 오랫동안 한 자세를 취하는 것은 좋지 않다.

8. 견인(*Traction*)

팁

"불확실할 때, 그것을 끌어낸다!"
견인은 FST의 기본 기법이다.
다음과 같은 특징과 장점을 고려한다:

1. 관절주머니와 공간을 열어서, 그 관절을 감압시킨다.
2. 모든 관절 구조물의 적절한 가동성을 위한 조건을 만든다.
3. 관절주머니와 기타 결합조직의 유착을 해제시킨다.
4. 견인되고 있는 관절주머니 뿐만 아니라, 관절을 가로지르는 이웃한 구조물의 신경-반사성 유리를 달성한다.
5. 엔도르핀 방출을 증가시킨다.
6. 통증을 줄여준다.
7. 모든 결합조직을 최대로 늘인다.
8. 스트레칭을 할 때, 관절 압박(충돌이나 핀칭)을 제거해 준다.
9. 관절주머니, 인대, 힘줄, 근육 및 신경조직 안에 있는 근막 요소를 목표로 한다.
10. ROM의 효율성 증가와 유연성을 크게 향상시킨다.

견인의 요점

- ROM을 찾기 위해 모든 위치의 견인을 사용한다.
- 견인을 할 때 팔이 아니라, 온몸을 사용한다.
- 한 위치에서 다른 위치로 전환하거나 이동할 때 사용한다.
- "불확실할 때, 그것을 끌어낸다"
- 견인은 FST의 기본 기법이다.
다음과 같은 특징과 장점을 고려한다:
- 속도를 늦추고, 여러분과 클라이언트 모두를 위해 여러분의 각도/위치가 올바른지를 확인한다.
- 견인은 다중 운동면을 통해 다양한 각도에서 수행될 수 있다.
- 견인할 때의 손 배치(해당 분절의 위쪽면에 배치되었는지, 아래쪽면에 배치되었는지)는 중요하다. 특히, 곧게 뻗은 다리를 견인할 때 더욱 그러하다.
- 관절을 견인할 때, 원하는 관절만 목표로 해야 하고, 과가동성 관절의 경우에는 주의해야 한다.
- 우리는 "불확실할 때 그것을 끌어낸다"는 말을 하고 싶다. 이것은 다음 경우에 견인을 사용한다는 것을 의미한다:
  - 클라이언트가 관절이나 조직이 집힌 것을 느낄 때
  - 그 다음 무엇을 수행할지를 여러분이 잊어버렸을 때
  - 클라이언트가 이완할 수 없을 때
  - 클라이언트가 경련 등을 가졌을 때

급성 손상이나 과가동성이나 이완된 부위에는 견인을 적용하지 않는다.

9. *PNF*

앞에서 자세히 설명했듯이, 이것은 치료적 조화로서 두 사람의 유연한 춤이고, 신경근육근막계의 상대적인 움직임이다. 치료사와 클라이언트 두 사람의 각 춤은 독특하다. 그리고 특별한 큐잉을 사용한다(구두, 촉각, 손 위치의 중요성 등). 반대쪽 신체의 촉각은 중요하지 않고, 이것은 엉뚱한 곳으로 신경학적 신호를 보낸다.

10. 현재 목표

- 현재 목표가 무엇인지 알고 치료를 계속 진행한다.
- 성공적인 치료를 위해 계속 앞쪽으로 전진할 수 있도록 목표를 변경한다.
- 특정 순간에 여러분이 원하는 것이 아닌, 그들의 조직이 요구하는 것을 클라이언트에게 적용한다.
- 비대칭 스트레칭 용량
  (예를 들어, 2:1, 3:1 또는 4:1)을 적용한다.
  좌우 ROM 불균형을 교정하기 위해 비대칭의 스트레칭 비율(예: 2:1(또는 필요한 경우 3 또는 4:1)을 적용한다.

가동범위 평가
(Range of motion evaluation)

조직 저항 느낌에 대한 설명

목적은 움직임에 대한 물렁조직 저항의 수동적 감각을 얻고, 움직임 제한이나 다른 이상을 일으키는 조직의 유형(관절주머니, 인대, 신경근육근막 사슬)을 파악하는 것이다. ROM 평가의 목적은 치료사의 수동운동에 물렁조직이 언제부터 저항하는지를 감지하는 것이다. PROM에 대한 저항의 첫 번째 반응을 저항 1(또는 단순히 R1)이라고 한다. 이것(R1)은 치료사가 PROM을 조금 더 증가시켰을 때 발생하고, 첫 번째로 느껴지는 장벽이다. R1은 ROM의 상대적 시작점에서 발생하거나 예상되는 끝지점에서 발생할 수 있고, 또 ROM의 전 범위 중 어느 지점에서도 발생할 수 있다. R1의 느낌은 부드러울 수도, 딱딱할 수도, 또는 그 중간지점의 느낌일 수도 있다. 장기간의 요가 수행으로 근육의 감마 이득 감소 뿐만 아니라, 과도한 스트레칭에 의한 과도한 결합조직 신장을 가졌던 요가 수행자의 경우에는, 저항 느낌이 묘사하기 어려운 끈적거리는 느낌일 수 있다. 이런 신체의 경우에는, R1이 예상되는 ROM의 끝지점 근처에서 일어날 것이고, 몇몇 경우에서는 실제로 해부학적 한계와 일치할 것이다. R1이 ROM 범위의 반대편에서 느껴지는 경우에는 ROM의 상대적 시작점에서 대개 일어나고, 이 때의 R1은 여러분의 손에서 갑자기 튕겨지는 기타줄처럼 느껴질 수 있다. 다음의 클라이언트 유형에서 이것을 볼 수 있다: 매우 긴장된 사람, 엄청난 스트레스를 받고 있는 사람, 주도권을 포기할 수 없는 사람, 매우 신경질적인 사람, 불안감을 가진 사람, 의심이 많은 사람 등. 많은 신경계 질환이나 일부 결합조직성 질환도 이것과 비슷한 특징을 갖지만, 본 책은 이들 주제를 다루지 않을 것이다.

R2 는 PROM 평가에서 두 번째 반응이다. R1이 일어나는 지점을 확인 후, 조직이 움직임의 속도를 갑자기 늦추기 시작하는 것을 여러분이 느낄 때까지 ROM을 증가시킨다. 이 지점 이후의 움직임은 조직으로부터 최대 저항(R3)을 이끌어내고(아마도 클라이언트의 통증이나 높은 경계의 표정), 조직의 추가적인 신장을 막으려는 반사적 반응의 근수축이다. 당연히 이 시나리오는 바람직하지 않으며, 치료사가 긴장된 상태에서 조직의 느낌과 클라이언트의 반응에 집중하는 것을 피해야 한다.

견인에 대한 저항(RT)은 평가나 ROM 검사 동안에 일어나는 것이 아니라, 스트레칭 단계 동안에 일어난다. RT는 개념적으로 "강화된 R2"로 생각될 수 있는데, 이것의 의미는 PROM 동안 느껴지는 두 번째 장벽이 동시에 발생하는 두 가지 요소인, 견인과 ROM 증가의 추가로 확인된다는 것이다. 예를 들어, R2에서 무릎관절과 엉덩관절의 굽힘을 증가시키고자 할 때, 먼저 약간의 견인을 적용하고, 그 다음 그 견인을 유지하면서 굽힘을 추가한다.

- 스트레칭을 서두르지 않고 ROM의 시작자세로 이동한다.
- 스트레칭하지 않은 상태에서 ROM만 체크한다.
- ROM 체크는 클라이언트의 최종 ROM이어야 하며, 책에서는 설명되지 않았다.
- 클라이언트를 위해 R1의 위치를 파악하고, 평가와 워밍-업 동안 그곳에서 머무른다. 만약 여러분이 확실하지 않으면, 클라이언트와 함께 R1를 체크한다.

호흡 기법*(Breathing technique)*

조직의 이득을 최대화하고 신경계의 조절을 돕기 위해 호흡을 이용하는 것은 10가지 원칙 중에서 두 번째 원칙이다. 이것은 호흡과 함께 동기화된 움직임과 흐름을 달성하는 치료사와 클라이언트에 의해 쉽게 이루어질 수 있다. FST의 기본 규칙은 PNF의 수축 후 스트레칭이나 ROM을 찾는 모든 움직임을 할 때 날숨을 쉬는 것이다. PNF 동안, 구심성 수축을 할 때 들숨을 쉰 후, 등척성으로 수축을 한다.

다음은 루틴의 첫 움직임을 위해 FST PNF가 어떻게 수행되는지를 자세히 설명하고 있다. 예로서 얕은 뒤쪽 그물의 일부를 사용하며, 이것은 큰볼기근과 뒤넙다리근의 몸쪽 부착점을 목표로 하고 있다. 이것은 전체 기법으로 어떻게 수행되는지를 보여준다.

PNF 기법

이 기법은 전통적인 PNF와 다른 형태의 PNF를 구별하는데 도움을 주기 위해 우리가 FST PNF로 불리는 수정된 PNF의 형태를 사용한다. FST PNF에서는, 클라이언트는 보다 효율적인 이완 반응을 얻기 위해 표적 근육을 최대 근력의 5% 정도만 수축하거나 20%(전통적으로는 50–100% 수축하지만)까지 수축하고, 또 그 수축을 약 3–4초 동안(6–10초의 수축이 아니라)만 유지한다. 우리는 치료하지 않는 팔다리를 고정하기 위해 편안한 스트랩을 사용하여, 클라이언트의 완전한 이완을 촉진하고 치료사의 효율적인 치료를 강화시킨다.

다른 주요 차이점은 스트레칭을 하기 전에 조직의 ROM을 평가하기 위해 견인을 이용하는 것이다. 견인은 스트레칭 내내 점진적으로 사용된다. 통증이 절대로 발생해서는 안되고, 통증은 부정적인 반응으로 간주된다. 치료사와 클라이언트는 치료중 지속적인 움직임으로 마치 춤을 추듯이 함께 움직여야 한다. FST PNF를 PNF와 구분 짓는 18가지 다른 점에 대해 알고 싶으면, 3장에 있는 원칙 9를 참고하기 바란다.

FST PNF 샘플 시퀀스

1. 클라이언트의 다리를 여러분의 어깨 위에 편안하게 올려놓고, 여러분의 등으로 그 다리의 무게를 견뎌내면서 시작한다. 운동 루틴을 위해 클라이언트의 다른 쪽 다리는 안정화 스트랩으로 고정된다.

팁

> 만약 스트랩이 없다면, 여러분은 경우에 따라 적절히 수정해야 할 것이다: 가능하다면, 여러분의 다른 손으로 고정하고, 다른 사람의 도움을 받거나, 또는 클라이언트에게 능동적인 안정화를 주문한다.

2. 여러분 자신의 신체역학이 좋은지를 확인한다 (여러분은 이완되거나 편안한 자세를 취한다).
3. 클라이언트와 치료사 모두 들이쉰다. 여러분은 전체 회기 동안 함께 호흡할 것이다.
4. 클라이언트의 다리를 들어올리고, 허벅지를 견인하기 위해 온몸(손이 아니라)을 사용하고, 그 다음 그 다리를 저항의 장벽까지 가져간다(앞에서 설명함, R1). 이 사례의 초점이 몸쪽 조직이기 때문에, 무릎의 굽힘을 유지한다.
5. 치료사는 PNF 큐잉을 주기 위해 손으로 뒤넙다리근을 가볍게 두드린다. 클라이언트에게 들이쉬고, 뒤쪽으로 압박하여 여러분의 저항에 맞추도록 주문한다. 클라이언트는 약간의 엉덩관절 폄을 하기 위해 들이쉬는 동안 최대 근력의 5-20%의 힘만으로 뒤넙다리근과 큰볼기근을 느리고 점진적으로 구심성 수축한다.

수축의 백분율에서 그렇게 큰 차이가 나는 이유는 치료사 뿐만 아니라 클라이언트의 근력에 의존하기 때문이다. 표적된 신체 영역도 근수축의 백분율에 영향을 준다; 예를 들어, 목은 다리보다 더 가볍게 수축할 것이다. 끝으로, 수축 강도의 범위가 넓은 편이어서 치료사는 의도한 것(ROM 증가, 톤 감소 등)에 대한 최상의 반응을 찾기 위해 많은 실험을 필요해야 할 것이다. 이런 "실험 시간"은 실습과 경험에 의해 크게 감소된다.

6. 약간의 움직임을 위해 구심성 수축을 한 후, 클라이언트는 등척성 수축을 유지하는 동안 계속 들이쉰다. 그리고 치료사는 약 2초 이상 클라이언트에게 저항을 가한다. 그런 다음, 표적 부위에 완전한 이완이 일어날 때까지 수축의 강도를 부드럽게 감소시킨다.
7. 내쉴 때 치료사는 엉덩관절로부터 넙다리뼈를 위쪽과 가쪽으로 견인을 증가시켜 골반과 넙다리뼈 사이에 공간을 만든다. 그리고 견인을 유지하면서 R2로 불리는 다음의 조직 장벽까지 스트레칭을 증가시킨다.
8. 이것은 파동의 상승과 하강과 같이, StretchWave™ 개념이 사용되는 지점이다. 위쪽 방향의 견인은 파동의 상승이고, 굽힘되는 움직임은 파동의 하강이다.
9. 엉덩관절 굽힘의 ROM 증가는 여러분의 몸과 손으로 넙다리뼈를 위쪽으로 움직일 때 일어나며, 이것은 더 깊은 엉덩관절 굽힘 동작을 가능하게 한다. 이것은 StretchWave™ (3장에서 설명된)처럼 보여야 한다. 견인은 파동 움직임의 최고점에서 적용되어야

한다. 새로 발견된 ROM 쪽으로 흐르는 것은 파도가 봉우리로 쌓인 후 해안 위로 밀려오는 바다와 같다. 여러분이 클라이언트와 함께 움직일 때 "위쪽, 바깥쪽, 그리고 아래쪽"과 같은 단어를 사용한다.

10. 클라이언트의 반응에 따라 PNF를 두 번 이상 반복한다.
    PNF가 새로운 각도를 찾아갈 때마다 약간씩 벌림을 하고, 조직의 이웃한 섬유를 표적으로 한다.

여러분이 조직의 적절한 근막 신장을 얻기 위해 가능한 모든 각도와 섬유를 통해 움직일 수 있을 때까지 움직임 시리즈를 반복한다. 명심해야 할 것은, 통증이 발생해서는 안되고, 또 스트레칭을 필요 이상으로 적용해서는 안된다. 부족한 것이 더 좋은 것이고, 인내가 중요하다. 항상 클라이언트의 조직이 어떻게 반응하는지에 귀를 기울인다.

5장과 6장의 테이블 위에서 이루어지는 기법은 클라이언트와 함께 우리가 실제 회기에서 진행하는 방법을 보여주고 있다. 그들은 전체적으로도 수행될 수 있고, 또 강조를 위해 작은 분절에서도 수행될 수 있다. 패턴을 독특하게 만드는 것은 몸의 중심에서 말단으로 향하는 움직임의 흐름과 순서이다.

"Sack of Buns"과 "Glute Swoop"과 같은 몇 가지 특징적인 운동 기법도 있다. 운동의 세계에서 기술이 발전하는 동안, 나는 이들 운동 기법이 엉덩이 주변과 엉덩이의 타이트니스를 풀어주는 것이었음을 알게 되었다. 이런 타이트니스의 해제가 이들 운동이 하체의 주요 4가지 근육군에 집중되는 이유이다. 6개의 깊은 돌림근, 엉덩허리근 복합체, 허리네모근 및 넓은등근 등의 4가지 근육군은 볼기근육의 복합체를 이룬다.

치료사의 성공을 위한 팁

가장 중요한 두 가지 팁은 다음과 같다:

1. 여러분의 직감을 믿고, 절대로 여러분의 직감에 반해서는 안된다.
2. 우리의 뇌는 무엇보다도 생존을 위해 연결되어 있기 때문에, 클라이언트는 항상 안전함을 느껴야 하고, 치료사가 위협적인 존재가 아님을 인지하는 것이 꼭 필요하다.
   신뢰가 쌓이는 데는 많은 시간이 필요하지만, 신뢰는 한 순간에 무너진다.

더 많은 팁(*Tip*)

- 부족한 것이 더 좋은 것이다. 여러분은 항상 스트레칭을 증가할 수 있지만, 과도한 스트레칭을 이완하기는 어려운 일이다.
- 조직을 듣고 이해하는 법을 배우는 데 시간이 걸리고 또 인내가 필요하다. 무리하지 말고, 여러분의 기술 수준을 낮춘다.
  이 기법을 발전시키는데 30년이 걸렸고, 우리는 여전히 모든 클라이언트와 학생으로부터 배우고 있다.
- 인내하고 연습한다. 속도를 줄이면서 경청한다.
- 클라이언트의 신체에 맞추기 위해 여러분의 머리가 아니라 여러분의 마음에 귀를 기울인다.
- 눈으로 모든 것을 보지 않도록 한다; 눈을 감고 무슨 일이 일어나는지를 살펴 본다.
- 여러분이 올바른 자세를 취하고 있으면, 스트레칭 움직임은 물이 흐르듯이 자연스러울 것이다. 그렇지 않다면, 여러분과 클라이언트는 그 움직임을 어색하게 느낄 것이다.

- 회기 내내 StretchWave™를 시각화하는 것을 기억한다. StretchWave™를 통해 여러분이 움직이는 것처럼, 발꿈치에서 발가락으로 움직이는 것(태극권처럼)을 생각한다.
- 여러분이 열심히 치료하고 있다고 느낀다면, 그게 맞는 것이다.
- 단지 체력만이 아니라, 에너지, 인내력 및 스킬에 집중할 필요가 있다.
- 여러분 자신만의 기법을 활용한다. 이것을 일반적인 맥락 내에 유지하고, 여러분의 것으로 만든다.
- 우리의 역할이 클라이언트의 신체를 균형 있게 만들어주는 것임을 기억해야 한다.

의사소통(*Communication*)

- 클라이언트에 저항하지 말고, 그들과 함께 협력한다. 치료사의 의도는 중요한 요소이다. 팀으로서 함께 협력하고, 경청하는 것이 곧 힘이라는 것을 안다.
- 여러분의 의도를 분명히 밝힌다.
- 각 회기에 대한 클라이언트의 목표나 우려사항을 명확히 한다. 클라이언트와 협력하여 이것을 체크한다.
- 클라이언트의 구두 큐잉, 얼굴 표정 및 바디 랭귀지에 집중한다.
- 클라이언트의 조직은 필요한 것을 여러분께 알려준다. 여러분의 직무는 그것(조직의 반응)을 듣는 것이다.
- 클라이언트의 강한 스트레칭 요구에 흔들리지 않아야 한다. 그 이유는 최상의 결과를 얻을 수 있는 적절한 스트레칭 강도에 이미 도달했지만, 클라이언트들은 더 강한 스트레칭이 필요하다고 생각하기 때문이다.
- 여러분의 PNF 큐잉은 명확하고 간단해야 한다.
- 클라이언트에게 피드백을 요구한다. 특별한 정보를 얻기 위해 의사소통 큐잉을 제공한다:
  - 스트레칭되는 부위가 어디인가요?
  - 스트레칭의 강도는 1-10 척도에서 볼 때 어느 정도인가요?
  - 핀칭되는 느낌이 있는가요?
- 피드백을 끌어낼 수 있는 다양한 방법을 이용한다(클라이언트는 자신의 느낌이나 경험이 어떠한지를 알지 못하기 때문이다).
- 말할 때와 조용히 있을 때의 뇌파 패턴(brain wave pattern)이 다르다. 여러분이 수행하고 있는 것을 수용할 수 있도록 클라이언트를 장려한다. 만약 클라이언트가 눈을 감고 있으면, 말을 하지 않는다; 클라이언트의 몸이 여러분께 어떤 말을 하는지를 경청한다. 그들의 몸이 편안한 위치에 놓이도록 한다.

신체역학(*Body mechanics*)

- 가장 중요한 규칙은: 치료사가 자신의 위치에서 편안하고 이완된 느낌을 가지고 있고, 또 클라이언트가 이완되고 통증이 없으면, 모든 것이 좋다.
- 기법을 여러분 자신의 것으로 만들고, 완벽한 자세를 취해야 하는 것에 걱정을 하지 않는다. 치료사 뿐만 아니라, 클라이언트의 체구와 유연성에 따라 완벽한 자세가 바뀔 수 있다.

개인적 적응(*Personal adaptations*)

- 치료사를 위한 정확한 손과 다리의 배치는 없다. 여러분 스스로 쉽고 편안한 자세를 취한다. 여러분께 맞는 것을 찾는다. 만약 여러분이 불편하거나 통증이 있으면, 클라이언트가 이것을 감지하여 이완할 수 없다.

> **노트**
> 실습 단락의 대다수 사진들은 체구가 작은 여성 치료사와 키가 큰 남성 클라이언트를 보여주고 있다. 지시사항들은 체구가 작은 여성 치료사와 키가 큰 클라이언트의 생체역학을 위한 것이다. 그러므로, 테이블 높이, 신체역학 및 클라이언트의 자세를 여러분께 맞게 조절할 필요가 있다.

몸통, 다리 및 손을 위한 자세의 팁은 많은 변화를 가진다:

- 여러분의 몸이 클라이언트에게 더 가까워질수록, 클라이언트와 더 많이 접촉할수록, 여러분은 그 조직을 더 잘 읽을 수 있을 것이다.
- 손이 아니라, 여러분의 온몸(발, 엉덩이 등)을 이용한다. 이것은 클라이언트의 안정감을 강화하고, 이완하는 능력을 향상시킨다.
- 각 클라이언트에 따라 여러분의 신체 자세를 항상 적응시킨다. 클라이언트의 체구와 유연성에 따라 여러분의 자세가 바뀔 수 있다.
- 자세 취하기는 핵심이다 - 작은 적응이 큰 차이를 만들 수 있다.
- 부드럽고 이완된 손을 사용한다. 너무 강하게 잡지 않는다.
- 여러분은 클라이언트를 단순히 움직이는 것이 아니라, 클라이언트와 함께 움직인다.
- 더 나은 결과와 여러분 자신의 피로와 통증을 덜 일으키기 위해, 팔을 이용해 클라이언트를 움직이기보다는 지렛대를 이용한다. 항상 중립 경로와 다양한 운동면을 통해 스트레칭을 이완한다 - 여러분이 신장시켰던 근육이 재수축되지 않도록 한다.
- 명심해야 할 것은 너무 강하게 기법을 적용해서는 안된다.

5장과 6장의 내용은 여러분이 지켜야 할 단계들을 논리적으로 분리해 놓은 것이다:

목표: 특정 움직임의 의도와 표적 조직이 무엇인가?

클라이언트 자세: 테이블 위에서 클라이언트가 취하는 자세는 무엇인가?

치료사: 치료사의 자세는 무엇이고, 무엇을 수행하는가

ROM: ROM을 찾는데 필요한 움직임은 무엇인가?

견인: 표적 영역은 무엇이고, 치료사가 견인을 어떻게 달성해야 하는가?

PNF: 클라이언트는 무엇을 해야 하는가?

PNF 큐잉: 치료사는 클라이언트에게 수축하도록 어떻게 지시해야 하는가?

스트레칭: 표적 영역은 무엇인가? 어떤 움직임이 필요하며, 치료사가 스트레칭을 증가시키거나 다른 변수를 변화하기 위해 무엇을 해야 하는가?

단순화를 위해, 우리는 본 장의 시작 부분에 모든 동일한 핵심 요소를 배치했다. 본 장의 나머지 부분에서 개괄적으로 요약된 FST 시스템의 모든 기법에 적용된다. 예를 들어, 각 스트레칭에 대한 호흡 큐잉을 작성하지 않고, 시작할 때 한 번만 언급한다. PNF 시퀀스의 경우에서도 마찬가지다.

실습 단원

Practical section

명명법:

다음의 실습 부분은 부분이나 전신을 치료할 수 있는 운동 루틴을 포함하고 있다. 각 스트레칭 움직임/절차는 전신이나 팔다리의 스트레칭 위치(표적 조직 – 표적 근막 그물의 목록)에 따라 명명된다.

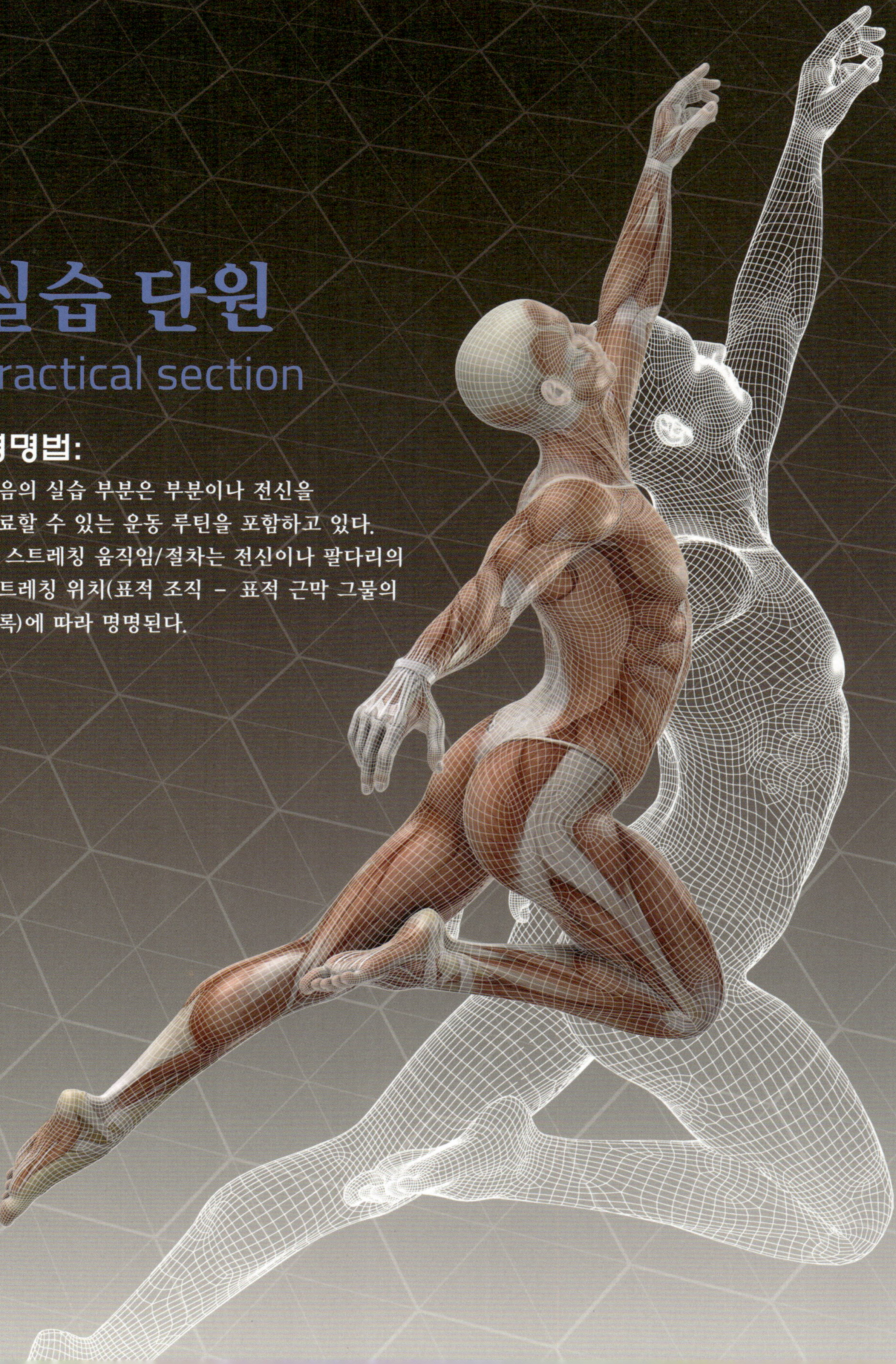

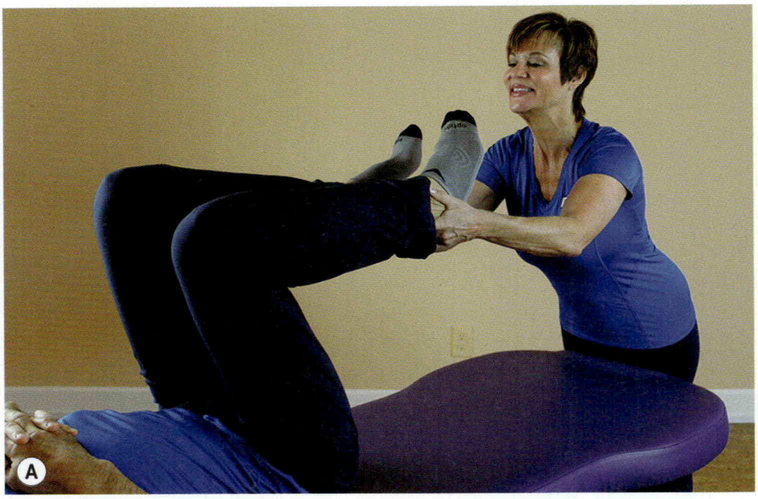

그림 5.1
힙 클리어런스

A. 일반적 평가

1. 주요 관찰*(Major observations)*

목표: 전반적인 관점에서 클라이언트를 살펴보는 것이다. 회기를 시작하기 전에 클라이언트의 신체를 평가한다.

클라이언트 자세: 테이블 위에 편안하게 눕는다. 클라이언트는 몸통 옆에 팔을 편안하게 배치한다.

치료사: 테이블의 아래쪽에서 선 자세를 취한다.

2. 힙 클리어런스 무브*(Hip clearance move)*

목표: 테이블 위에 클라이언트를 올바르게 정렬시킨다. 허리뼈, 골반 및 엉덩이의 수동 굽힘을 평가한다.

클라이언트 자세: 바로 누운 자세를 취한다.

치료사:

- 클라이언트의 양쪽 발꿈치를 각각의 손으로 잡은 후, 다리를 테이블로부터 들어올린다.
- 클라이언트의 양쪽 무릎을 그의 가슴쪽으로 굽힘한 후, 양쪽 다리를 다시 곧게 펴면서 천천히 테이블 위로 내려놓는다.
- 여러분이 시작 자세로 돌아갈 때 클라이언트를 이완되게 유지하고, 여러분을 돕지 않도록 한다.
- 위의 움직임을 수행하는 이유: 테이블 위의 나쁜 자세로 인한 가짜 양성 다리길이 차이를 제거하기 위해.

3. 다리길이 체크

목표: LLD(다리길이 차이)를 위해 양쪽 안쪽복사뼈의 위치를 확인한다.

클라이언트 자세: 양 팔을 몸통 옆에 위치시키고 바로 누운 자세를 취한다.

치료사:

- 테이블의 아래쪽에서 선 자세를 취한다.
- 여러분의 엄지를 안쪽복사뼈 밑에 배치하고, 나머지 손가락을 발 위에 배치한다.
- 다리 길이를 확인하고 비교하기 위해, 위에서 아래로 똑바로 쳐다본다.
- 특히 운동선수의 경우에는, 짧은쪽 다리가 우성 다리인 경우가 많다.

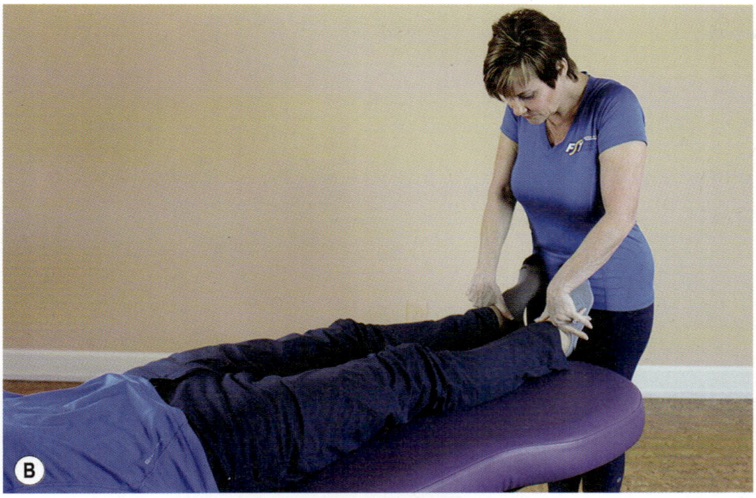

그림 5.1b
다리길이 체크

4. 더블 레그 견인*(Double leg traction)*

목표: 클라이언트의 전체 근막 그물의 긴장과 제한을 느낀다.

클라이언트 자세: 바로 누운 자세에서 양 팔을 몸통 옆에 편안하게 위치시킨다.

호흡: 클라이언트와 치료사는 움직임을 준비하기 위해 모두 들숨을 쉬고, 그 다음 움직일 때 날숨을 쉰다.

치료사:

- 각 손의 손바닥으로 양쪽 발꿈치를 각각 잡고, 손가락으로 부드럽게 나머지 발 부위를 감싼다.
- 엉덩관절이 10–20° 굽힘되도록 클라이언트의 뻗은 다리를 테이블로부터 들어올린다.
- 여러분의 코어를 활성화시키고, 여러분의 양쪽 무릎을 약간 굽힘한다.
- 여러분의 몸을 뒤로 젖히고, 긴장을 푼다.
- 클라이언트의 긴장 또는 조직의 탄성 부족이 느끼는 부위는 어디인가?

견인: 양쪽 다리

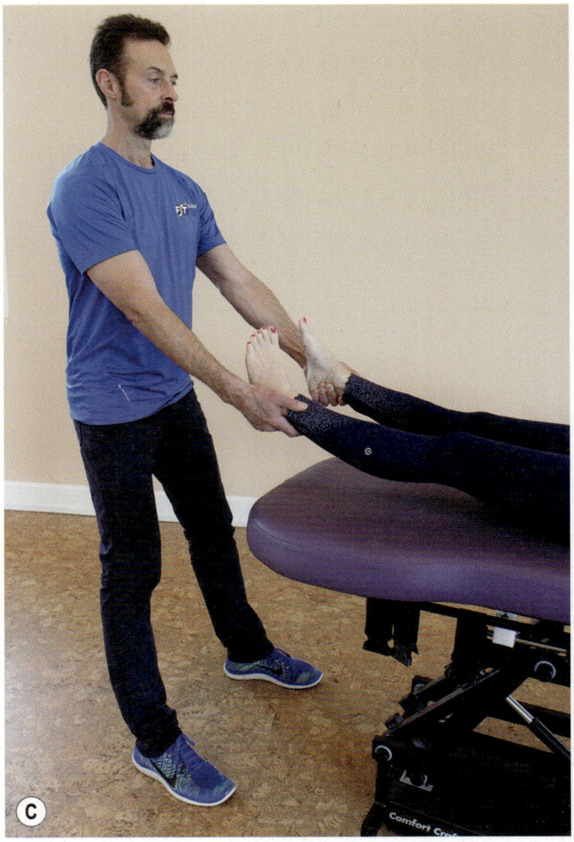

그림 5.1c
더블 레그 견인

5. 싱글 레그 견인(*Single leg traction*)

목표: 조직 내에서 약간의 탄성이 느껴질 때까지 중등도의 견인을 수행하여 엉덩관절의 관절주머니를 평가한다. 견인에 대한 최적의 열린 관절 위치인 "스위트 스팟(sweet spot)"을 찾는다. 관절을 감압하고 더 큰 공간을 만든다.

클라이언트 자세: 바로 누운 자세에서 양 팔을 몸통 옆에 편안하게 위치시킨다.

치료사: 테이블의 아래쪽에서 선 자세를 취한다.

- 클라이언트의 넙다리뼈를 약 20° 정도 굽힘과 벌림으로 배치하고, 약간 가쪽돌림시킨다.
- 바깥쪽 손으로 발꿈치를 잡고, 반대쪽 손으로 중간발의 안쪽면을 감싼 후, 발목을 발등굽힘시킨다. 만약 이 손의 배치가 여러분에게 안정감을 주지 못하거나, 클라이언트의 발목이 과가동되거나 통증이 발생하면, 양손으로 복사뼈 주위와 발목의 윗부분을 감싸는 다른 시도를 해 본다(그림 5.5a와 b에서 보여지는).

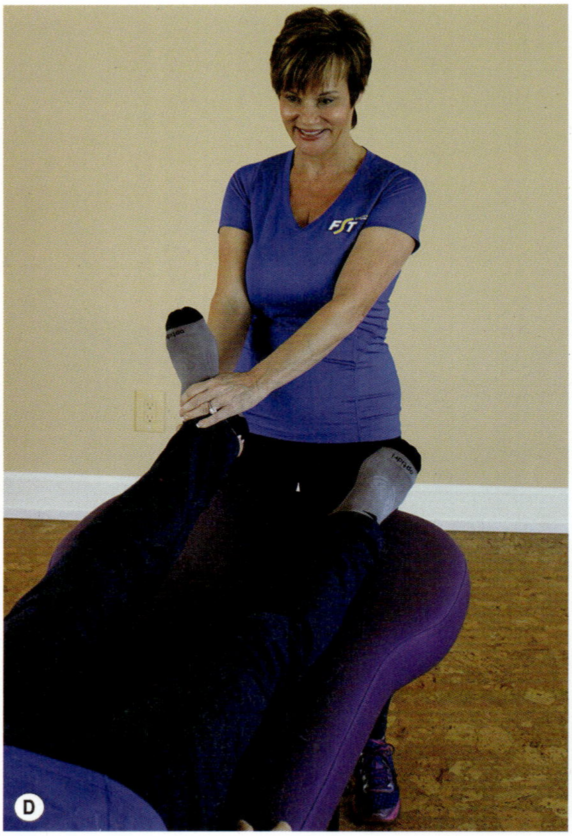

그림 5.1d
싱글 레그 견인

노트

1. 엉덩관절을 갑자기 확 당기지 않아야 하고, 또 "펑하는 소리(pop)"가 나도록 당기지 않는다. 만약 엉덩관절이 견인하는 동안에 교정된다면, 이런 견인을 다시 반복하지 않는다.
2. 다른 엉덩관절에 교정술을 적용하지 않는다(교정술에 대한 면허를 갖고 있지 않는 한); 위에서 언급되었듯이, 다른 쪽도 동일하게 반복해 본다.
3. 과가동성/통증을 가진 발목관절의 경우에는 치료사가 발목관절을 손으로 고정하거나 도수로 발목관절을 안정화시켜야 한다.

견인: 여러분의 몸을 이완하고, 견인을 달성하기 위해 몸을 뒤로 젖힌다. 팔의 힘으로 견인을 하지 않는다: 오히려 여러분의 온몸으로 견인을 한다.

3번 정도 견인을 반복하고, 견인을 할 때마다 조금씩 더 강하게 견인을 한다.

엉덩관절의 관절주머니 끝느낌:

정상 = ± 50% 탄성

저가동성 = < 50%

과가동성 = > 50%

반복: 반대쪽 다리

진동: 가쪽 라인(lateral line)으로 이동하기 전에 양쪽 다리가 이완되었는지를 체크한다. 양쪽 다리를 부드럽게 안쪽돌림과 가쪽돌림한다.

그리고 양쪽 다리를 위아래로 부드럽게 흔든다.

6. 가쪽 움직임(치료사의 왼쪽으로 움직인다) 체크

목표: 클라이언트의 몸통 가쪽면 ROM을 평가한다. 여러분이 그들을 가쪽으로 움직일 때 어느 부위가 제한되는지를 확인한다.

클라이언트 자세: 바로 누운 자세에서 양 팔을 몸통 옆에 편안하게 위치시킨다.

치료사:

- 견인을 하면서 양쪽 다리를 곧게 펴고 10–20° 정도 들어올린다.
- 손바닥으로 양쪽 발꿈치를 잡고, 손가락으로 발꿈치 주위를 부드럽게 감싼다.
- 여러분의 코어를 활성화시키고, 무릎을 약간 굽힌다.
- 클라이언트의 움직임이 멈출 때까지 왼쪽으로 천천히 움직인다.
- 만약 클라이언트의 엉덩이가 테이블로부터 떨어지기 시작하면, 그들의 ROM 끝지점에 도달한 것이다.

견인: 몸을 뒤로 젖히고 긴장을 푼다.

마지막 자세로부터

목표: 가쪽 허리골반엉덩 영역(특히, 가쪽 허리네모근, 넙다리근막긴장근[TFL]/엉덩정강띠[IT band]와 가쪽 근막 그물에 위치하는 모든 조직 등)의 ROM을 증가시킨다.

치료사:

- 여러분이 왼쪽으로 이동할 때, 클라이언트의 왼쪽 다리를 여러분의 엉덩관절이나 넙다리네갈래근 위에 배치한다.
- 발꿈치를 잡고 위쪽 다리를 더 높이 들어올린다.
- 여러분의 안쪽 손은 안쪽복사뼈에 배치하고, 여러분의 안쪽 다리 허벅지 위에 이것을 고정시킨다.

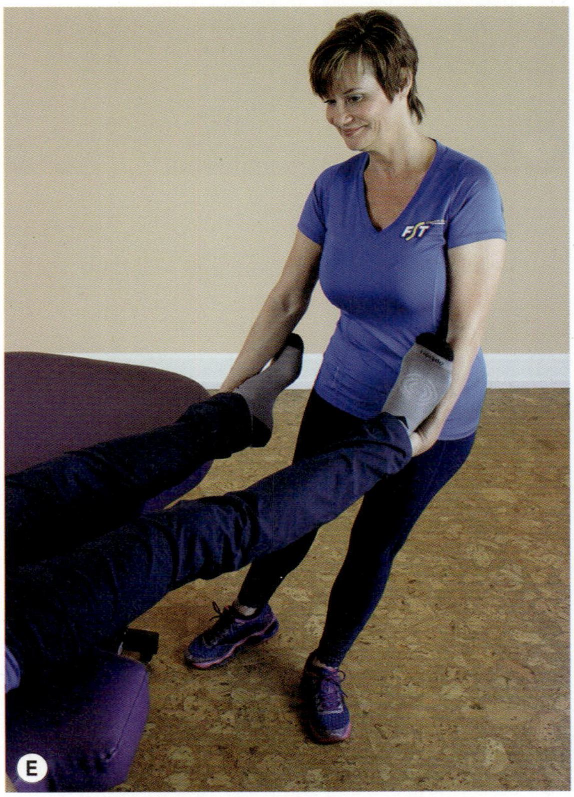

그림 5.1e
가쪽 근막그물 체크 – 오른쪽으로 걷는다.

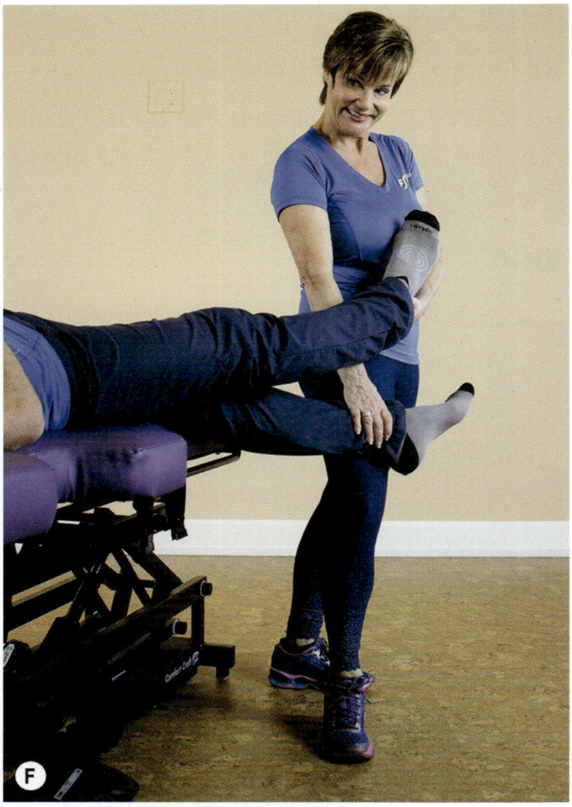

그림 5.1f
다리를 교차시킨 가쪽 근막그물

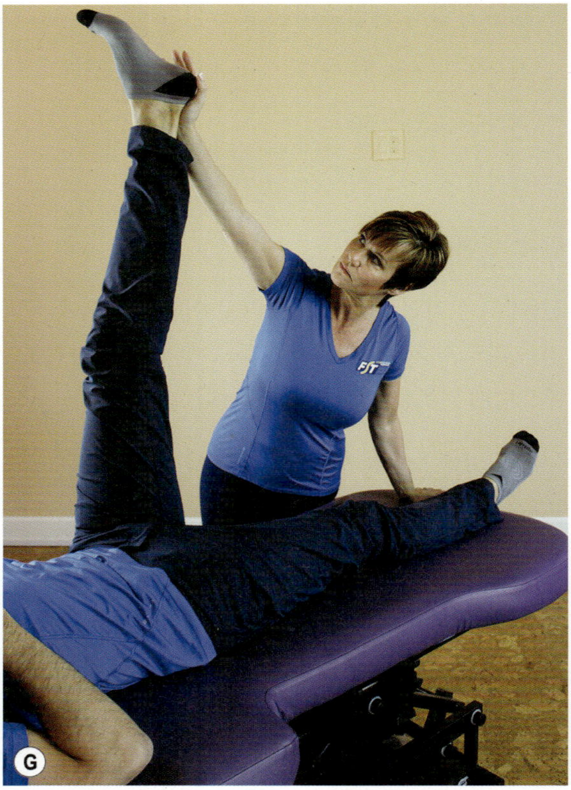

그림 5.1g
SLR(다리 뻗어 들어올리기, ROM 체크)

- 클라이언트의 반대쪽 다리를 엎굽힘시켜 ROM을 증가시킨다.
- 조직의 반응과 끝느낌을 느끼기 위해 여러분의 팔이 아니라, 여러분의 온몸을 이용하여 테이블에서 멀어지도록 뒤쪽으로 젖힌다.

견인: 여러분이 움직일 때 견인을 계속 유지한다.

여러분이 테이블로부터 멀어지는 원운동으로 움직이는 것을 견인이라고 생각한다. 그런 다음 테이블의 머리쪽으로 움직인다.

반복: 반대쪽도 반복한다.

주의: 다음과 같은 일이 일어난다면 시작 자세로 돌아온다: 알 수 없는 원반이나 신경의 문제로 통증이나 이상감각이 일어날 때.

ROM 검사

여러분이 스트레칭을 시작하기 전에, 향상을 위한 좋은 기준 척도를 가지는 것도 중요하다.

목표: 나중의 재평가를 위해 초기 ROM을 평가한다.

클라이언트 자세: 바로 누운 자세

치료사:

- R1 지점까지 SLR의 PROM을 수행한다.

- 여러분의 손꿈치를 사용하여 클라이언트의 다리를 들어올리고, 손가락의 이완을 유지한다.
- 여러분의 넓은등근을 사용한다; 팔을 곧게 뻗는 것을 유지한다.

ROM: ROM을 무엇으로 시작할지를 기록한다.

반복: 반대쪽 다리도 반복한다.

해부학 트레인 네트는 아래와 같은 약어로 각 움직임 그룹을 포함할 것이다:

LN: Lateral Net(가쪽 근막 그물)
SN: Spiral Net(나선 근막 그물)
FN: Functional Net(기능적 근막 그물)
DFN: Deep Front Net(깊은 앞쪽 근막 그물)
SBN: Superficial Back Net(얕은 뒤쪽 근막 그물)
SFN: Superficial Front Net(얕은 앞쪽 근막 그물)
SFAN: Superficial Front Arm Net (얕은 팔 앞쪽 근막 그물)
DFAN: Deep Front Arm Net(깊은 팔 앞쪽 근막 그물)
SBAN: Superficial Back Arm Net (얕은 팔 뒤쪽 근막 그물)
DBAN: Deep Back Arm Net(깊은 팔 뒤쪽 근막 그물)

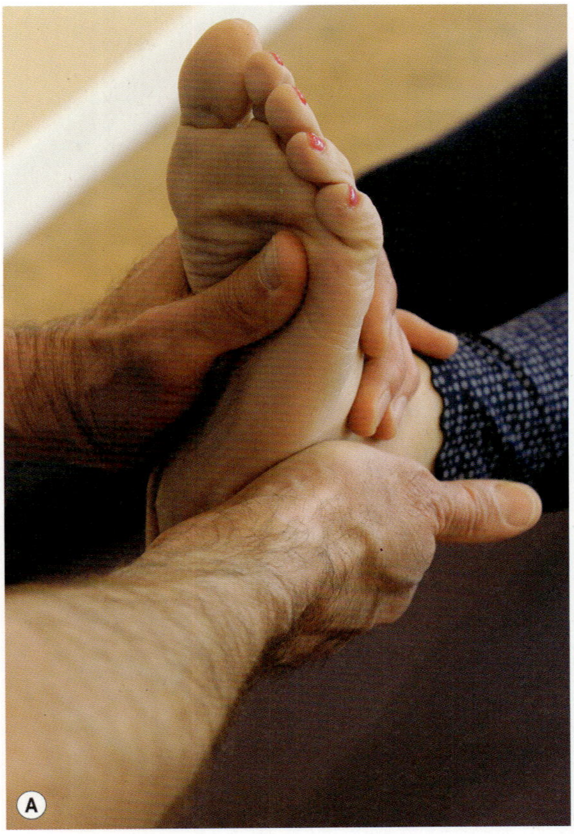

그림 5.2a
치료사의 손 위치

B. 가동범위 평가 워밍-업과 FST PNF 스트레칭 – 단일 관절 (무릎을 굽힌 상태)

얕은 뒤쪽 근막 그물과 깊은 앞쪽 근막 그물(SBN, DFN) 다중 운동면 물렁조직 ROM 평가와 스트레칭 지침:

- 스트레칭을 하기 전에, 워밍-업을 위해 **R1 까지만** 움직인다.
- 모든 ROM을 증가하고 스트레칭할 때 **날숨**을 쉰다.
- 모든 준비와 PNF 수축 때 **들숨**을 쉰다.
- ROM과 스트레칭의 전반에 **점진적인 견인**을 이용한다.
- 여러분의 조직의 ROM과 스트레칭을 평가할 때 3-5°씩 움직인다.

목표: 조직 내에서 약간의 탄성이 느껴질 때까지 중등도 견인을 수행하여 엉덩관절의 관절주머니를 평가한다.

견인에 대한 최적의 열린 관절 위치인 “스위트 스팟(sweet spot)”을 찾는다. 관절을 감압하고 더 큰 공간을 만든다.

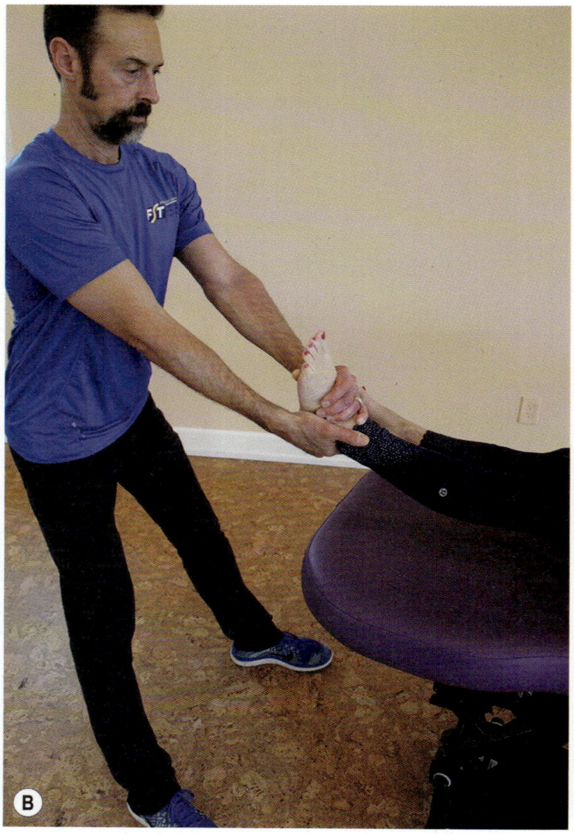

그림 5.2b
싱글 레그 견인

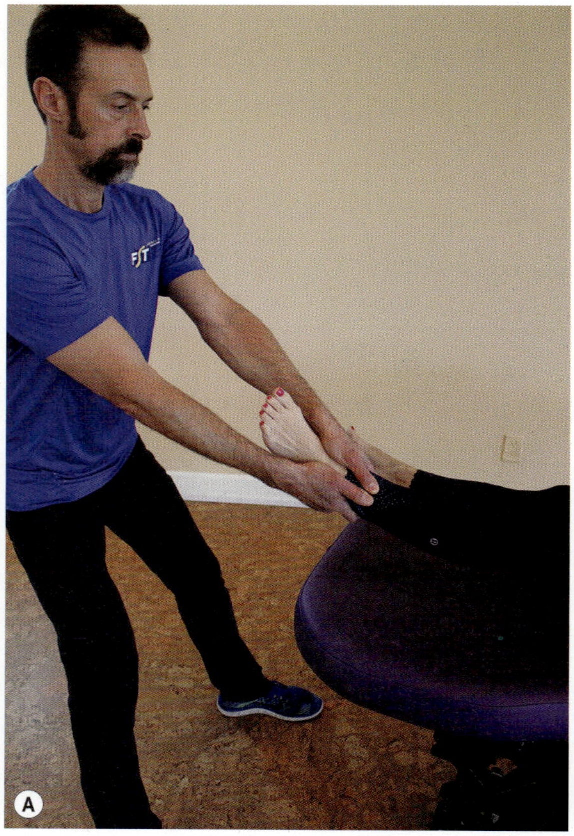

그림 5.3a
견인의 선택

클라이언트 자세: 바로 누운 자세에서 양 팔을 몸통 옆에 편안하게 위치시킨다.

치료사: 테이블의 아래쪽에서 선 자세를 취한다.

- 클라이언트의 다리를 약 20° 정도 굽힘과 벌림시키고, 넙다리뼈를 약간 가쪽돌림한다.
- 여러분의 바깥쪽 손으로 발꿈치를 잡고, 안쪽 손으로 중간발을 감싼 후, 발목을 발등굽힘시킨다. 만약 이 손이 안정감을 느끼지 못한다면, 다른 방법을 시도해 본다 (그림 5.3a 및 5.3b에서 보여지는 다른 방법).
- 바깥 손으로 발꿈치를 잡고, 안쪽 손으로 발등 부분을 감싸고 발목의 가쪽 부분을 잡는다.

위쪽 손으로 발을 아래쪽으로 눌러 발바닥굽힘시키지 않도록 주의한다.

견인: 여러분의 몸을 이완한다. 견인을 달성하기 위해 여러분의 체중을 이용해 뒤쪽으로 온몸을 기울인다. 여러분의 팔로 클라이언트의 다리를 당겨서는 안된다–여러분의 온몸을 사용하도록 한다.

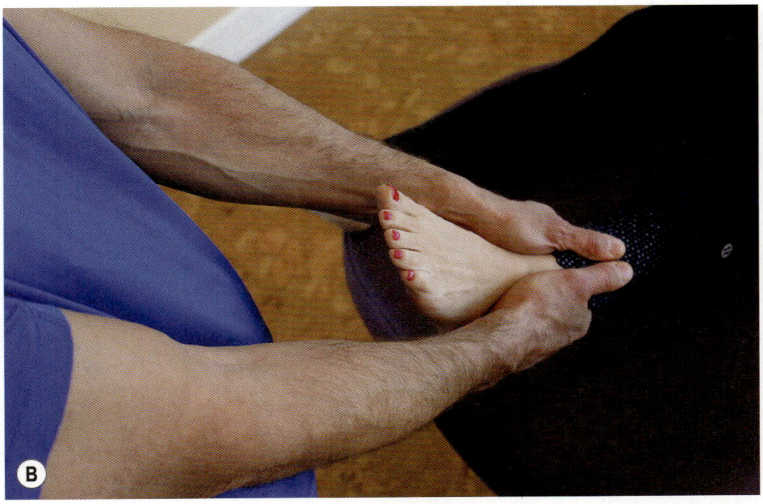

그림 5.3b
견인의 손 위치

1. 휘돌림(*Circumduction*)

목표: 팁 상자에 있는 휘돌림을 사용하는 6가지 이유를 살펴본다.

팁

우리는 다음을 하기 위해 FST에서 휘돌림을 사용한다:

1. 워밍-업하고 관절내의 윤활액을 묽게 하기 위해
2. 관절 내에서 충돌이 발생하는지를 평가하기 위해
3. 조직의 불균형을 확인하기 위해
4. 클라이언트가 움직임의 제어를 포기하고, 우리에게 움직임을 맡기는지를 확인하기 위해
5. 이완을 위해
6. 그리고, 신뢰와 교감을 쌓기 위해

클라이언트 자세: 누운 자세를 취하고, 왼쪽 다리의 엉덩관절과 무릎관절을 90°로 굽힌다. 그리고 그의 발목을 여러분의 어깨 위에 올려놓는다.

2개의 스트랩으로 오른쪽 다리를 묶는다:
무릎 위쪽과 무릎 아래쪽에 각각 스트랩을 배치한다.

노트

FST 시스템은 치료사의 더 나은 지렛대와 제어를 위해 스트랩으로 클라이언트를 고정시키는 개념을 개발했다.
스트랩은 더 강한 스트레칭을 허용하고, 클라이언트의 깊은 이완을 촉진시킨다.
만약 여러분이 스트랩을 가지고 있지 않다면, 경우에 맞게 수정할 필요가 있다:
가능하다면 한 손으로 고정을 하고, 보조를 하고, 또는 클라이언트가 능동 안정화를 수행하도록 만들어야 한다.

치료사:

- 같은 쪽 테이블의 측면에 앉은 후, 여러분의 바깥쪽 발을 바닥에 견고하게 배치한다.
- 여러분의 양 손을 클라이언트의 무릎 양쪽 측면에 배치하고, 그의 다리를 여러분의 어깨 위에 올려놓는다.

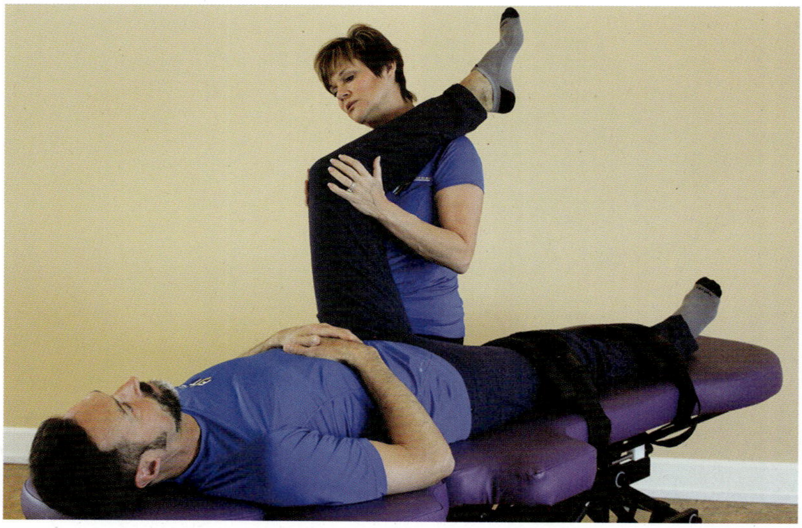

그림 5.4
휘돌림(위쪽과 바깥쪽)

- 여러분의 엉덩이로 위쪽으로 활주하고, 여러분의 어깨를 그의 무릎 밑으로 가져간다.
- 팁 상자에서 명시된 휘돌림하는 6가지 이유를 여러분이 달성할 때까지 양쪽 방향으로 부드럽고 느린 작은 원운동을 일으킨다.

견인: 넙다리뼈를 위쪽과 가쪽으로 견인한다(엉덩관절의 절구로부터).

지렛대를 위해 몸통을 위쪽으로 들어올리고 발로 바닥을 누름으로써 여러분의 온몸을 이용한다. 명심해야 할 것은 여러분의 손이 아니라, 온몸을 이용한다는 것이다.

2. 엉덩관절/무릎관절의 굽힘-뒤넙다리근, 볼기근육 및 허리엉치 영역-*SBN, FN*

목표: SBN와 FN 내의 조직: 몸쪽 뒤넙다리근, 볼기근육, 허리엉치 영역; 엉덩관절 관절주머니의 뒤쪽 부분; 그리고 저가동성을 가진 클라이언트의 반대쪽 엉덩이에 있는 DFN 내의 엉덩관절 굽힘근 등을 목표로 삼는다.

클라이언트 자세: 누운 자세에서 양쪽 다리를 이완하고, 어깨와 위쪽 등을 테이블 위에 반듯하게 배치한다.

치료사:

- 마지막 자세로부터 일어선 후, 여러분의 바깥쪽 다리를 앞쪽으로 내밀고 안쪽 다리를 뒤쪽에 배치하는 런지 자세를 취한다.
- 클라이언트의 다리 밑으로 들어가기 위해 테이블 쪽으로 여러분의 온몸을 낮춘다.
- 여러분의 왼쪽(안쪽) 어깨를 무릎 뒤쪽으로 활주하고, 나머지 팔로 다리를 감싼다. 이때 다리를 압박하지 않고 안정되게 고정한다.
- 어깨의 뼈들이 통증유발점을 압박하지 않도록 주의해야 한다.
- 여러분의 오른손으로 테이블 측면을 잡는다.
- 여러분의 어깨와 몸통을 낮게 유지한다.

ROM: 엉덩관절의 굽힘을 증가시킴으로써 변화된다.

견인: 위쪽으로 견인한다(절구의 밖으로 그리고 머리쪽으로).

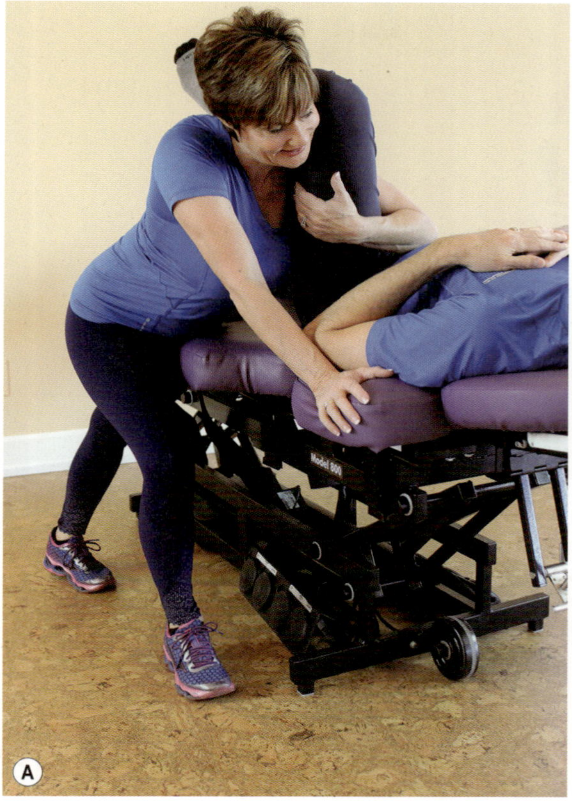

그림 5.5a
엉덩관절 ROM과 PNF

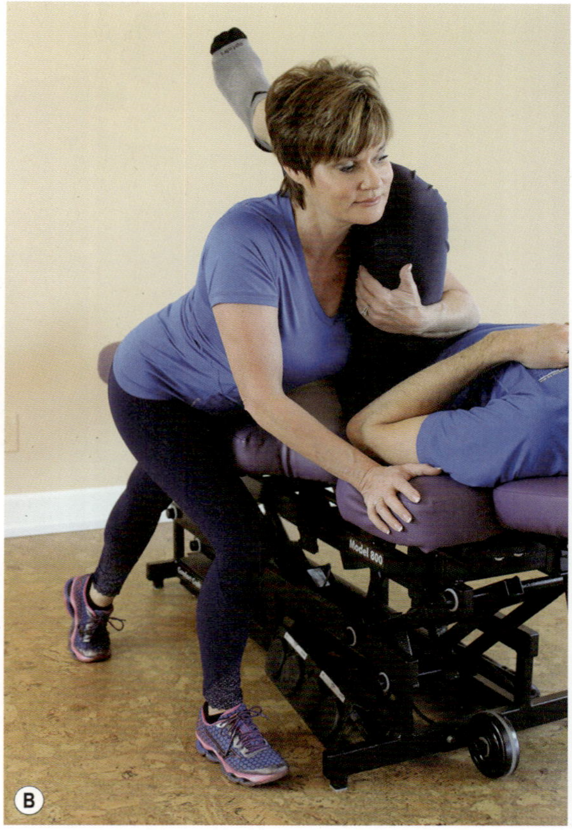

그림 5.5b
앞쪽면

여러분의 팔이 아니라, 다리와 몸통을 이용해 클라이언트의 다리를 위쪽으로 들어올린다.

뒤쪽 발을 힘껏 누른다.

견인을 증가시키려면, 다리를 이용해 넙다리뼈를 위쪽과 가쪽으로 들어올릴 때 손으로 테이블을 아래로 누른다.

PNF:

- 클라이언트와 치료사 모두는 함께 들이쉬고, 전체 회기 동안 함께 호흡을 한다.
- 치료사는 PNF 큐잉을 위해 뒤넙다리근을 부드럽게 두드린다. 클라이언트는 약 1초 동안 5~20%의 수축력으로 뒤넙다리근과 큰볼기근의 느리고 점진적인 구심성 수축을 수행한다. 클라이언트는 엉덩관절을 폄하기 위해 약간의 각도로 움직인다. 수축력에서 이런 큰 변화가 있는 이유는 치료사 뿐만 아니라 클라이언트의 근력에 좌우되기 때문이다. 또한 이것은 표적이 되는 신체 영역에 의해 영향을 받게 된다. 예를 들어, 목이 다리보다 더 가벼운 수축력을 이용할 것이다.
- 그런 다음, 구심성 수축은 약 2초 이상 치료사에 의해 제공된 저항과 같은 크기의 등척성 수축으로 바뀐다. 그런 다음, 수축의 강도를 부드럽게 감소시킨다.

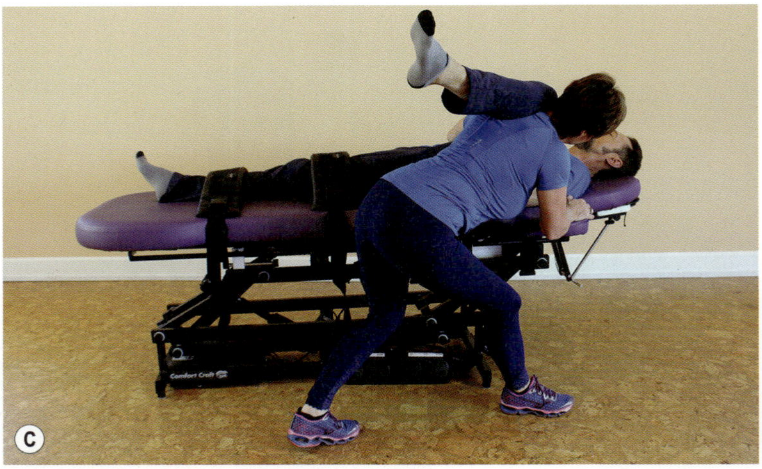

그림 5.5c
굽힘과 벌림을 증가시킨다.

- 내쉴 때 치료사는 넙다리뼈의 견인을 위쪽으로 증가시키고, 골반과 넙다리뼈 사이에 공간을 만든다. 이것은 파동의 상승과 하강과 같이, StretchWave™ 개념이 사용되는 지점이다 (본 장의 시작 부분에서 설명된). 위쪽 견인은 파동의 상승히고, 굽힘되는 움직임은 파동이 하강이다.
- 엉덩관절 굽힘에서 ROM 증가는 골반과 넙다리뼈를 위쪽으로 들어올리고, 엉덩관절 굽힘을 더 깊게 움직임으로써 얻어진다.
- 여러분이 마무리할 때, 여러분의 엉덩이를 테이블로부터 멀어지도록 돌린다.

PNF 큐잉: "당신의 다리를 내 쪽으로 미시오."

스트레칭: 엉덩관절의 굽힘을 증가시킨다.

표적 조직 - 움직이는 다리: 관절주머니의 뒤쪽 부분, 뒤넙다리근 및 큰 볼기근

2차 표적 조직: 양쪽 사타구니(저가동성의 클라이언트에서는 1차 표적 조직이 된다)

표적 조직 - 고정된 다리: 엉덩관절 굽힘근

반복: 새로운 각도와 조직의 다른 섬유를 탐색하면서 벌림하는 쪽으로 PNF를 두 번 이상 반복한다.

3. 엉덩관절 벌림이 동반된 엉덩관절/무릎관절 굽힘-뒤넙다리근, 볼기 근육, 허리엉치 영역, 엉덩관절 모음근-*SBN, FN, DFN*

목표: 이전의 스트레칭에서 더 많은 벌림과 약간의 가쪽돌림으로 진행한다; 부가적으로, 앞안쪽관절주머니의 앞안쪽과 DFN 내의 조직(짧은모음근, 긴모음근의 몸쪽 부착점)을 목표로 삼는다.

클라이언트 자세: 동일한 자세

치료사:

- 이전 자세로부터 — 여러분의 자세는 여전히 런지 자세를 취한다.
- 지렛대를 위해 왼손을 뻗어서 테이블을 잡는다. 클라이언트의 다리를 더 벌림하기 위해 여러분의 온몸을 가쪽으로 기울인다.
- 조직의 저항이 일어날 때까지 측면으로 계속으로 움직인다(굽힘과 벌림시킨다).

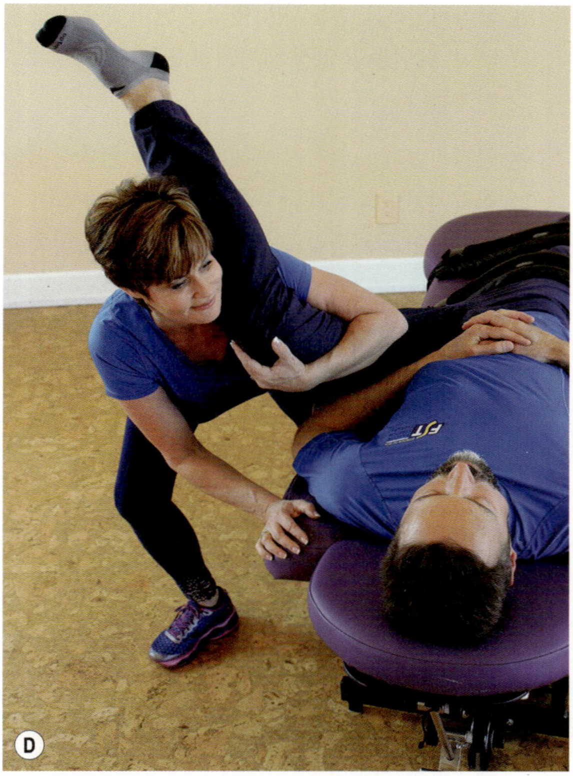

그림 5.5d
굽힘과 벌림을 계속 증가시킨다.

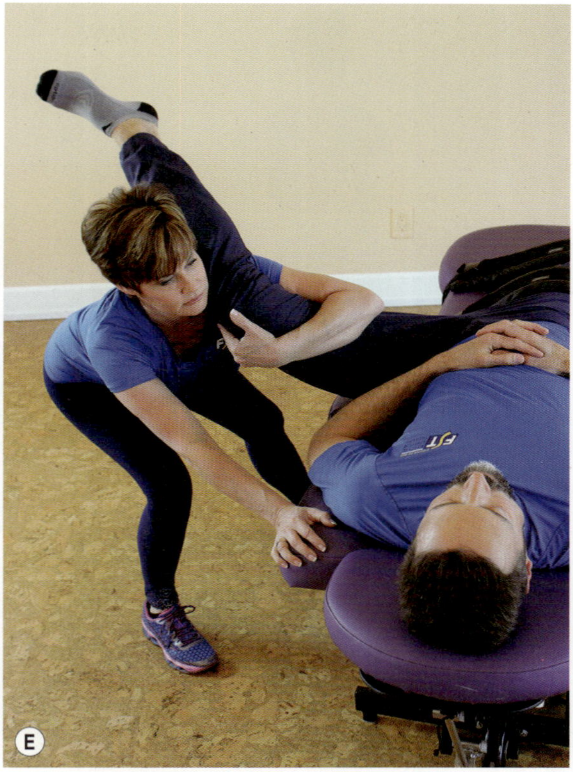

그림 5.5e
최대 엉덩관절의 굽힘과 벌림에서 움직임을 마무리한다.

ROM: 약간의 가쪽돌림을 동반한 엉덩관절 굽힘과 벌림의 점진적 증가

견인: 클라이언트의 머리 쪽으로 넙다리뼈를 위쪽과 가쪽으로 움직이고, 그 다음 약간의 가쪽돌림과 함께 더 많은 벌림을 일으킨다.

다음 자세를 가이드하기 위해 여러분의 어깨와 몸을 이용하고, 견인을 증가시키기 위해 테이블을 지렛대로 이용한다.

명심해야 할 것은 여러분의 팔이 아닌 다리로 견인을 일으켜야 한다는 것이다.

PNF: 동일함

PNF 큐잉: "당신의 다리를 내 쪽으로 미시오"

스트레칭: 약간의 가쪽돌림과 함께 엉덩관절 굽힘과 벌림을 증가시킨다. 테이블 가쪽과 아래쪽으로 이동하면서 움직임을 마무리한다. 마무리하기 위해 클라이언트의 다리를 테이블 가쪽과 아래쪽으로 견인한다.

표적 조직: 관절주머니의 앞안쪽 부분, 뒤넙다리근-모음근의 몸쪽 경계 부분, 양쪽 엉덩관절 모음근

반복: 새로운 각도와 조직의 다른 섬유를 탐색하면서 벌림하는 쪽으로 PNF를 두 번 이상 반복한다.

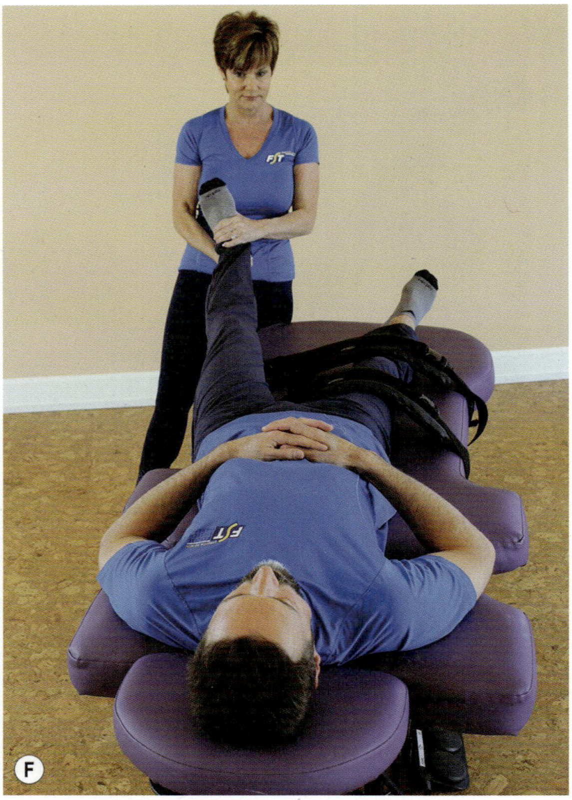

그림 5.5f
마무리를 위한 견인

4. 엉덩관절의 굽힘, 벌림 및 가쪽돌림-안쪽뒤넙다리근과 모음근-*SBN, FN, DFN*

목표: SBN, FN, DFN 내의 조직(안쪽뒤넙다리근과 모음근)을 목표로 삼는다.

클라이언트 자세: 누운 자세에서 다리를 옆으로 벌린다.

치료사:

- 테이블의 하단 모서리에서의 견인으로부터 시작한다.
- 클라이언트의 발을 여러분의 엉덩이 주름에 대고, 테이블의 연장 장치처럼 여러분의 다리로 지지한다.
- 엉덩관절을 고정하기 위해 여러분의 안쪽 손을 클라이언트의 ASIS에 배치하고, 넙다리뼈의 먼쪽면인 무릎관절의 상단에 여러분의 바깥쪽 손을 배치한다.
- 다음 자세를 위해 여러분이 앞쪽 런지를 하듯이, 여러분의 엉덩관절을 이용해 천천히 위쪽으로 걷는다.
- 우선, 클라이언트의 다리를 90° 가로벌림 이하로 유지한다.
- 여러분의 양쪽 엉덩관절을 앞쪽으로 굽힘하고, 가슴을 양 손사이에 배치한다.
- **ROM:** 엉덩관절의 굽힘과 벌림
- **견인:** 여러분의 엉덩이로 테이블에서 멀어지게 뒤쪽으로 기울이면서 클라이언트의 넙다리뼈를 견인한다.

클라이언트의 발을 여러분의 몸으로 고정시키고, 각도의 소실 없이 전체 다리를 움직인다.

견인의 방향은 절구 밖으로 빠져 나와 관절을 연다 - 골반으로부터 넙다리뼈가 멀어지도록 당긴다.

테이블의 상단 쪽으로 스트레칭하여 더 깊은 굽힘을 일으킨다.

PNF: 클라이언트에게 여러분의 엉덩관절 쪽으로 다시 볼기근육/뒤넙다리근을 수축하도록 주문한다.

PNF 큐잉: "당신의 발을 내 쪽으로 압박하시오"

스트레칭: 먼저 엉덩관절의 굽힘을 증가시킨 다음, 모음을 증가시킨다.

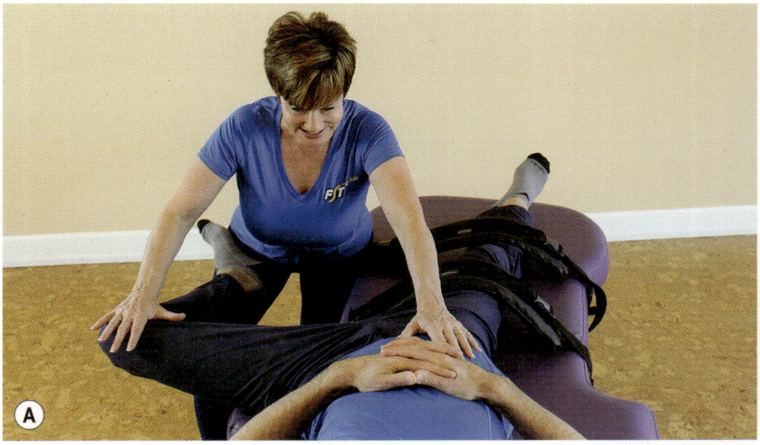

그림 5.6a
엉덩관절의 굽힘, 벌림 및 가쪽돌림

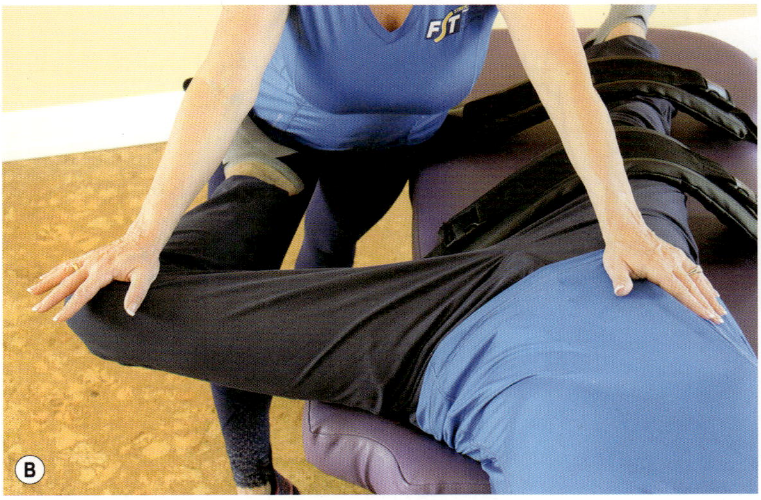

그림 5.6b
손 위치 – 짧은모음근

표적 조직: 관절주머니의 안쪽 부분, 안쪽 뒤넙다리근 및 짧은 모음근

반복: 한 번 이상 PNF를 실시한다.

마지막 스트레칭에서, 우리는 모음근에 더 집중한다.

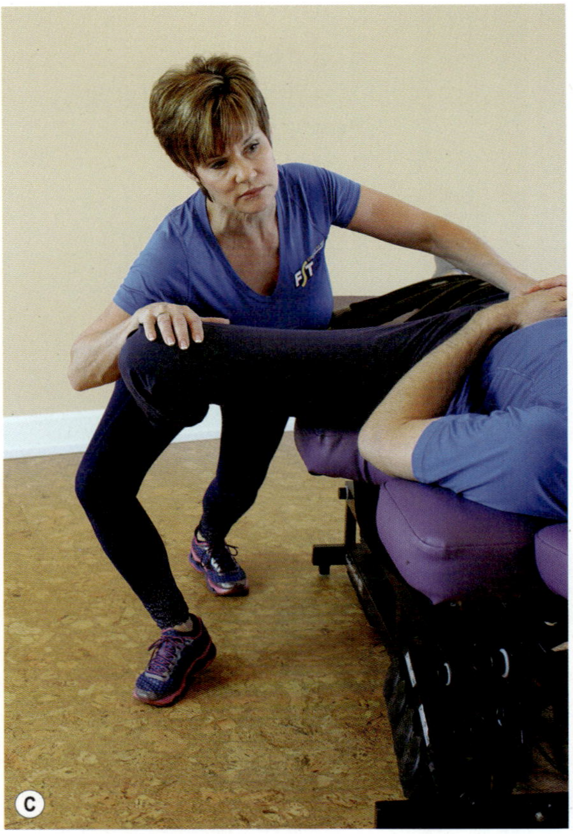

그림 5.6c
앞뒤로 흔든다.

5. 엉덩관절의 굽힘, 벌림 및 가쪽돌림-안쪽 뒤넙다리근과 짧은모음근-*SBN, FN, DFN*

목표: SBN, FN, DFN 내의 조직(안쪽 뒤넙다리근과 짧은 모음근)을 목표로 삼는다.

클라이언트 자세: 누운 자세에서 양쪽 다리를 벌린다.

치료사:

- 이전 자세에서 시작해, 초점을 DFN, FLN 및 짧은 모음근으로 이동시킨다.
- 여러분의 다리와 손을 동일 자세로 유지한다.
- 다리를 90°로 유지하고, 엉덩이를 사용하여 견인한다.
- 모음을 증가시키기 위해 체중을 아래로 내린다.
- 명심해야 할 것은 스트레칭을 허용하기 위해 여러분의 온몸을 사용해야 한다는 것이다. 여러분의 손으로 클라이언트의 다리를 미는 것이 아니다.

ROM: 엉덩관절을 벌림한 후 굽힘하여 ROM을 증가시킨다.

견인: 관절을 열기 위해 골반으로부터 넙다리뼈를 멀리 움직이는 방향으로 견인을 실시한다.

조직을 펼치기 위해 여러분의 손이 아니라, 여러분의 가슴을 이용한다.

PNF: 클라이언트에게 모음근을 수축하도록 주문한다.

PNF 큐잉: "당신의 다리를 천장 쪽인 내 손 쪽으로 미시오."

스트레칭: 먼저, 지면쪽으로 넙다리뼈를 내림으로써 엉덩관절의 벌림을 증가시킨다. 그 다음, 테이블 상단 쪽으로 넙다리뼈를 움직이면서 엉덩관절의 굽힘을 증가시킨다.

조직을 이완하기 위해 앞뒤로 흔들고, 어떤 움직임이 더 필요한지를 평가한다.

반복: PNF를 한 번 이상 반복한다.

- 엉덩관절의 굽힘과 벌림을 조합하여 움직인다.
- 조직이 조금 더 이완될 가능성이 있는지를 확인한다.
- 명심해야 할 것은 스트레칭을 할 때

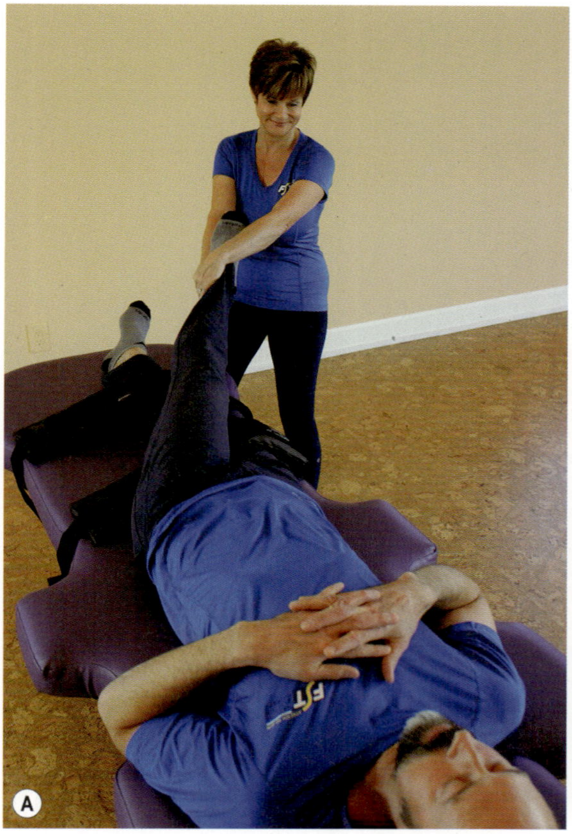

그림 5.7a
몸을 가로지르는 가쪽 견인

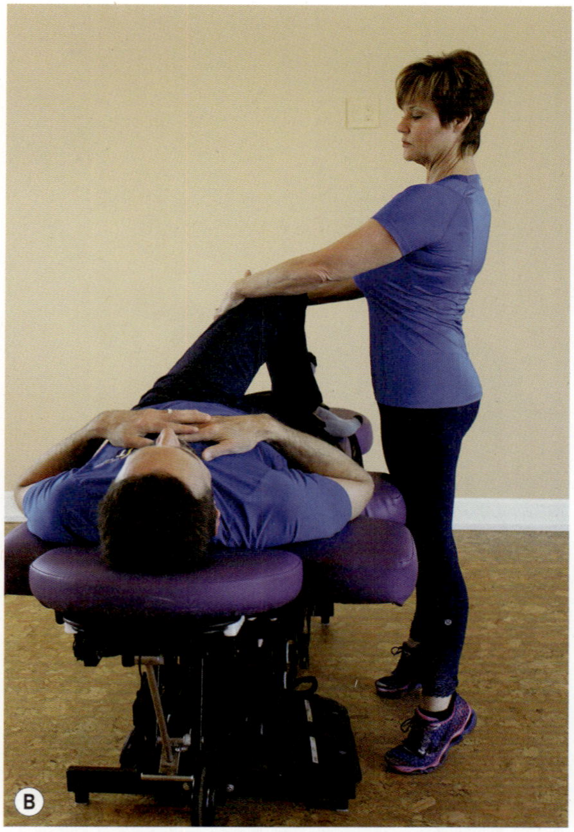

그림 5.7b
허리를 위한 준비

여러분의 손이 아니라, 호흡과 여러분의 온몸을 사용해야 한다는 것이다.

- 다리를 중립위로 모음함으로써 엉덩관절을 다시 잠김자세로 만든다.

6. 허리/등뼈의 돌림-등허리근막, 큰볼기근, 중간볼기근, 엉덩관절의 관절주머니-*SBN, SN, FN*

전환: 테이블의 반대 측면으로 이동하고, 다음 스트레칭을 시작하기 위해 클라이언트의 몸을 가로질러 다리를 견인한다.

허리를 위한 준비

목표: SBN, SN과 FN 내의 조직(등허리근막, 큰볼기근, 중간볼기근 및 엉덩관절 관절주머니)을 목표로 삼는다.

표적 조직: 등허리근막, 엉덩관절 관절주머니의 뒤가쪽 부분, 중간볼기근의 뒤쪽 섬유, 큰볼기근, 엉덩관절 관절주머니

클라이언트 자세: 누운 자세에서 고정 다리 위로 가동 다리를 교차시킨다.

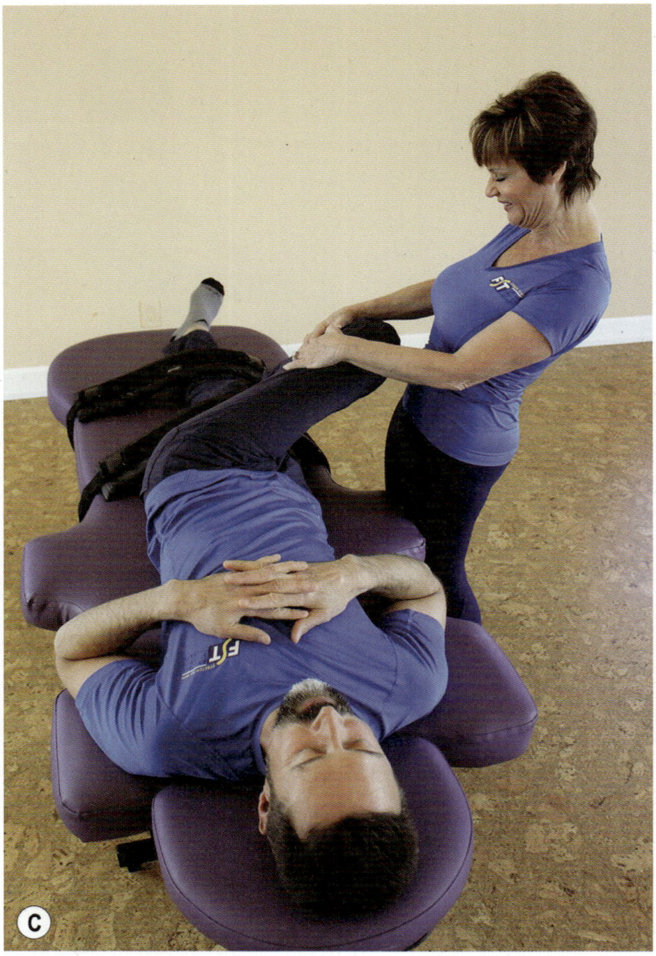

그림 5.7c
허리 돌림과 견인을 위한 흔들기

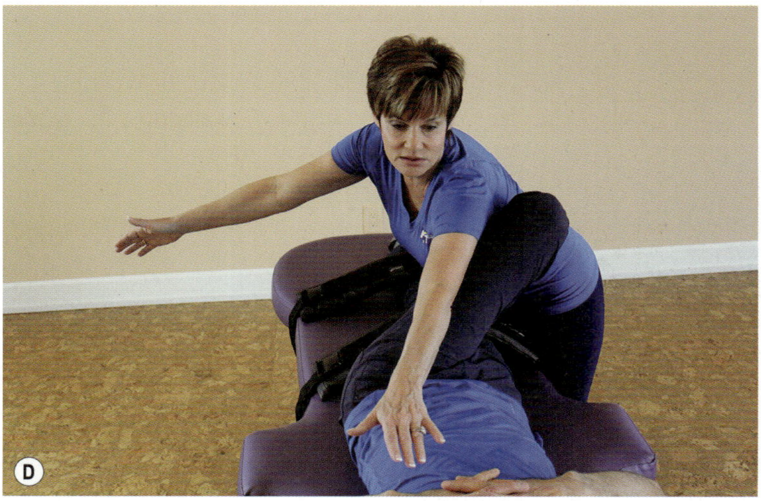

그림 5.7d
허리로 팔 뻗기

치료사:

- 클라이언트의 굽힘된 무릎과 발을 다른 다리 위로 교차시키고, 만약 가능하다면 테이블 위에 내려놓는다.
- 클라이언트 쪽으로 여러분의 몸을 돌린다.
- 한 손은 무릎 위에, 다른 손은 무릎 밑에 배치하여 무릎 양쪽 측면에 양 손을 배치한다.
- 여러분의 온몸을 이용하여 클라이언트의 다리를 앞뒤로 부드럽게 흔들고, 스트레칭을 위해 조직을 준비한다.

ROM: 허리–등뼈의 돌림

견인: 무릎을 천장 쪽으로 들어올린 다음, 여러분 쪽으로 원호를 그린다.

목표: 클라이언트의 넙다리뼈와 골반을 위쪽으로 움직여서 돌린다. 바닥쪽으로 다리를 내려서는 안 된다.

치료사: 워밍–업을 위해 앞뒤로 흔들기 위해 여러분의 몸을 이용한다 – 클라이언트의 다리를 움직여서는 안 된다!

여러분의 발꿈치를 들어올린 후, 다시 스쿼트를 한다– StretchWave™를 수행한다!

ROM: 엉덩관절의 모음/안쪽돌림을 증가시킴으로써 ROM을 증가시킨다. 안쪽과 가쪽의 ROM을 위해 앞뒤로 흔든다.

견인: 테이블 쪽으로 내리기 전에, 천장 쪽으로 엉덩이와 다리를 들어올린다.

치료사:

- 테이블의 아래쪽으로 내려와 종아리를 가로질러 여러분의 몸통을 떨어뜨린다.
- 여러분의 안쪽 팔을 뻗어서 클라이언트의 다리를 앞쪽으로 흔든다.

치료사: 바깥쪽 손을 뻗어서 테이블 위에 손을 고정시키고, 골반을 위쪽으로 들어올리기 위해 엉치뼈의 반대쪽으로 여러분의 안쪽 손을 뻗는다.

치료사:

- 런지 자세를 취하고 여러분의 몸통을 클라이언트의 다리 위로 떨어뜨린다.
- 클라이언트의 엉치뼈 반대쪽으로 여러분의 안쪽 손을 뻗고, 클라이언트의 허리를 안기 위해 받침점으로써 아래팔을 사용한다. 지렛대를 위해 바깥쪽 손으로 테이블을 누른다.

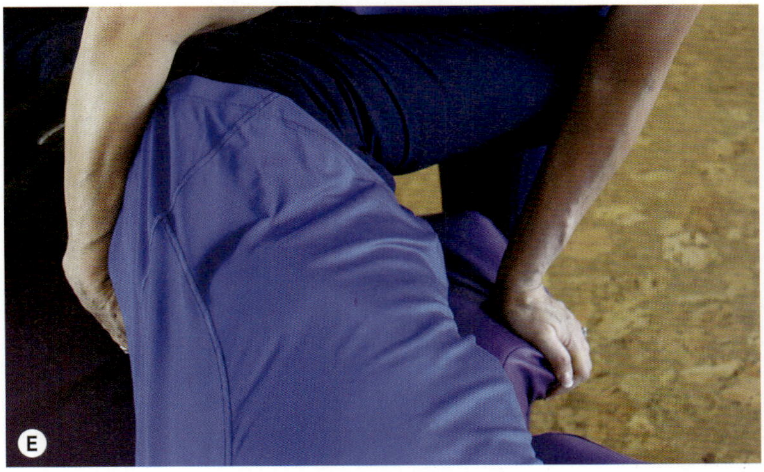

그림 5.7e
손 위치 – 양 손을 볼 수 있음

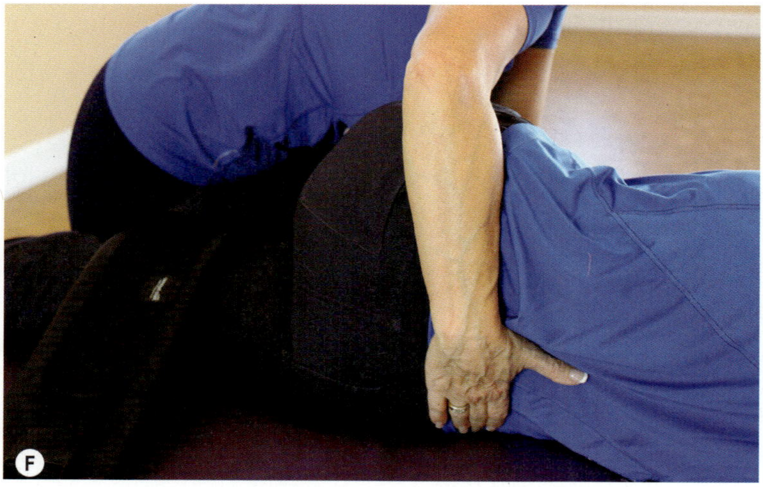

그림 5.7f
손 위치 – 뒤쪽 손을 볼 수 있음

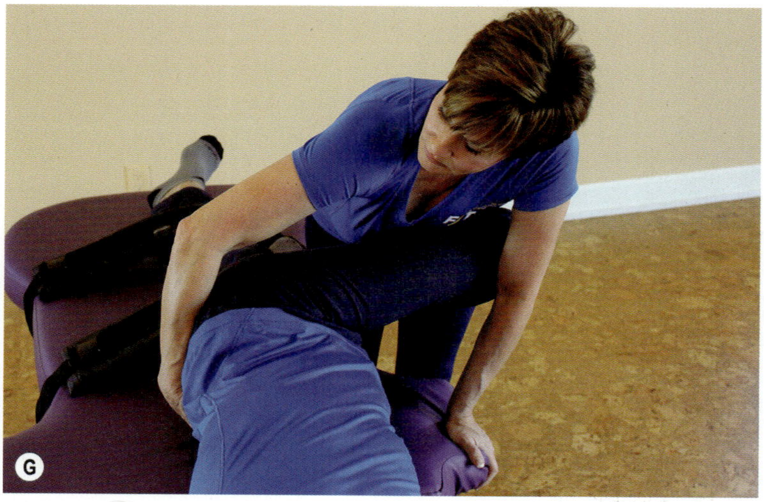

그림 5.7g
허리의 돌림

- 골반을 위쪽으로 들어올린다는 생각을 한다.
- 골반을 돌림시키는 것이 아니라 들어올리는데 집중한다.
- 들어올리는데 집중하면서 위쪽을 쳐다본다.

ROM: 엉덩관절의 돌림을 증가시킨다.

견인: 클라이언트를 포옹하기 위해 여러분의 몸통을 사용하고, 골반과 넙다리를 위쪽으로 들어올리기 위해 여러분의 팔을 이용한다.

PNF: 클라이언트는 테이블 쪽으로 양쪽 엉덩이와 허리를 반대 회전시킬 것이다(회전을 풀 것이다).

PNF 큐잉: "엉덩이를 테이블 쪽으로 다시 돌려 내리시오"

스트레칭: 엉덩관절과 허리의 돌림을 증가시킨다.

반복: PNF를 3번 이상 반복한다.

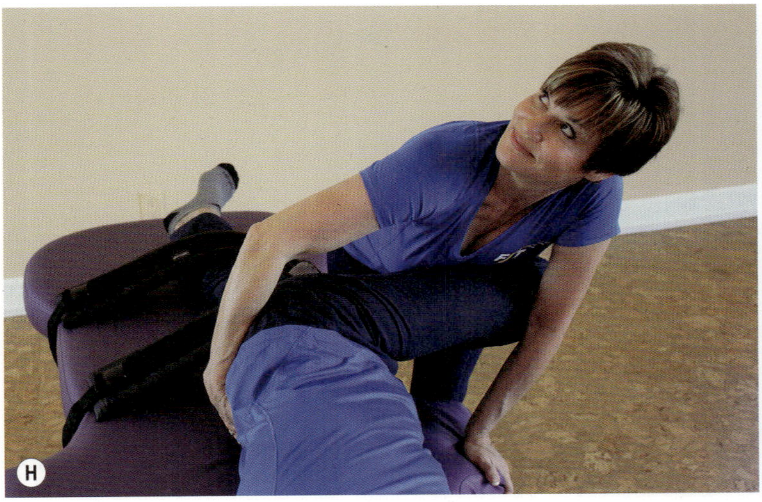

그림 5.7h
위쪽을 응시한다.

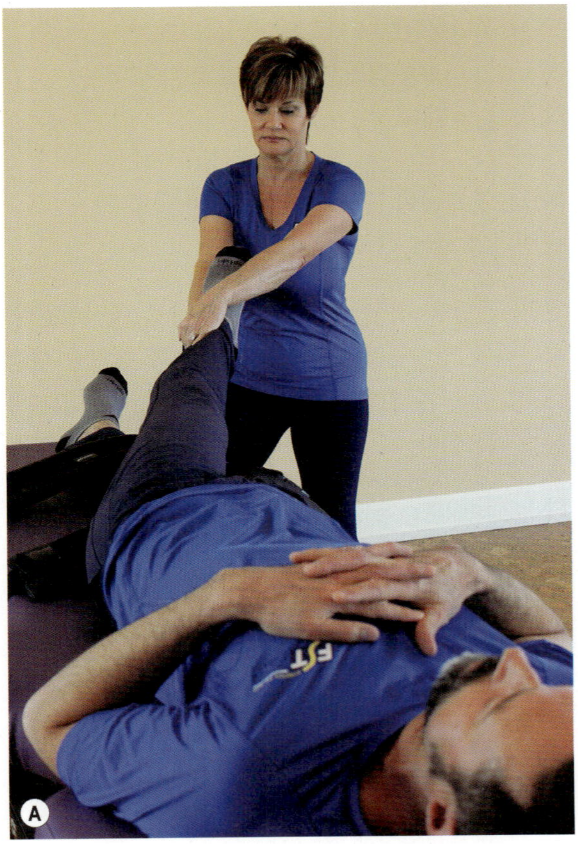

그림 5.8a
몸을 가로지르는 가쪽 견인

7. 몸을 교차하는 견인

다음 움직임으로 전환. 클라이언트의 몸을 가로질러 왼쪽 다리를 견인한다.

8. 허리의 돌림, 엉덩관절의 굽힘과 모음-등허리근막, 가쪽뒤넙다리근-*SBN*, *SN*

목표: SBN과 SN 내 조직(등허리근막, 가쪽 뒤넙다리근)을 목표로 삼는다.

클라이언트 자세: 왼쪽 다리를 몸 위로 교차시킨 후, 몸통을 약간 돌림한다.

치료사:

- 몸을 가로지른 가쪽 견인의 자세로부터, 여러분이 클라이언트의 굽힘된 무릎 뒤에 이동할 때, 한 발을 앞쪽으로 내딛고 클라이언트의 다리를 감싼다.
- 여러분의 안쪽 손은 골반을 위로 들어올리고, 바깥쪽 손은 넙다리뼈를 밑으로 감싼다.

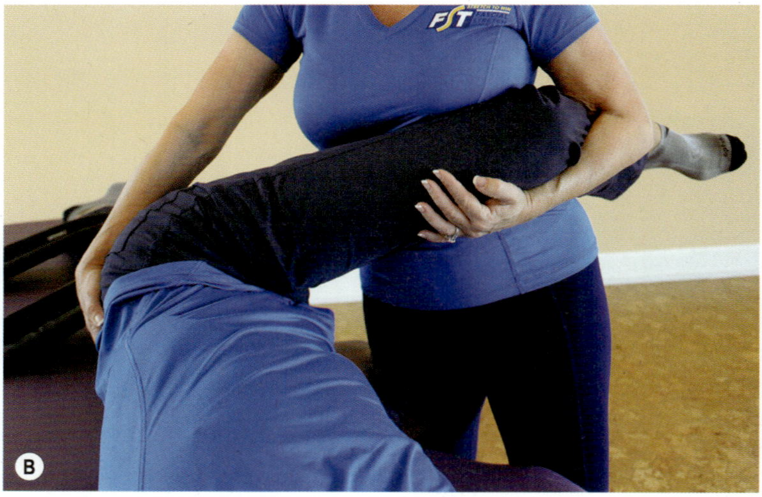

그림 5.8b
클로즈-업된 신체 자세

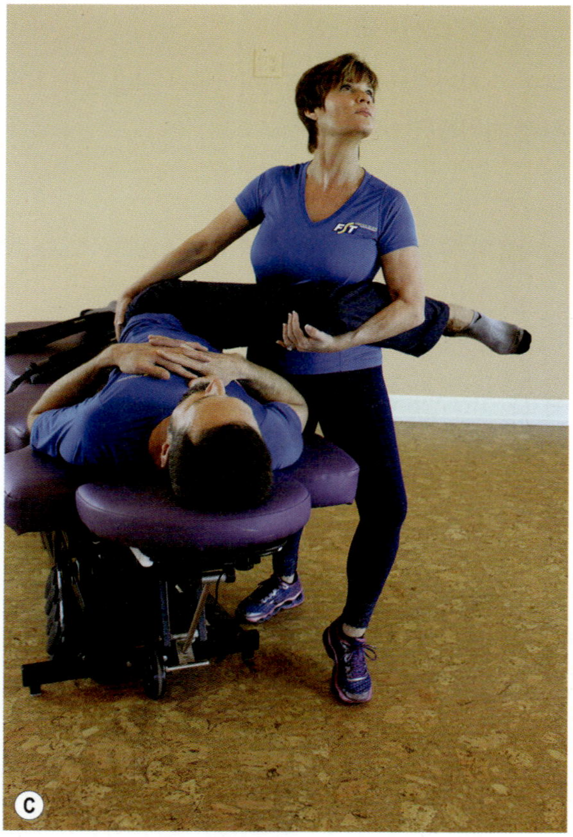

그림 5.8c
등허리와 엉덩이의 뒤쪽 부분

- 클라이언트의 무릎을 들어올리고, 그 다리를 여러분의 몸 안으로 가져간다.
- 위쪽 방향을 응시한다.

ROM: 등허리의 돌림과 넙다리뼈의 굽힘. 앞뒤로 흔든다.

견인: 골반을 천장 쪽으로 들어올리고 회전시킨다. 넙다리를 엉덩관절로부터 당긴다(위쪽 대각선 방향으로). 견인을 위해 여러분의 엉덩이를 이용해 뒤로 몸을 기울인다.

PNF: 클라이언트는 뒤넙다리근을 수축한다.

PNF 큐잉: "당신의 다리를 다시 내 쪽으로 미시오"

스트레칭: 등허리 돌림과 넙다리뼈 굽힘을 증가시킨다. 천장 쪽과 테이블의 모서리 쪽으로 넙다리를 들어올린다고 생각한다.

반복: 새로운 각도와 다른 섬유를 탐색하면서 PNF를 2번 이상 반복한다.

시그니처 무브(Signature move)

9. "*Sack of Buns*" : 등허리 돌림, 엉덩관절의 굽힘과 가쪽돌림, 무릎관절의 굽힘-등허리근막, 허리네모근, 허리엉치영역, 엉덩관절 돌림근-*SFN, SN, DFN*

목표: SFN, SN과 DFN 내의 조직(등허리근막, 허리네모근, 허리엉치영역, 엉덩관절 돌림근)을 목표로 삼는다. 클라이언트의 무릎을 높이 들어 전체 영역을 위쪽으로 연다.

클라이언트 자세: 누운 자세에서 다리를 몸 위로 교차시킨다.

치료사:

- 마지막 자세로부터, 테이블 위에 걸터 앉아서 클라이언트를 바라본다.
- 클라이언트의 다리를 여러분의 허리에 감거나, 여러분께 편안한 자세에 배치시킨다.
- 여러분의 다리를 넓게 벌린다.
- 여러분의 손 위치를 바꾸고, 여러분의 안쪽 손을 허벅지 밑으로 넣고 여러분의 몸에 가까이에 그 다리를 유지한 후 다리 전체를 지지한다.
- 여러분의 바깥쪽 손으로 가쪽복사뼈를 감싼다.
- 여러분은 일어선 후, 넘어지지 않도록 여러분의 허벅지로 테이블을 압박한다.
- 양쪽 엉덩관절을 굽힘하여 테이블로부터 여러분의 몸통이 멀어지도록 몸을 기울인다.
- 양쪽 무릎을 굽힘하고, 여러분의 왼발 쪽으로 여러분의 몸을 기울인다.
- 클라이언트의 다리 밑에 있는 여러분의 오른쪽 골반을 위로 클라이언트의 다리를 압박하고, 클라이언트로부터 멀어지는 방향으로 온몸을 기울여서 여러분의 옆굽힘을 증가시킨다. 적어도 한쪽 다리로 테이블의 압박을 유지한다.

ROM: 클라이언트의 허벅지와 종아리의 가쪽돌림

견인: 천장 쪽으로 견인하여 넙다리뼈를 엉덩관절로부터 분리시킨다.

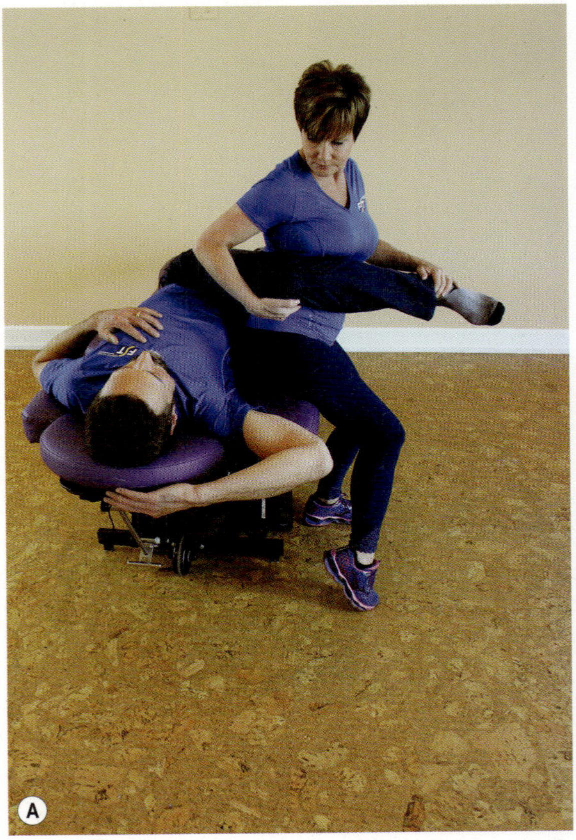

그림 5.9a
"Sack of Buns"으로 전환

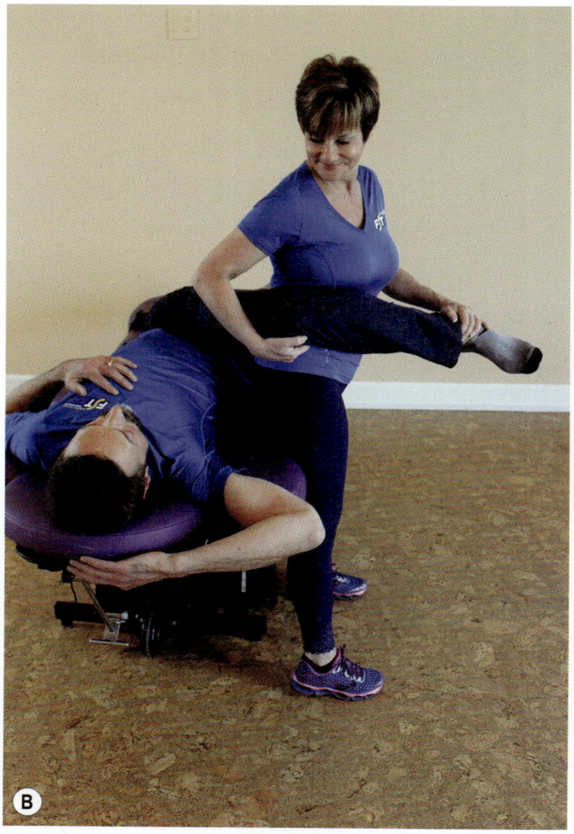

그림 5.9b
"Sack of Buns" 시작

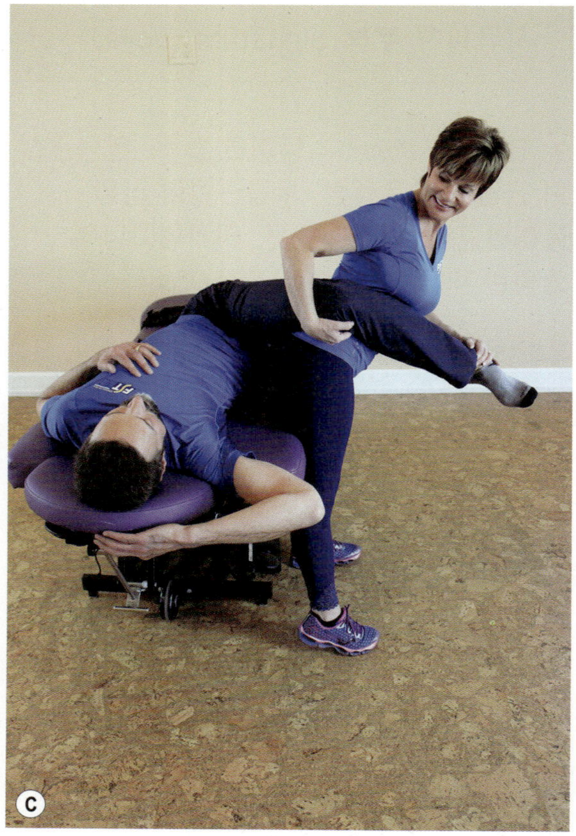

그림 5.9c
"Sack of Buns" 스트레칭

PNF:

작용 1: 클라이언트는 넙다리를 안쪽돌림하기 위해 수축한다.

작용 2: 클라이언트는 다리 전체를 안쪽돌림으로 수축한다.

PNF 큐잉:

큐잉 1: "당신의 무릎을 바닥 쪽으로 내리시오."

큐잉 2: "당신의 발목으로 내 손을 압박하시오."

스트레칭: 넙다리뼈를 위로 들어올리고, 가쪽복사뼈를 아래로 내리는 넙다리뼈의 가쪽돌림으로 스트레칭을 증가시킨다.

다양한 각도와 견인력으로 견인한다.

여러분의 앞쪽 엉덩이를 위로 들어서 클라이언트의 다리 밑으로 가져간다. 양쪽 엉덩관절을 앞쪽으로 굽힘한다 – 그리고 멀리!

반복: PNF를 2번 이상 반복한다.

Sack of Buns으로부터, 볼기 시리즈를 준비하는 전환을 위해, 클라이언트의 다리를 견인한다.

클라이언트의 다리를 몸 위로 교차시켜 견인한다.

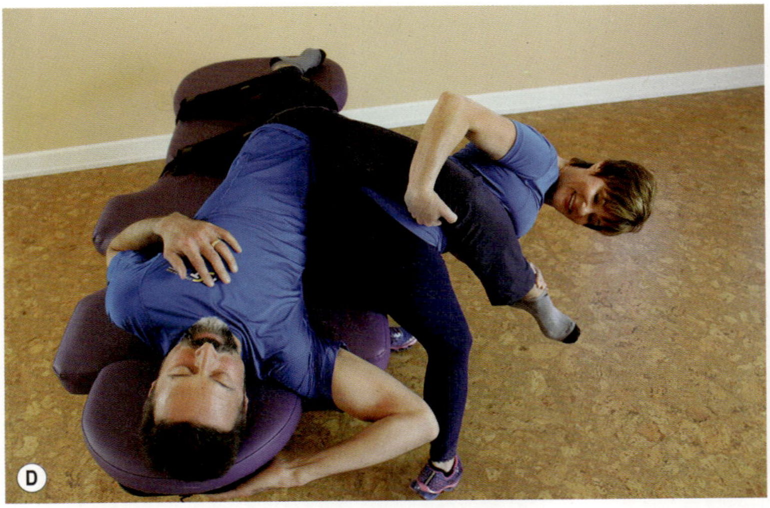

그림 5.9d
"Sack of Buns"의 최대 움직임

10. 45° 굽힘된 무릎관절에서의 엉덩관절의 굽힘, 가쪽돌림 및 모음-중간볼기근, 궁둥구멍근-*LN*, *SN*

목표: LN과 SN 내의 조직(중간볼기근과 궁둥구멍근)을 목표로 삼는다.

치료사:

- 준비와 시작자세: 테이블 하단에서 시작하여 다리를 시작자세로 이동시킨다.
- 클라이언트의 발을 지지하고 무릎 쪽으로 이동하는 무릎의 굽힘을 허용한다.
- 클라이언트의 발을 여러분의 바깥쪽 엉덩관절의 주름에 배치하거나, 편안한 자세를 찾는다.
- 클라이언트의 발을 무릎보다 아래쪽에 유지한다(즉, 천장이 아니라 바닥쪽으로).
- 이 자세로 가기 위해 여러분의 몸을 뒤로 기울이면서 똑바로 일어선다.
- 허벅지를 위쪽으로 들어올리고 견인하기 위해 까치발 자세로 여러분의 온몸을 들어올린다.
- 여러분의 안쪽 손을 무릎 뒤쪽에 배치하고, 다른 손을 발목의 가쪽면에 배치한다. 지지와 편안함을 위해 여러분의 엉덩관절 주름에 클라이언트의 발목을 배치한다.
- 클라이언트의 R1을 찾기 위해 부드럽게 몸을 앞으로 숙인다.
- 여러분의 엉덩관절 주름과 무릎 밑에 클라이언트의 발을 유지한다.

팁

견인과 스트레칭을 증가시키기 위해 여러분의 몸통과 다리를 사용한다 - 여러분의 손으로 큰 압박을 주지 않는다. 초점은 무릎 쪽이 아니라, 바닥쪽으로 부드러운 압박을 가한다.

클라이언트 자세: 누운 자세에서 왼쪽 다리를 굽힘한 채 몸 위로 교차한다. 가능하면 클라이언트의 가슴 중앙 쪽으로 무릎을 가져가도록 한다.

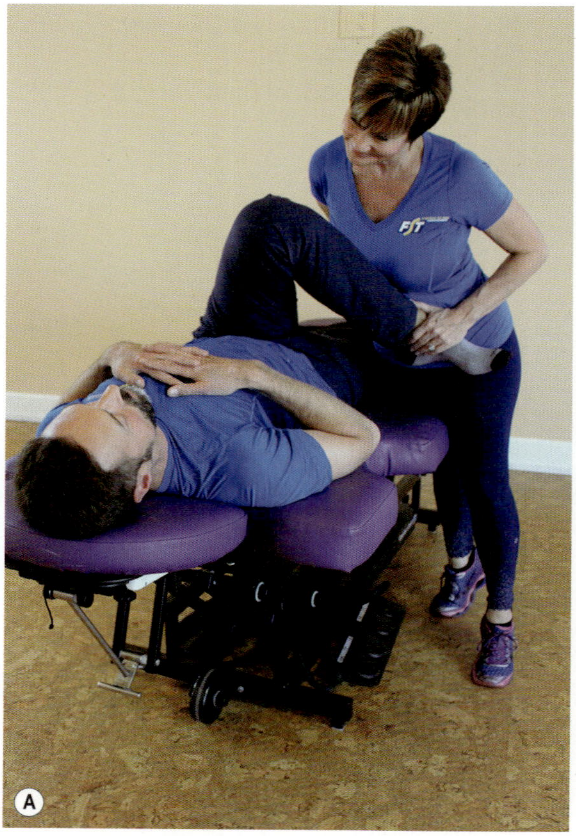

그림 5.10a
중간볼기근 시작

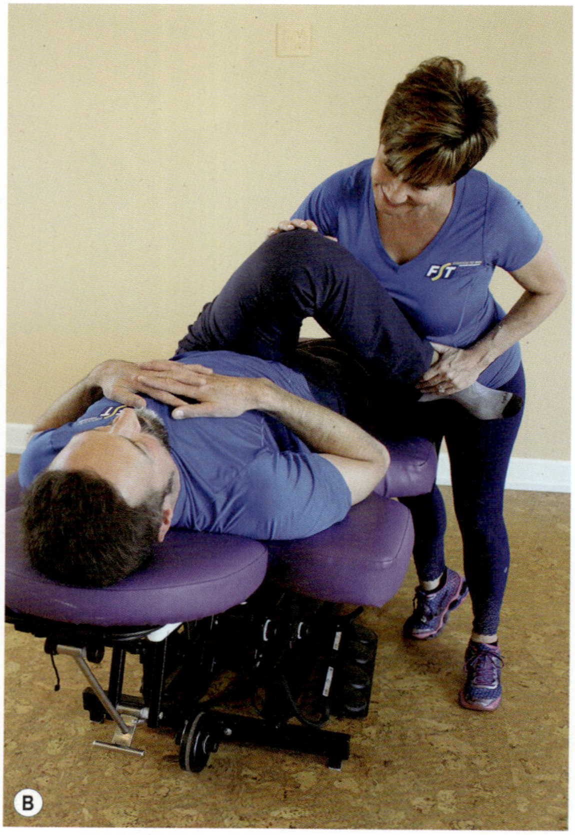

그림 5.10b
중간볼기근 스트레칭

ROM: 엉덩관절의 굽힘과 모음

견인: 여러분이 굽힘된 무릎을 가슴 중앙 쪽으로 가져가면서 엉덩관절을 위쪽으로 견인한다.

PNF: 클라이언트는 수축하여 엉덩관절을 편한다.

PNF 큐잉: "당신의 무릎으로 내 손을 미시오"

스트레칭: 엉덩관절의 굽힘과 모음을 증가시킨다. 다리 전체를 가슴 쪽으로 가져간다.

PNF를 수행한 후, 조금씩 엉덩관절을 이동시킨다.

반복: PNF를 2번 이상 반복한다.

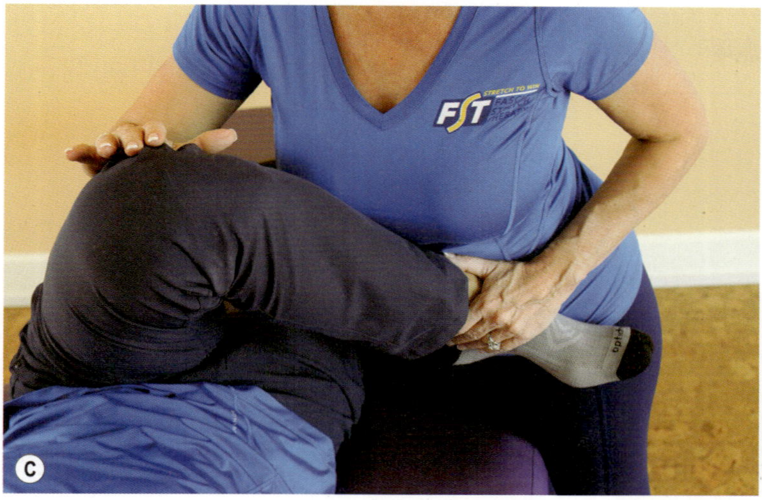

그림 5.10c
손 위치

다른 손 배치

이것은 특히, 클라이언트의 앞쪽 엉덩관절에서 충돌이 일어날 때의 또 다른 손 배치 방법이다.

- 손을 골반 밑으로 편안하게 활주시키고, 테이블로부터 들어올려 골반을 뒤쪽경사시킨다.
- 클라이언트의 발을 더욱 강조한다 – 아래쪽으로 누른다.
- 명심해야 할 것은 무릎이 아니라 발목에 초점을 두어야 한다는 것이다.
- 스트레칭으로부터, 클라이언트의 무릎을 반대쪽 어깨로 내리면서 동작을 계속 이어간다.
- 스트레칭을 계속 유지하기 위해 클라이언트의 다리 위로 여러분의 체중을 싣는다.
- 여러분의 손으로 밀지 않는다.
- 여러분이 아래쪽으로 큰 원을 그리듯이, 매우 천천히 움직인다.

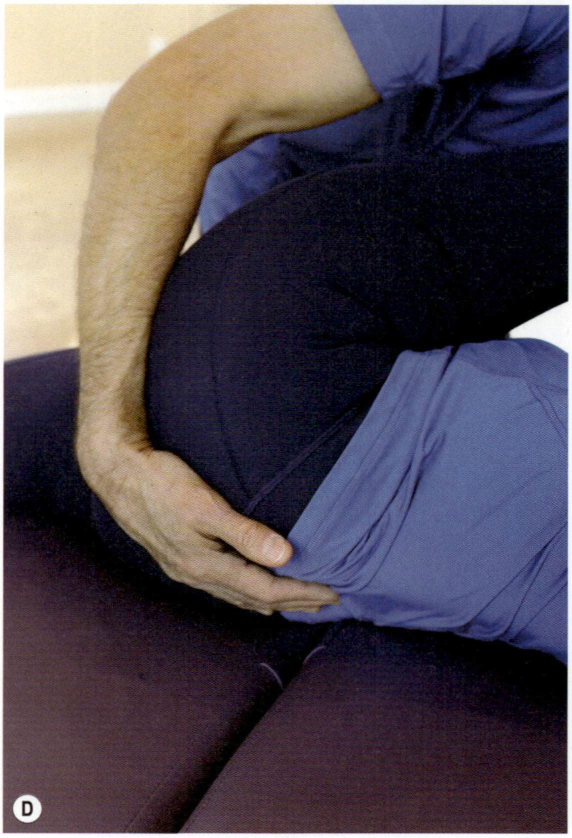

그림 5.10d
중간볼기근을 위한 다른 손 위치

시그니처 무브(*Signature move*)

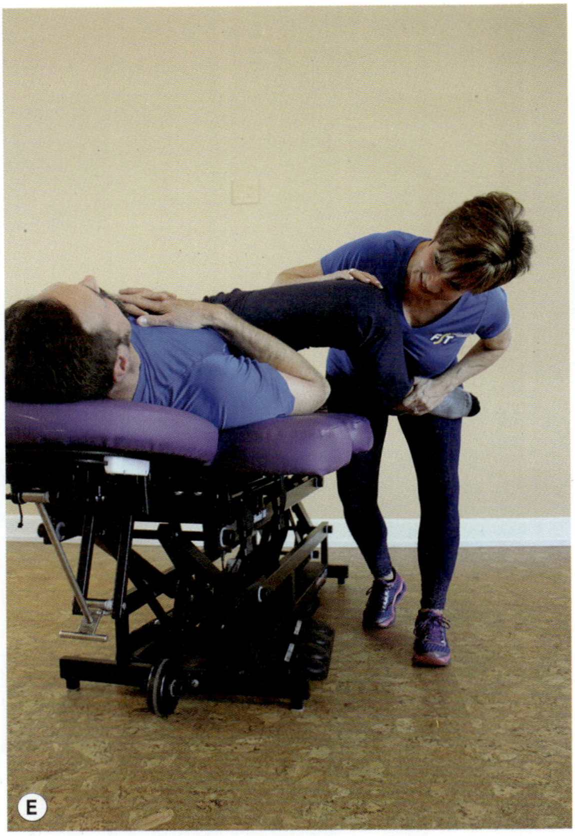

그림 5.10e
Glute swoop

- 스우핑(swooping)을 유지한다.
- 스우핑으로 클라이언트의 다리를 이완시키고, 뒤쪽으로 걸으면서 그 다리를 쭉 편다.
- 테이블 하단 모서리 쪽으로 이동한다.
- 몸을 가로지르는 가쪽 견인으로 마무리한다.

11. 90° 굽힘된 무릎관절에서의 엉덩관절의 굽힘, 모음, 가쪽돌림-엉덩관절 폄근, 큰볼기근-*FN*

엉덩이의 뒤쪽 섬유

팁

팔을 뻗어서 더 깊은 스트레칭으로 움직이기 위해 여러분의 온몸을 이용한다.

목표: FN 내 조직(큰볼기근의 뒤쪽 섬유)을 목표로 삼는다. 넙다리뼈를 가슴 쪽으로 가져가는 것이 첫 번째 목표이고, 가쪽돌림이 두 번째 목표이다.

엉덩이에 있는 모든 섬유를 목표로 삼는다.

클라이언트 자세: 누운 자세에서 다리를 몸 위로 90° 교차시킨다.

치료사:

- 테이블 끝에서 이루어진 가쪽 견인의 자세에서, 새로운 자세로 천천히 이동한다.
- 가능하면 넙다리뼈와 종아리를 90°로 굽힌다.
- 클라이언트의 왼쪽 다리를 왼쪽 어깨쪽으로 향한다.
- 클라이언트의 발꿈치를 여러분의 앞쪽어깨세모근과 큰가슴근 사이의 공간에 배치하거나 여러분께 가장 편안한 자세로 배치한다.
- 여러분의 한 손을 왼쪽 무릎의 가쪽면에 배치하고, 오른쪽 발목을 고정하기 위해 다른 손을 오른쪽 발목의 앞쪽에 배치한다.

ROM: 엉덩관절의 굽힘

견인: 엉덩관절로부터 넙다리뼈를 당긴다. "위쪽"으로 견인한다(머리 쪽으로 StretchWave™ 한다).

위쪽 방향의 견인을 증가시키기 위해 클라이언트의 발을 여러분의 어깨 위에 배치한다. 다리를 위쪽으로 견인할 때 여러분의 손이 아니라, 온몸을 사용한다.

PNF: 클라이언트는 굽힘된 다리를 다시 펌한다.

PNF 큐잉: "당신의 무릎으로 내 손을 미시오"

스트레칭: 엉덩관절의 굽힘을 증가시킨다. 넙다리뼈를 가슴 쪽으로 가져가는 것이 첫 번째 목표이고, 가쪽돌림이 두 번째 목표이다.

엉덩이 뒤쪽에 있는 모든 조직을 목표로 삼는다.

PNF를 수행할 때마다 엉덩관절의 앞쪽을 가로질러 조금씩 다리를 움직인다.

반복: PNF를 2번 이상 반복한다. 모든 각도와 섬유를 탐색한다.

- 스트레칭으로부터 클라이언트의 무릎을 그 반대쪽 어깨로 내리는 동작을 계속한다.
- 스트레칭을 계속 유지하기 위해 여러분의 체중을 클라이언트의 다리 위에 싣는다- 여러분의 손으로 밀지 않는다.

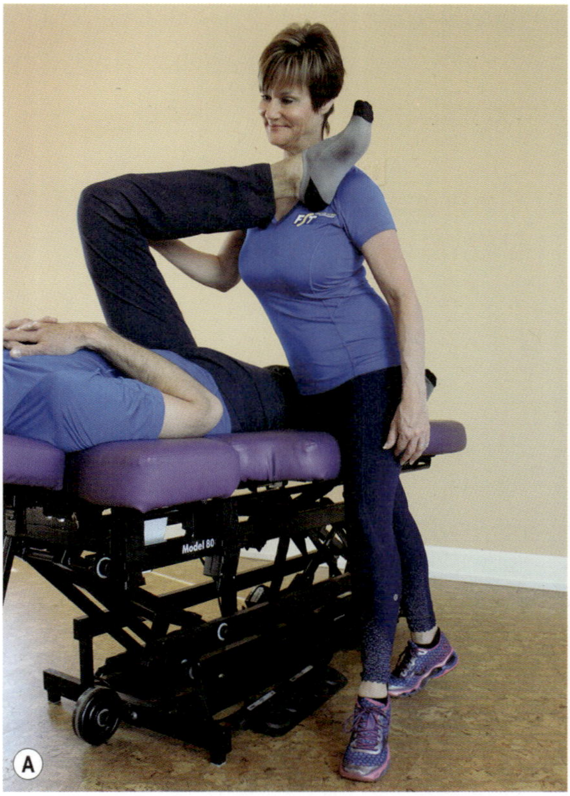

그림 5.11a
큰볼기근 시작

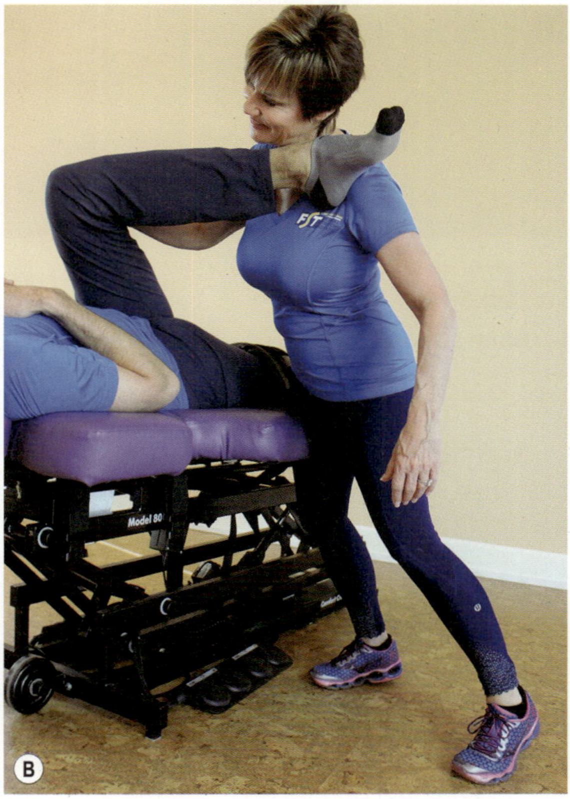

그림 5.11b
큰볼기근 스트레칭

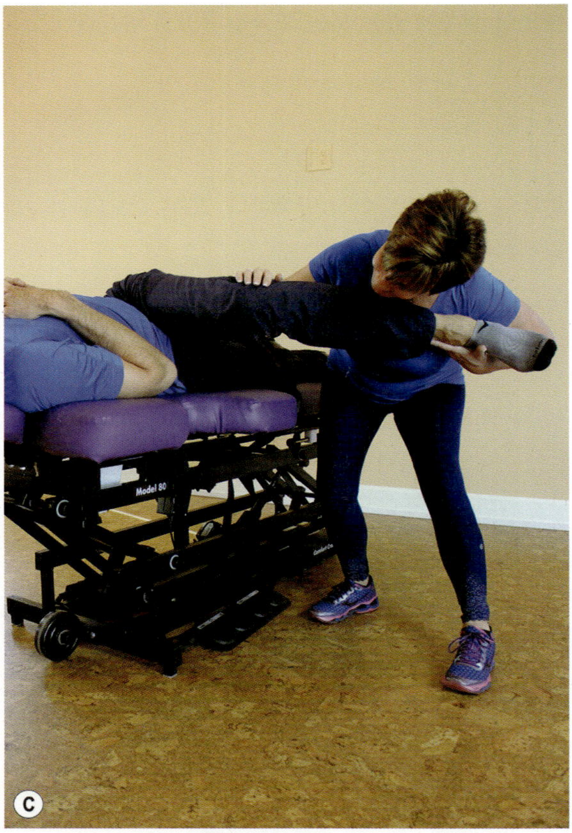

그림 5.11c
Glute swoop

- 여러분이 아래쪽으로 큰 원을 그리듯이, 매우 천천히 움직인다.
- 스우핑(swooping)을 유지한다.
- 급습에서 다리를 떼고 뒤로 걸을 때 다리를 쭉 뻗는다.
- 스우핑으로 클라이언트의 다리를 이완시키고, 여러분이 뒤쪽으로 걸으면서 그 다리를 쭉 편다.
- 테이블 하단 모서리 쪽으로 이동한다.
- 여러분의 몸을 가로지르는 가쪽 견인으로 마무리한다.

C. 가동범위 평가, 워밍-업과 FST PNF 스트레칭 - 다중 관절 (무릎을 폄한 상태)

다중 운동면에서 물렁조직의 ROM 평가와 스트레칭

- 워밍-업을 위해 R1까지만 움직인다.
- 모든 ROM을 증가시킬 때 내쉬기를 한다.
- 움직임 내내 부드러운 StretchWave™을 이용한다.
- 여러분이 조직을 평가할 때 3-5°씩 움직인다; 부드럽게 똑딱거리는 초시계처럼, 원을 그리면서 움직이는 각 범위마다 ROM을 확인한다.

굽힘된 다리 시리즈 운동에서 계속 이어가서, 이 라인을 완성하기 위해 클라이언트의 왼쪽 다리를 운동시킨다.

1. 무릎관절을 폄한 상태에서의 엉덩관절의 굽힘-뒤넙다리근-*SBN*, *SN*

팁

부드럽게 손을 사용한다 - 강하게 잡지 않는다. "만약 여러분이 꽉 잡고 있다면, 만족스런 결과를 얻지 못할 것이다." 위쪽으로 견인할 때 클라이언트의 발꿈치를 이용한다.

목표: SBN과 SN 내의 조직(뒤넙다리근)을 목표로 삼는다.

클라이언트 자세: 누운 자세에서 다리를 뻗어 위쪽으로 들어올린다.

치료사:

- 여러분의 바깥쪽 다리만 앞쪽으로 움직여 런지 자세를 취한다.
- 여러분의 바깥쪽 손을 클라이언트의 발꿈치 뒤쪽에 배치하고, 넙다리뼈를 엉덩관절로부터 견인하고 ROM을 증가시키기 위해 그 손을 고정점으로 사용한다.
- 안정성과 근력을 위해 여러분의 넓은등근을 활성화한다.

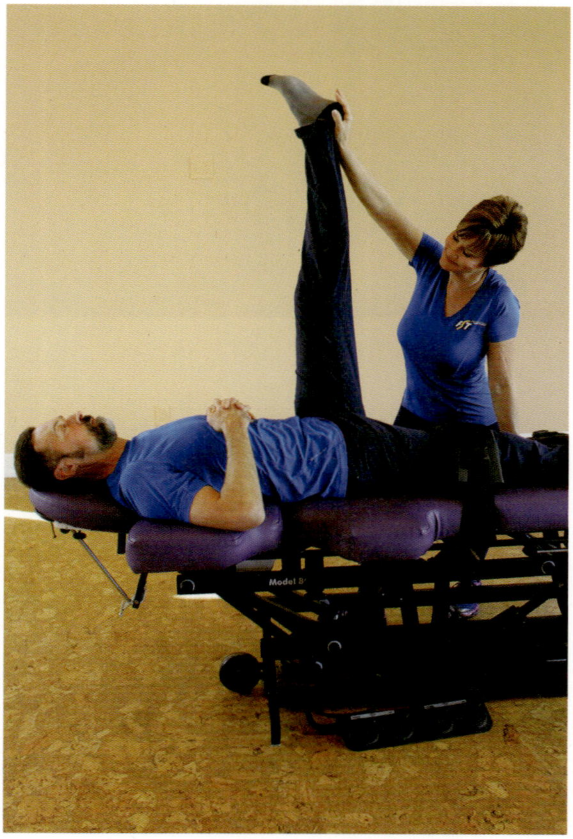

그림 5.12
무릎을 편한 상태에서의 엉덩관절 굽힘 – 시상면 방향

- 지렛대를 위해 여러분의 안쪽 손을 테이블에 고정한다.
- 클라이언트의 다리를 위로 들어올리기 위해 그 다리 밑으로 들어간다고 생각한다.

ROM: 엉덩관절의 굽힘

견인: 위쪽과 가쪽으로 견인한다(엉덩관절에서 분리되도록 머리쪽으로 견인한다)

PNF: 클라이언트는 다리를 펴기 위해 뒤넙다리근을 수축한다.

PNF 큐잉: "당신의 다리로 나를 미시오"

스트레칭: 엉덩관절의 굽힘을 증가시킨다.

반복: PNF를 2번 이상 반복한다.

2. 무릎관절을 폄한 상태에서의 엉덩관절의 굽힘과 벌림-안쪽뒤넙다리근- *DFN, SBN, SN*

엉덩관절(hip)의 굽힘과 벌림을 증가시켜 ROM과 스트레칭을 증가시킨다. 클라이언트의 다리가 부드럽게 테이블의 측면으로, 그리고 테이블 하단 쪽으로 둥둥 떠다닌다고 생각한다.

목표: SBN, FN과 DFN 내의 조직(뒤넙다리근과 모음근)을 목표로 삼는다.

클라이언트의 다리가 옆으로 움직이면서 ROM을 증가시켜 마지막 자세에서 계속 이어진다.

클라이언트 자세: 누운 자세에서 다리를 굽힌다.

치료사:

- 클라이언트의 다리가 벌림될 때까지 여러분의 다리와 바깥쪽 손의 위치는 변하지 않는다.

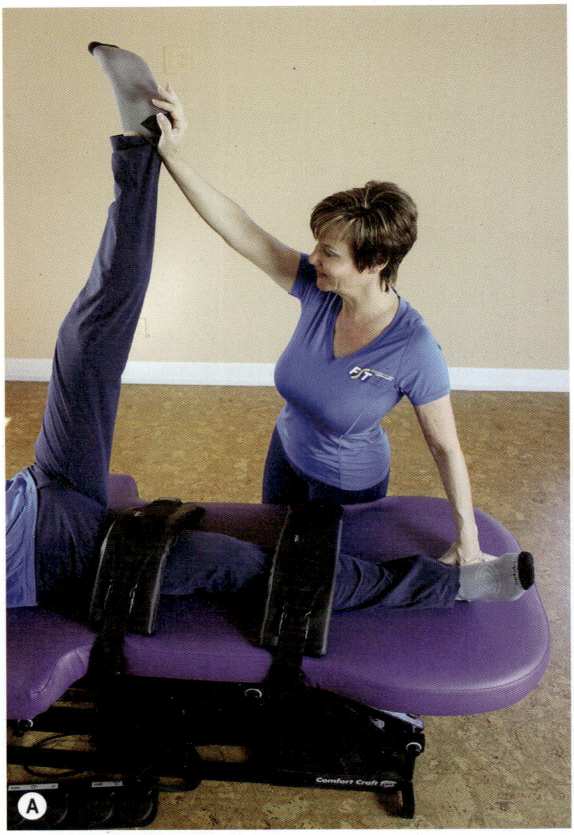

그림 5.13a
엉덩관절의 굽힘

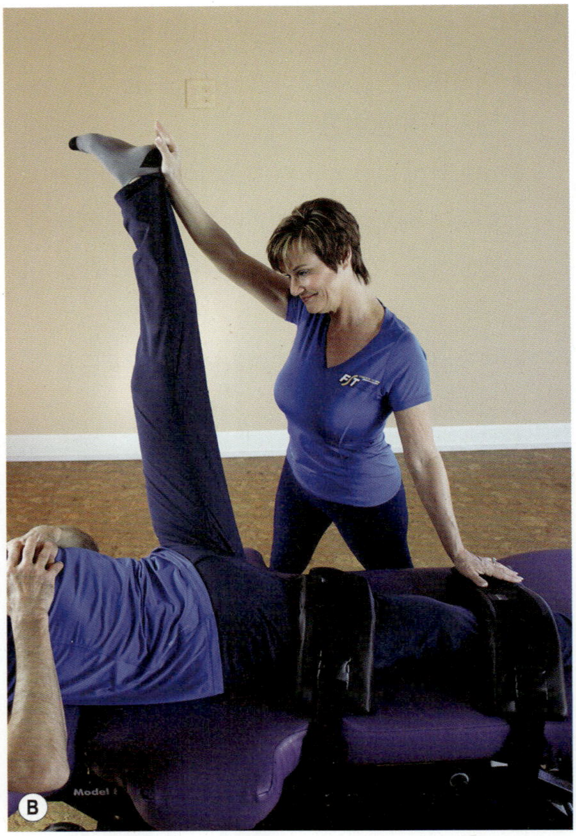

그림 5.13b
엉덩관절의 굽힘과 벌림

- 여러분의 바깥 손을 움직여 무릎을 지지하기 위해 무릎 뒤에 배치된다.
- 견인을 유지하고 벌림을 증가시키기 위해 여러분의 온몸을 이용한다.

ROM: 엉덩관절의 굽힘과 벌림

견인: 위쪽과 가쪽으로 견인한다.(클라이언트의 머리 쪽과 측면으로)

PNF: 클라이언트는 뒤넙다리근을 수축하여 폄을 일으키고, 모음근을 수축하여 약간의 모음을 일으킨다.

PNF 큐잉: “당신의 다리를 내 쪽으로 미시오”

스트레칭: 엉덩관절의 굽힘과 벌림을 증가시킨다.

반복: PNF를 2번 이상 반복한다.

약간 더 벌림된 자세에서 클라이언트의 다리를 견인한다.

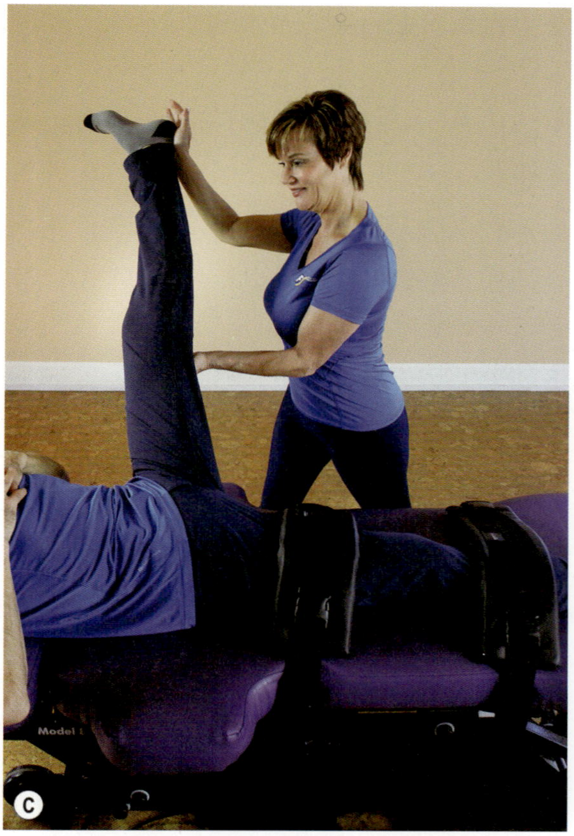

그림 5.13c
엉덩관절의 굽힘, 벌림과 가쪽돌림

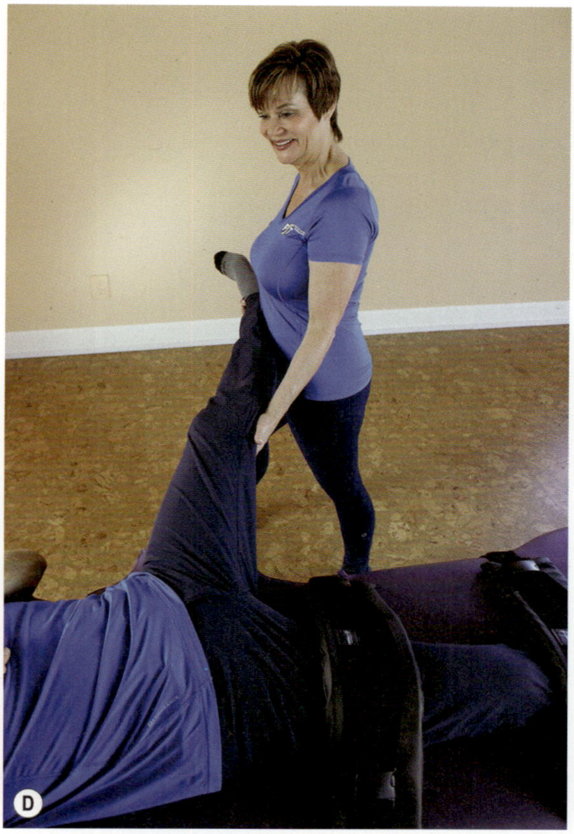

그림 5.13d
안쪽뒤넙다리근 포커스

3. 무릎관절을 편한 상태에서의 엉덩관절의 굽힘과 벌림-안쪽뒤넙다리근 포커스-*SBN, SN, FN, DFN*

목표: SBN, SN, FN과 DFN 내의 조직(안쪽뒤넙다리근)과 엉덩관절의 굽힘을 목표로 삼는다.

클라이언트 자세: 누운 자세에서 바깥쪽 다리의 엉덩관절을 굽힘하고 벌림한다.

치료사:

- 클라이언트의 다리를 여러분의 엉덩이에 가로질러 배치한다.
- 클라이언트의 발꿈치를 여러분의 바깥쪽 엉덩이에 대고 바깥 손으로 안는다.
- 여러분의 다른 손을 클라이언트의 무릎 뒤에 배치한다.

ROM: 엉덩관절 굽힘(테이블 상단쪽으로 움직인다)

엉덩관절 벌림(바닥쪽으로 내린다)

견인: 골반으로부터 다리를 당긴다.

여러분의 몸을 뒤로 기울여서 테이블로부터 멀어지도록 당긴다 - 이때 여러분의 엉덩이를 이용한다! 측면으로 런지함으로써 견인을 증가시킨다.

PNF: 클라이언트는 뒤넙다리근을 수축한다.

PNF 큐잉: "당신의 다리를 내쪽으로 미세요."

스트레칭: 엉덩관절의 굽힘과 벌림

반복: PNF를 2번 이상 반복한다.

4. 무릎관절을 편한 상태에서의 엉덩관절 굽힘과 벌림-긴모음근 포커스- *SBN, FN, SN, DFN*

목표: SBN, FN, SN과 DFN 내의 조직(긴모음근)을 목표로 삼는다.

클라이언트 자세: 누운 자세에서 엉덩관절을 굽힘과 벌림한다.

치료사: 마지막 자세; 클라이언트의 다리를 여러분의 엉덩이에 가로질러 배치한다.

마지막 스트레칭으로부터 손의 위치를 바꾼다. 여러분의 손을 클라이언트의 먼쪽 넙다리뼈의 안쪽면과 발목의 안쪽면에 배치한다. 견인을 하기 위해 측면으로 런지한다.

여러분의 손과 다리를 함께 이용하여 클라이언트의 다리를 활주시키거나 아니면, 클라이언트의 다리를 내리기 위해 여러분의 무릎을 굽힌다.

여러분의 허리를 조심한다 - 너무 많이 굽힘하지 않아야 한다.

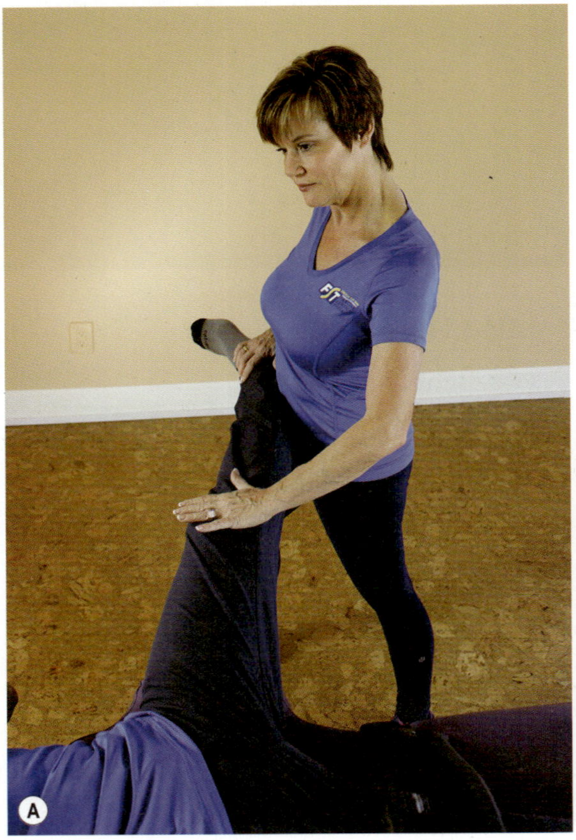

그림 5.14a
모음근 포커스

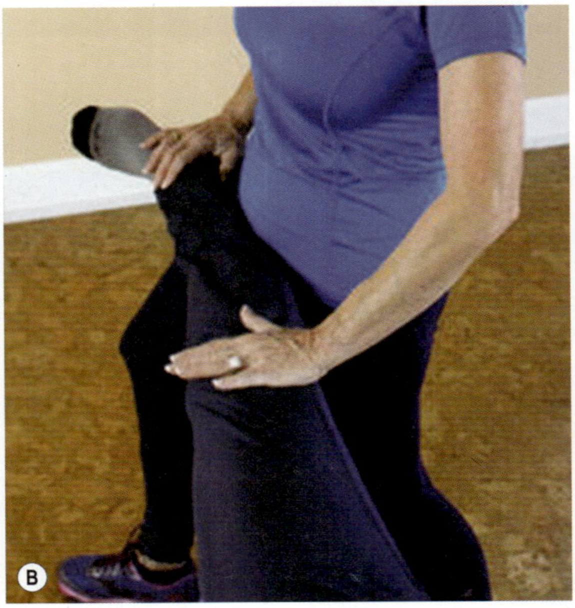

그림 5.14b
모음근 포커스의 클로즈-업

ROM: 엉덩관절의 굽힘과 벌림

견인: 넙다리뼈를 측면과 바닥쪽으로 당긴다.

PNF: 클라이언트는 모음근을 수축한다.

PNF 큐잉: "당신의 다리를 천장 쪽으로 미시오"

스트레칭: 클라이언트의 다리를 바닥쪽으로 활주시킴으로써 벌림을 증가시킨다.

반복: PNF를 2번 이상 반복한다.

조직의 각도와 다른 섬유를 번갈아가면서 움직인다.

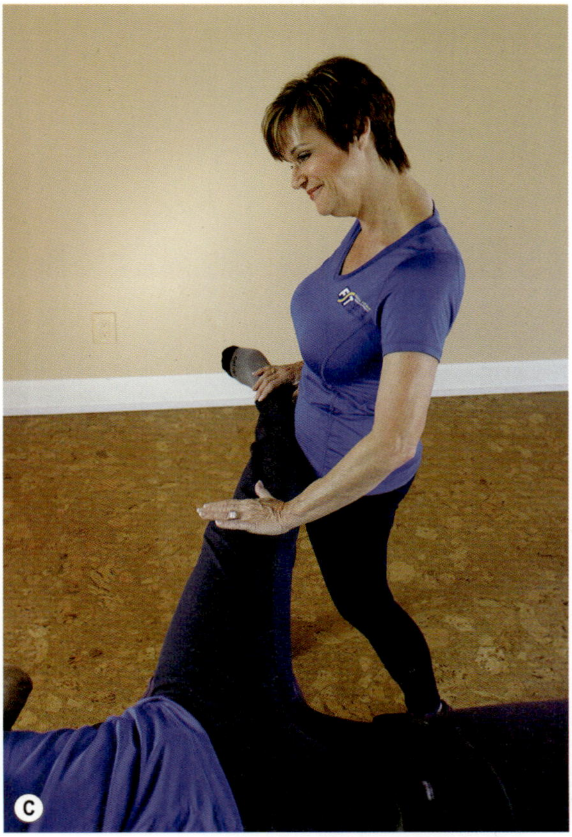

그림 5.14c
모음근 포커스의 증가

5. 무릎관절을 편한 상태에서의 엉덩관절 굽힘과 벌림-뒤넙다리근과 긴모음근의 조합-*SBN, FN, SN, DFN*

목표: SBN, FN, SN과 DFN 내의 조직(뒤넙다리근과 모음근)을 목표로 삼는다.

클라이언트 자세: 누운 자세에서 엉덩관절을 굽힘과 벌림한다.

치료사:

- 이전 자세에서, 스트레칭을 해제하고 ROM을 감소시킨다.
- 이제 치료사는 엉덩관절을 굽힘과 모음의 조합으로 가져간다.
- 클라이언트의 다리를 여러분의 엉덩이에 가로질러 다시 위로 들어올린다.
- 여러분의 엉덩이를 이용하여 견인을 일으킨다.
- 여러분의 양 손을 다시 넙다리뼈의 안쪽면으로 가져가지만, 여전히 모음근에 일부 접촉시킨다.
- 클라이언트의 발꿈치를 여러분의 엉덩이에 고정시켜 지지한다.

ROM: 엉덩관절의 굽힘과 벌림

견인: 넙다리뼈를 가쪽과 바닥쪽으로 내린 후, 위쪽으로 당겨 굽힘한다. 테이블로부터 몸을 뒤로 기울이면서 견인한다.

PNF: 클라이언트는 동시에 뒤넙다리근과 모음근을 수축한다.

PNF 큐잉: "당신의 다리를 내 쪽으로 밀고, 천장 쪽으로 움직이시오"

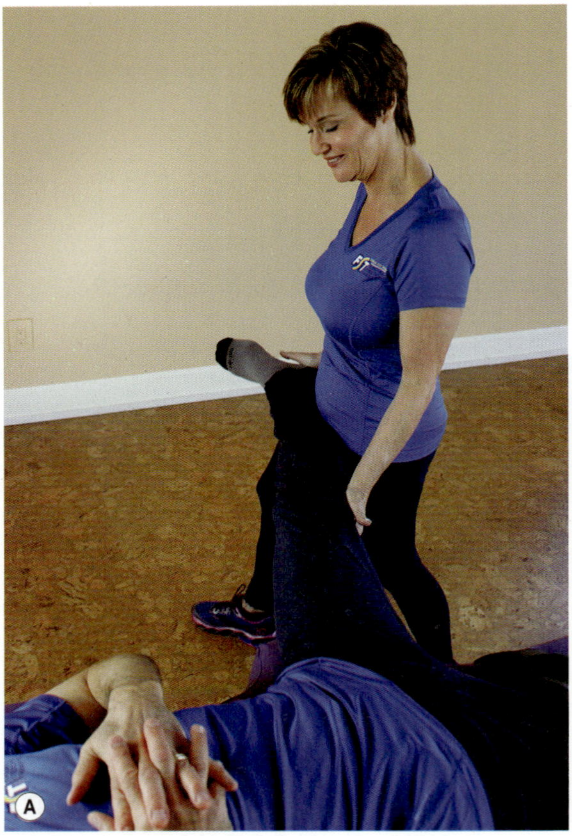

그림 5.15a
치료사의 자세는 안쪽뒤넙다리근과 모음근 사이의 경계를 찾는다.

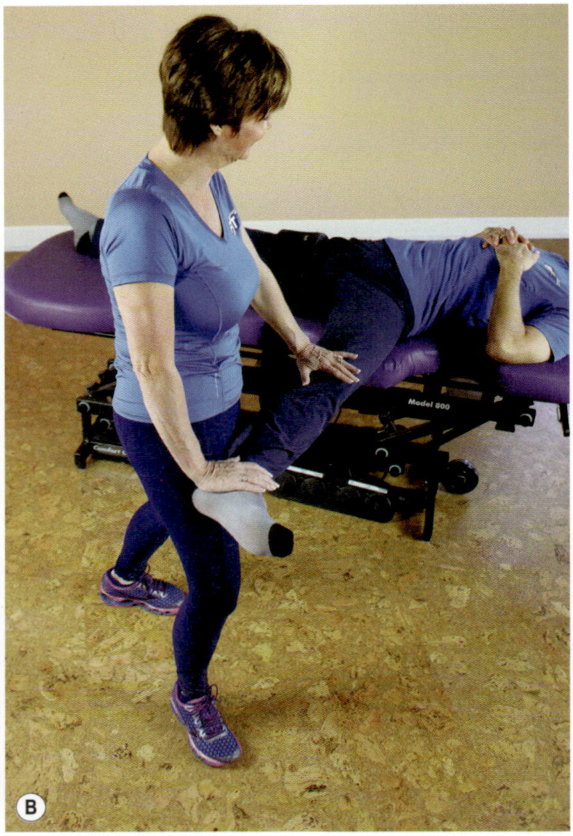

그림 5.15b
안쪽뒤넙다리근과 모음근의 PNF 조합

스트레칭:

- 엉덩관절의 굴절과 벌림을 증가시킨다.
- 골반으로부터 넙다리뼈를 멀어지게 하고, 바닥쪽으로 내리고, 또 테이블의 상단 쪽으로 향하게 함으로써 스트레칭을 증가한다.
- 조직의 각도와 다른 섬유 사이를 번갈아 가면서 움직인다.

반복: PNF를 2번 이상 반복한다.

견인을 이용하여 테이블의 반대편에 있는 뒤넙다리근의 가쪽면으로 전환한다.

6. 허리 돌림과 엉덩관절의 굽힘, 모음 및 안쪽돌림-허리, 볼기 부위, 엉덩정강띠, 종아리근-*SBN*, *LN*

목표: SBN과 LN 내의 조직(허리, 볼기, 엉덩정강띠, 종아리근)을 목표로 삼는다.

클라이언트 자세: 약간 옆으로 누운 자세에서 운동시킬 다리를 고정된 다리 위로 교차시킨다.

치료사:

- 자세를 위해 필요하다면 치료사는 테이블 위에 앉는다.
- ROM을 찾고 견인을 증가시키기 위해 뒤로 기울이면서 여러분의 체중을 아래로 떨어뜨린다.
- 클라이언트의 무릎 가쪽면과 발목 위에 놓인 여러분의 손으로 클라이언트의 다리를 바닥쪽으로 떨어뜨린다.

ROM: 허리 돌림과 함께, 엉덩관절의 굽힘, 모음 및 안쪽돌림

견인: 테이블로부터 멀어지고, 바닥쪽으로 내려가도록 다리를 견인한다.

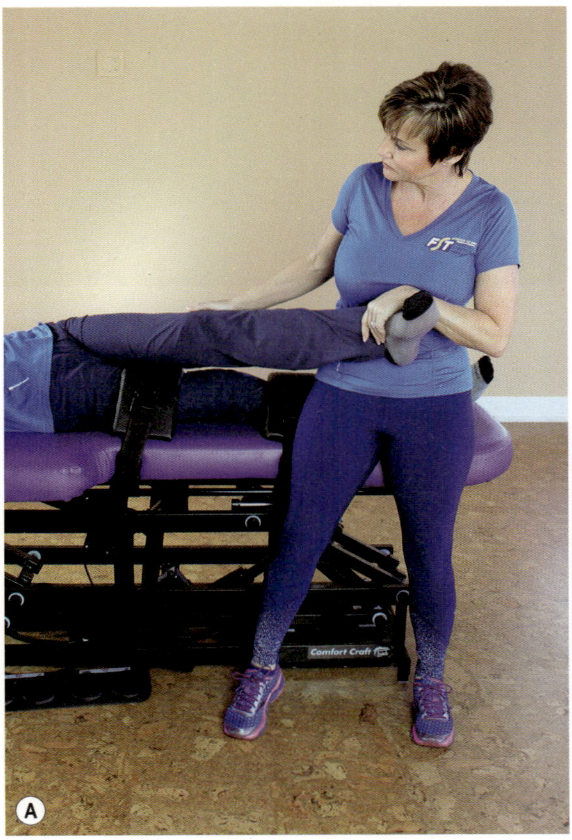

그림 5.16a
다리를 테이블의 모서리와 바닥쪽으로 내리는 가쪽 견인

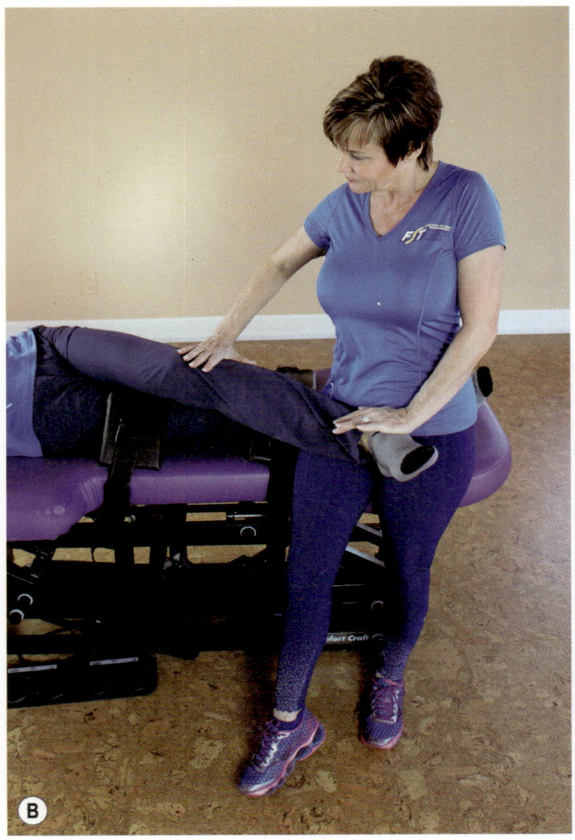

그림 5.16b
다리를 바닥쪽으로 내리는 LN과 가쪽뒤넙다리근의 스트레칭

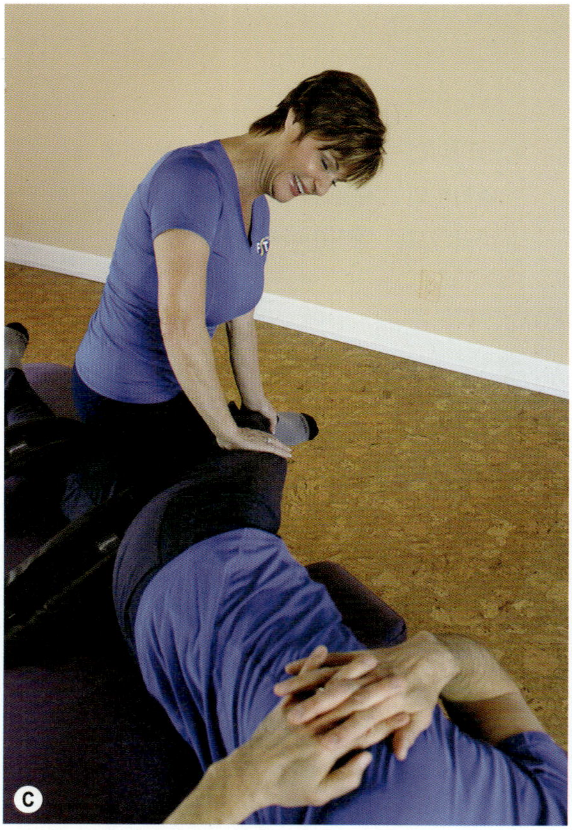

그림 5.16c
위쪽 손의 위치

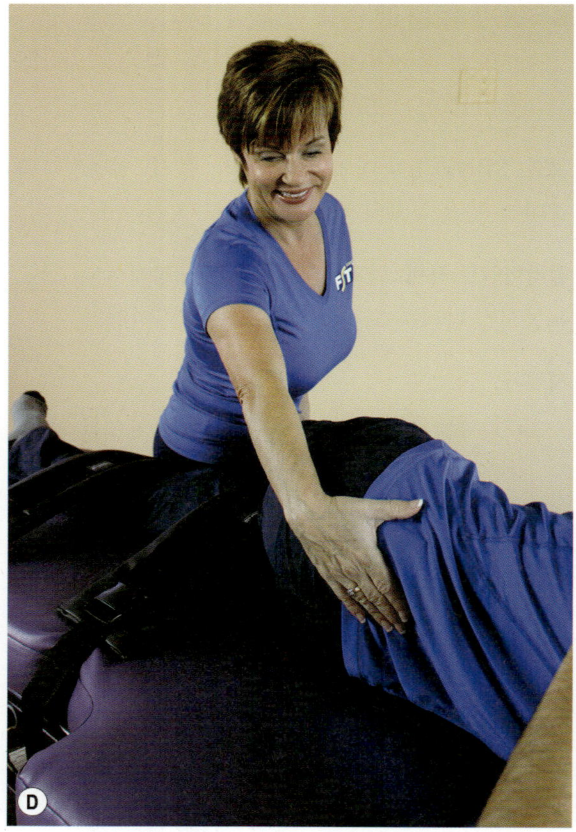

그림 5.16d
SI 관절을 지지하는 손의 위치

PNF: 클라이언트는 수축하여 엉덩이의 가쪽면과 다리를 벌림시킨다.

PNF 큐잉:

"당신의 다리를 천장 쪽으로 들어올리시오"

스트레칭: 허리의 돌림과 함께, 엉덩관절의 굽힘, 모음 및 안쪽돌림을 증가시킨다.

반복: PNF를 2번 이상 반복한다.

만약 여러분이 테이블 위에 앉았다면, 다음 스트레칭으로 이동하기 전에 일어서서 몸통을 가로질러 클라이언트의 다리를 견인한다.

7. 무릎관절을 편한 상태에서의 허리 돌림과 엉덩관절의 굽힘과 모음-허리, 가쪽뒤넙다리근, 볼기 영역, 엉덩정강띠, 종아리근-*LN, SN, SBN*

목표: SN과 SBN 내의 조직(허리, 볼기 영역, 엉덩정강띠, 종아리근)을 목표로 삼는다.

클라이언트 자세: 다리로 몸을 가로지르면서 누운 자세에서 약간 옆으로 누운 자세로 이동한다.

치료사:

- 이전 자세에서 테이블의 측면에서 멀어지도록 이동한다.
- 클라이언트의 다리를 여러분의 엉덩이에 가로질러 지지와 견인을 위해 발꿈치의 가쪽면을 엉덩이에 걸쳐 놓는다.
- 클라이언트의 발목 상단에 여러분의 바깥쪽 손을 배치하고, 여러분의 몸 가까이에 유지시킨다. 지지를 위해 여러분의 안쪽 손을 무릎 뒤쪽면에 배치한다.

ROM: 허리의 돌림과 엉덩관절의 굽힘과 모음

견인: 다리를 절구로부터 당겨서 테이블의 상단 쪽으로 움직인다. 여러분의 몸을 이용해 다리를 움직여 ROM과 스트레칭을 증가시킨다.

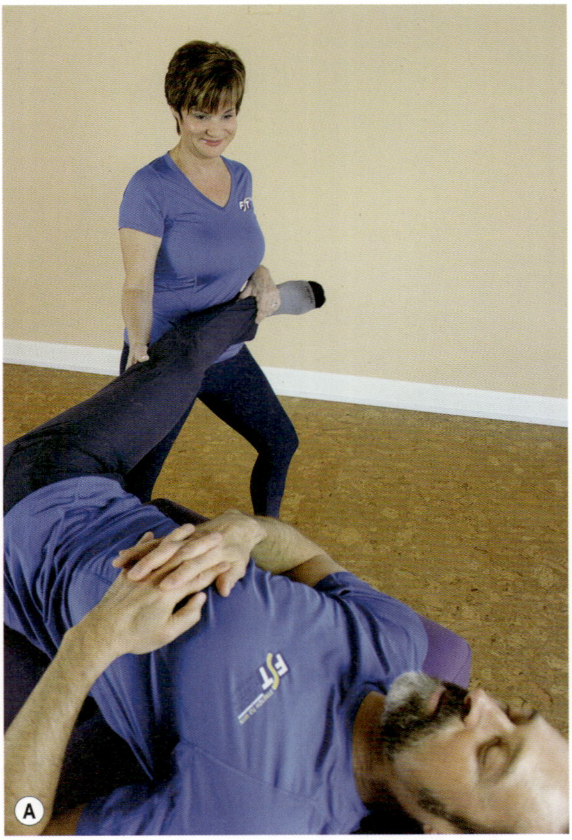

그림 5.17a
가쪽 견인

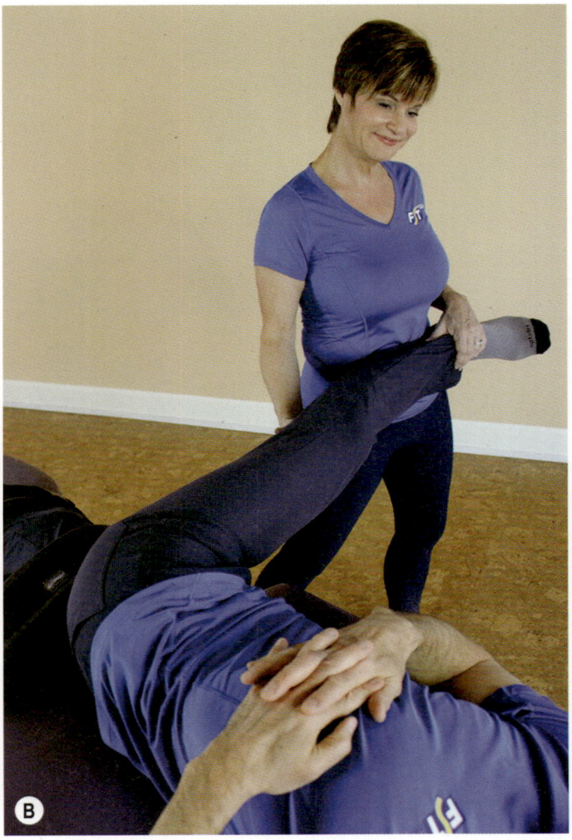

그림 5.17b
중간 자세

PNF: 클라이언트는 뒤넙다리근을 수축한다.

PNF 큐잉: "당신의 다리를 내 쪽으로 뒤로 미시오"

스트레칭: 허리의 돌림과 엉덩관절의 굽힘과 모음을 증가시킨다.

반복: PNF를 2번 이상 반복한다.

대각선과 위쪽 방향인 테이블의 상단 쪽으로 엉덩관절의 굽힘을 증가시킴으로써 스트레칭을 향상시킨다.

8. 허리 돌림과 함께 엉덩관절의 굽힘, 모음 및 안쪽돌림-허리, 볼기 영역, 엉덩정강띠, 종아리근, 가쪽뒤넙다리근, 높은 자세-*SN*, *SBN*

목표: SN과 SBN 내의 조직과 새로운 각도에서의 뒤쪽 뒤넙다리근을 목표로 삼는다.

클라이언트 자세: 누운 자세

치료사: 이전 자세로부터, 클라이언트의 다리를 천장 쪽으로 더 높이 들어올린다.
양 손을 발꿈치와 뒤넙다리근에 배치한다.

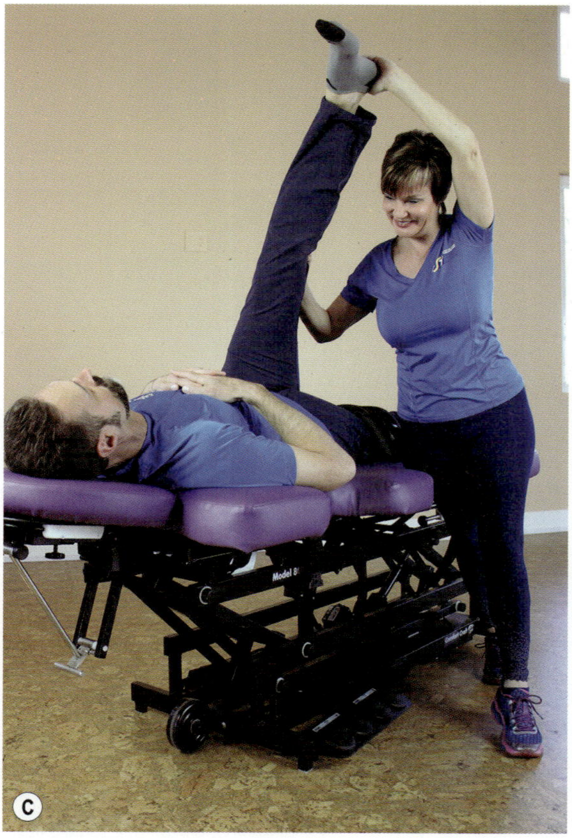

그림 5.17c
손 위치 1은 가쪽뒤넙다리근, SN, SBN에 초점을 맞춘다.

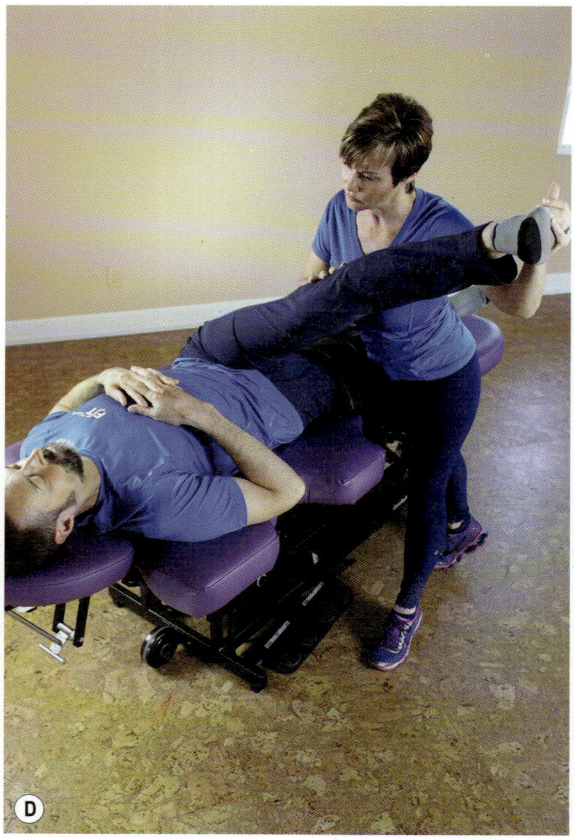

그림 5.17d
손 위치 2는 몸통을 가로질러 계속 원운동을 한다.

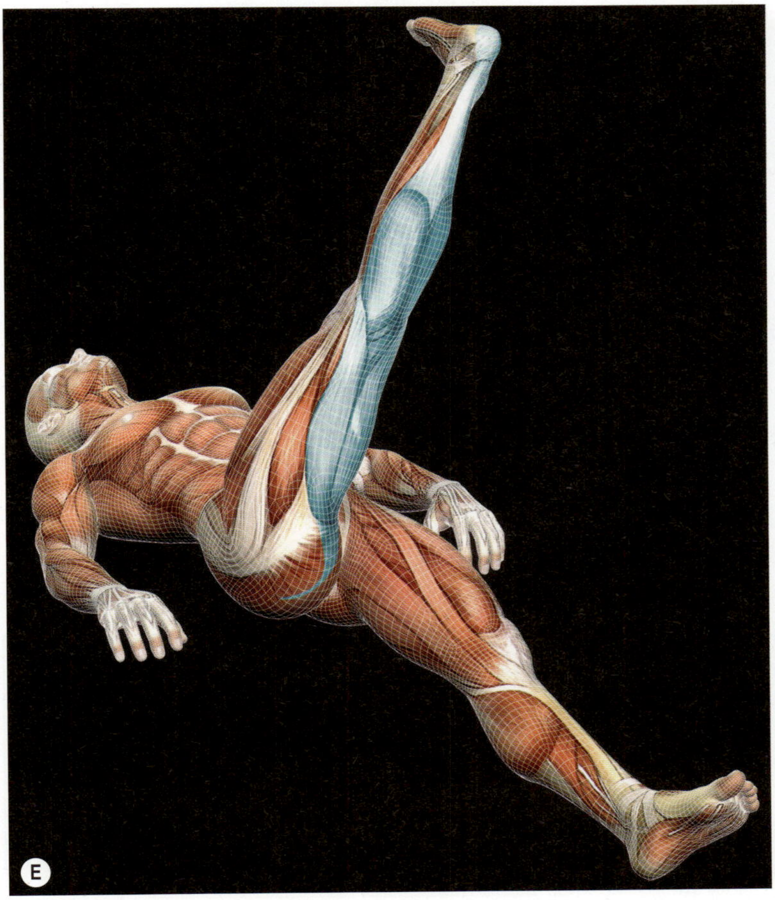

그림 5.17e
SBN 내의 조직을 목표로 한다.

견인: 반대쪽 어깨쪽인 테이블 상단으로 클라이언트의 다리를 대각선 방향과 위쪽으로 움직인다.

ROM: 허리 돌림과 엉덩관절의 굽힘과 벌림

견인: 가쪽과 위쪽으로 당긴다.

PNF: 클라이언트는 뒤넙다리근을 수축한다.

PNF 큐잉: "당신의 다리를 내 쪽으로 미시오"

스트레칭: 허리 돌림과 엉덩관절의 굽힘과 모음을 증가시킨다. 다리를 몸을 가로지르는 대각선과 위쪽으로 움직인다.

반복: PNF를 2번 이상 반복한다.

노트

클라이언트의 무릎은 다음 스트레칭 2, 3, 또는 4를 위해 90° 이상 굽힘되지 않아야 한다. 그렇지 않으면, 바로 넙다리네갈래근이 스트레칭될 것이다.

D. 가동범위 평가, 워밍-업과 FST PNF 스트레칭

1. 골반의 가쪽돌림-엉덩근과 허리근 *(iliacus and psoas)-DFN*

목표: DFN 내의 조직(몸쪽 엉덩근과 먼쪽 허리근)을 목표로 삼는다. 골반뼈의 가쪽돌림을 증가시킨다.

클라이언트 자세: 옆으로 누운 자세에서 위쪽 다리를 중립위로 쭉 뻗고, 아래쪽 다리의 엉덩관절과 무릎관절을 약간 굽힌한다. 양쪽 엉덩이는 위아래로 수직으로 쌓여야 하고, 팔은 편안하게 놓여야 한다.

치료사:

- 여러분의 몸을 테이블의 아래쪽으로 움직인 후 테이블의 가장자리에 앉아서 클라이언트의 발 쪽을 쳐다본다. 여러분의 안쪽 다리를 테이블 위에 배치하고, 여러분의 바깥쪽 발을 바닥에 꽉 붙인다.
- 여러분의 안쪽 엉덩이로 클라이언트의 허리를 지지한다.
- 여러분의 몸을 클라이언트 쪽으로 움직인다.
- 여러분의 안쪽 손을 클라이언트의 ASIS 앞쪽에 배치하고, 다른 한 손을 PSIS에 배치한다. 여러분 자신에 맞는 가장 좋은 자세를 찾는다.
- 여러분의 양 손으로 골반을 잡는다.
- 골반을 부드럽게 앞뒤로 흔든다. 이때의 움직임은 작다.

ROM: 엉덩관절의 폄을 돕는 골반뼈의 가쪽돌림

견인: 골반을 천장쪽으로 들어올린다.

PNF: 클라이언트는 여러분의 손이 배치되는 엉덩근과 허리근을 수축한다.

PNF 큐잉: "복부와 엉덩이를 테이블 쪽으로 내리시오"

스트레칭:

- 골반뼈의 가쪽돌림을 증가시킨다. 엉덩근을 표적으로 한다.
- 수동 ROM을 다시 확인한다.

반복: PNF를 2번 이상 반복한다.

> **노트**
> 클라이언트 무릎은 다음 스트레칭 2, 3, 또는 4를 위해 90° 이상 굽힘되지 않아야 한다. 그렇지 않으면, 바로 넙다리네갈래근이 스트레칭될 것이다.

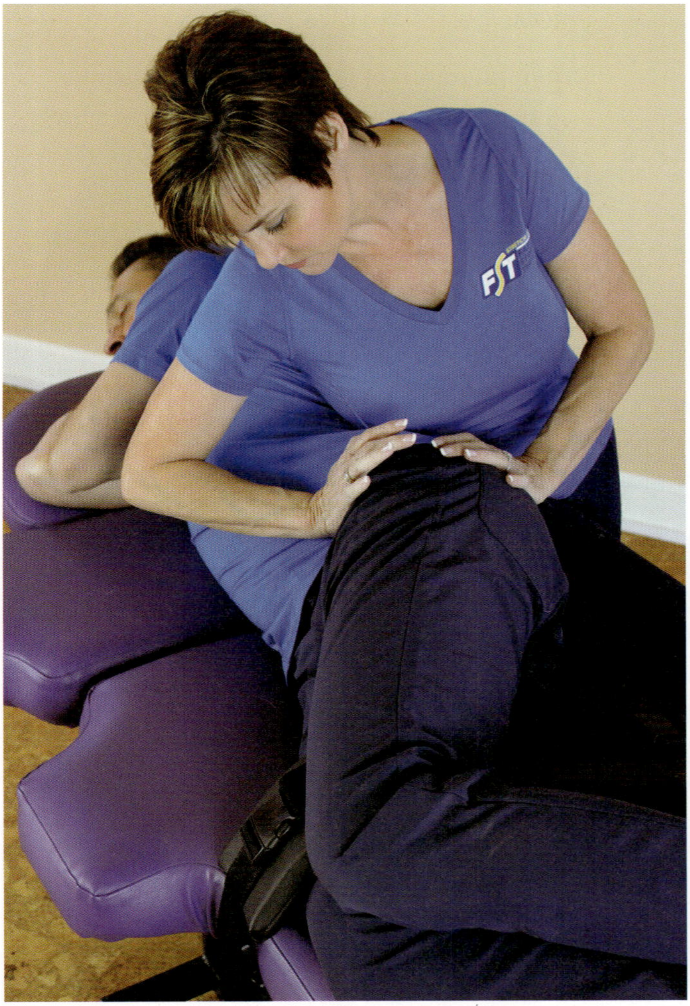

그림 5.18
골반이 가쪽돌림되도록 흔든다.

2. 엉덩관절의 폄-엉덩관절 굽힘근-*SFN, DFN, FN, SN, LN*

목표: SFN, DFN, FN, SN과 LN 내의 조직(엉덩관절 굽힘근의 몸쪽 부착점)을 목표로 삼는다.

엉덩관절의 폄을 증가시킨다.

클라이언트 자세: 옆으로 누운 자세에서 위쪽 다리의 엉덩관절을 펴하고, 무릎을 약간 굽힌다. 그리고 아래쪽 다리의 엉덩관절과 무릎관절을 약간 굽힌다. 양쪽 엉덩이는 위아래로 수직으로 쌓여야 하고, 팔은 편안하게 놓여야 한다.

치료사:

- 이전 자세에서 일어선 후 클라이언트를 바라보기 위해 몸을 돌린다.
- 여러분의 바깥쪽 발을 테이블에서 멀어지도록 움직인다.
- 클라이언트의 종아리를 여러분의 몸에 가로질러 배치하고, 여러분의 바깥쪽 엉덩이나 또는 여러분이 가장 편안하게 느끼는 부위에 그 발을 걸쳐 놓는다.
- 여러분의 바깥 손으로 발바닥을 감싸고, 그 발을 여러분의 몸 가까이에 유지시킨다.
- 다리를 지지하기 위해 여러분의 안쪽 손을 무릎 위의 허벅지에 배치한다.
- 클라이언트의 발을 몸 안으로 끌어안고 견인을 하기 위해 몸을 뒤로 기울인다.
- 엉덩관절의 폄을 위해 앞뒤로 움직인다.
- 스트레칭을 하기 전에 다양한 각도로 움직이기 위해 클라이언트와 함께 움직인다.

ROM: 엉덩관절의 폄

견인: 클라이언트의 넙다리뼈를 폄으로 움직인다. 클라이언트의 다리를 움직이기 위해 여러분의 전체 몸을 이용한다.

PNF: 클라이언트는 몸을 테이블 아래로 움직이고, 엉덩관절 굽힘근을 수축한다.

PNF 큐잉:

이는곳으로부터: "당신의 복부와 엉덩이를 테이블 쪽으로 내리시오"

닿는곳으로부터: "당신의 무릎을 다른 다리쪽으로 당기시오",

이는곳과 닿는곳을 위한 PNF 콤보: "내리고 당기시오"

스트레칭: 엉덩관절의 폄을 증가시킨다.

반복: PNF를 2번 이상 반복한다.

팁

클라이언트의 발 배치는 편안해야 하고, 여러분이 안정감을 느껴야 한다.

노트

명심해야 할 것: 배치는 클라이언트마다 약간씩 다를 수 있다. 만약 자세가 올바르지 않다면, 클라이언트의 발은 걸리는 느낌을 가질 수 있다. 여러분의 넓은등근을 사용하고, 추가적인 지렛대를 위해 여러분의 체중을 아래쪽로 떨어뜨린다.

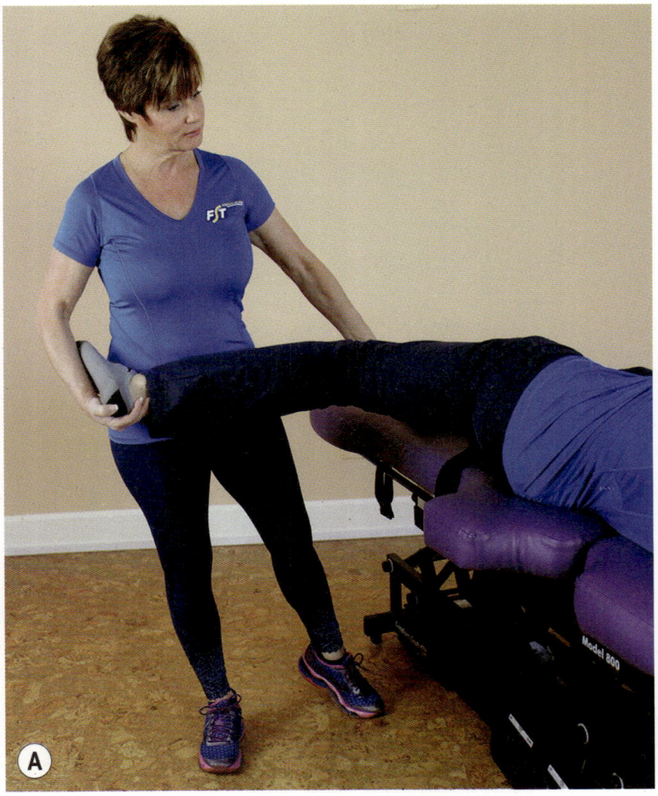

그림 5.19a
엉덩관절 굽힘근의 몸쪽 부착점을 위한 엉덩관절의 폄

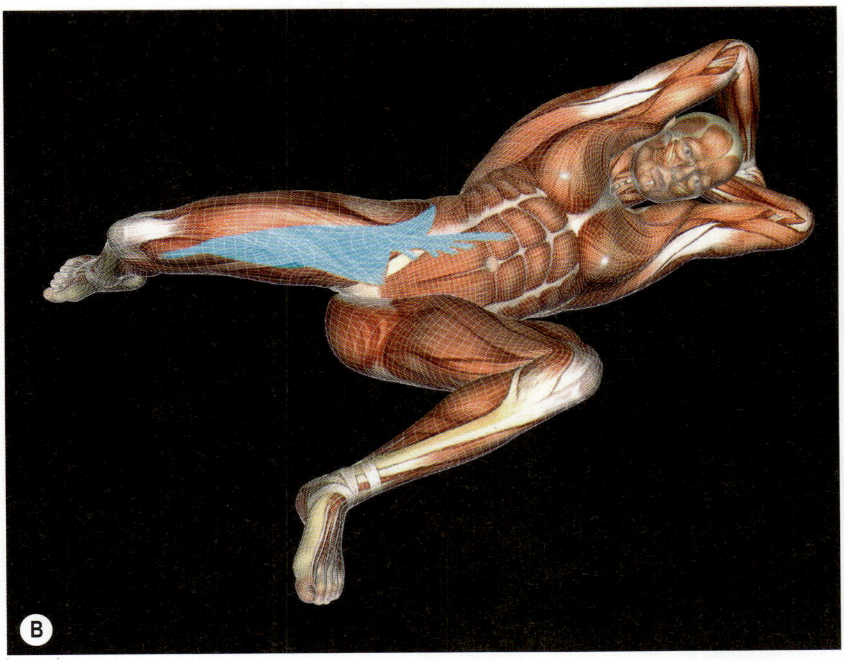

그림 5.19b
DFN(Deep Front Net)의 조직을 주로 대상으로 한다.

3. 엉덩관절의 폄과 모음–엉덩관절의 굽힘근과 벌림근–*SFN, DFN, FN, SN, LN*

목표: SFN, DFN, FN, SN과 LN 내의 조직(엉덩관절 굽힘근의 가쪽 섬유와 벌림근)을 목표로 삼는다. 엉덩관절의 폄과 모음을 증가시킨다.

클라이언트 자세: 옆으로 누운 자세에서 위쪽 다리의 엉덩관절을 폄하고, 무릎을 약간 굽힘한다. 그리고 아래쪽 다리의 엉덩관절과 무릎관절을 약간 굽힘한다. 양쪽 엉덩이는 위아래로 수직으로 쌓여야 하고, 팔은 편안하게 놓여야 한다.

치료사:

- 마지막 자세에서 테이블 쪽으로 더 가까이 이동한다.
- 클라이언트의 종아리를 여러분의 허벅지를 가로질러 아래로 떨어뜨리거나, 여러분에게 편안한 자세로 배치한다.

치료사의 손 위치:

- 여러분의 엉덩관절을 앞쪽으로 굽혀서 클라이언트의 넙다리뼈 위에 가슴을 붙인다.

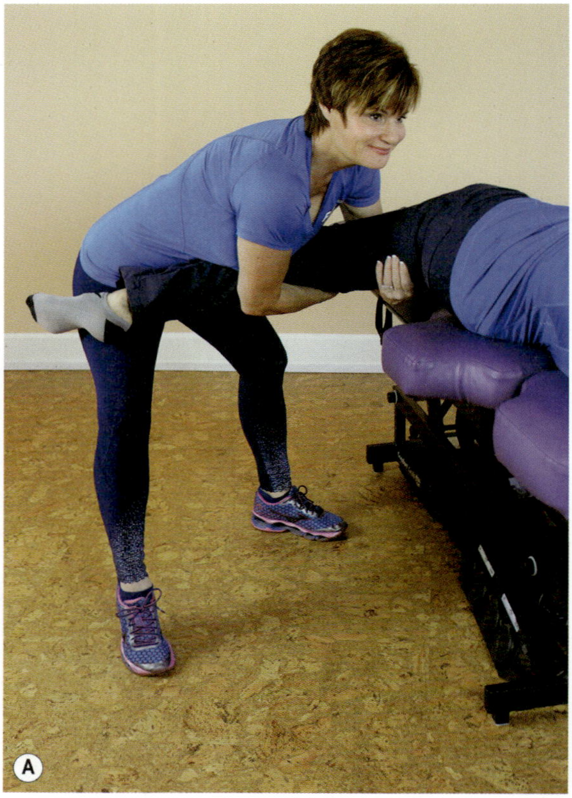

그림 5.20a
엉덩관절 굽힘근의 앞쪽 섬유와 가쪽 섬유를 위한 엉덩관절의 폄

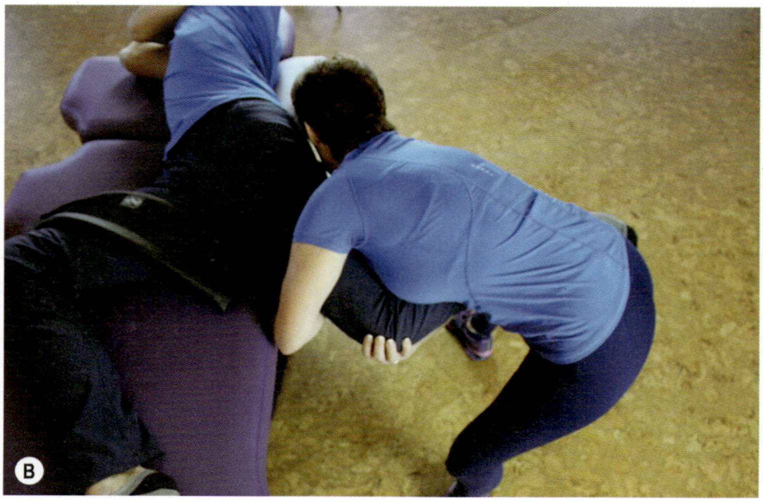

그림 5.20b
가쪽 섬유에 초점을 맞춘 엉덩관절의 폄

- 여러분의 무릎을 굽힘하고 다리의 각도를 변화시키기 위해 몸 전체를 낮춘다.
- 여러분의 양 팔로 넙다리뼈를 감싸고, 클라이언트의 다리를 포옹하듯이 안는다.
- 한 손은 넙다리뼈를 지지하고, 다른 손은 무릎을 지지한다.
- 견인을 위해 여러분의 엉덩이를 테이블로부터 뒤쪽으로 이동한다.
- 스트레칭을 증가시키기 위해 여러분의 몸을 이용한다. 즉, 여러분의 체중을 클라이언트의 다리 위로 부드럽게 떨어뜨린다.
- 무릎의 안정성(특히, 무릎의 안쪽면)을 위해 클라이언트의 넙다리뼈과 종아리를 적절한 정렬로 유지해야 한다.
- 클라이언트의 무릎을 90° 이상 굽힘해서는 안된다. 그렇지 않으면, 넙다리네갈래근이 빠르게 스트레칭될 것이다.

ROM: 엉덩관절의 폄과 모음

견인: 넙다리뼈를 골반으로부터 당긴다. 여러분이 다리를 폄과 모음으로 움직일 때 모든 조직을 견인한다고 생각한다.

PNF: 클라이언트는 허벅지와 엉덩이의 가쪽 근육을 수축한다.

PNF 큐잉: "당신의 다리를 내 쪽으로 올리시오" (천장 쪽으로)

스트레칭: 엉덩관절의 폄과 모음

반복: PNF를 2번 이상 반복한다.

4. 엉덩관절의 폄-엉덩관절 굽힘근-근막 성분-*SFN, DFN, FN, SN*

목표: SFN, DFN, FN과 SN 내의 조직(엉덩관절 굽힘근 복합체와 모든 근막 성분)을 목표로 삼는다.

더 많은 견인을 이용하여 엉덩관절의 폄을 최대한으로 증가시킨다.

클라이언트 자세: 옆으로 누운 자세에서 위쪽 다리의 엉덩관절을 폄하고, 무릎을 약간 굽힘한다. 그리고 아래쪽 다리의 엉덩관절과 무릎관절을 약간 굽힘한다. 팔은 편안하게 놓여야 한다.

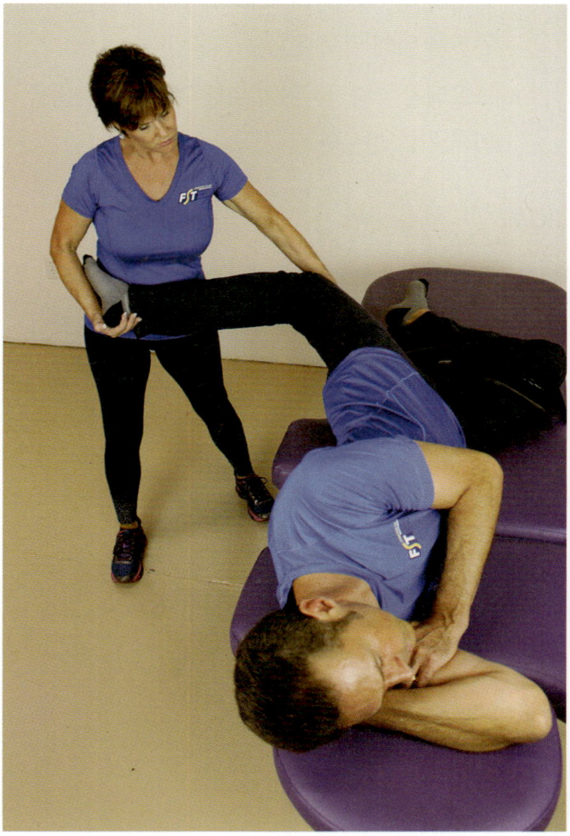

그림 5.21
엉덩관절 폄을 증가시킨다.

치료사:

- 이전 자세로부터, 일어선 후 여러분의 바깥쪽 발을 이용해 테이블로부터 멀어지는 런지를 한다.
- 여러분의 바깥쪽 엉덩이 위에 클라이언트의 발을 걸쳐 놓고, 여러분의 손으로 클라이언트의 발꿈치를 잡는다.
- 지지를 위해 클라이언트의 넙다리뼈에 여러분의 안쪽 손을 배치한다.
- 클라이언트의 무릎을 여러분의 손바닥 안에 배치한다.
- 클라이언트의 발을 여러분의 몸에 잘 고정하고, 견인을 위해 뒤로 온몸을 기울인다.
- 스트레칭을 증가시키기 위해 여러분의 온몸을 뒤로 기울인다.

ROM: 엉덩관절의 폄

견인: 가쪽으로 당겨서 넙다리뼈를 폄시킨다. 여러분의 온몸을 뒤로 기울여서 견인을 증가시킨다.

PNF: 클라이언트는 전체 엉덩관절 굽힘근 복합체를 수축한다.

PNF 큐잉: "당신의 다리를 몸을 교차하여 위쪽으로 당기시오"

스트레칭: 엉덩관절의 폄을 증가시킨다. 각도를 바꾸면서 움직인다.

반복: PNF를 2번 이상 반복한다.

5. 무릎관절 굽힘 상태에서의 엉덩관절의 폄-넙다리네갈래근 포커스- *SFN, DFN, FN, SN*

> **노트**
>
> 무릎을 천천히 부드럽게 굽힘하는 것이 매우 중요하다.

목표: SFN, DFN, FN, SN, 엉덩관절 굽힘근과 넙다리네갈래근을 목표로 삼는다.

엉덩관절의 폄과 무릎관절의 굽힘을 증가시킨다.

클라이언트 자세: 옆으로 누운 자세에서 위쪽 다리의 엉덩관절을 펴하고, 무릎을 90°로 굽힘한다. 그리고 아래쪽 다리의 엉덩관절과 무릎관절을 약간 굽힘한다. 팔은 편안하게 놓여야 한다.

치료사:

- 마지막 자세로부터, 엉덩관절의 폄을 약간 줄이고, 무릎의 굽힘을 천천히 증가시킨다.
- 여러분의 골반이 테이블을 정면으로 향하도록 하고, 테이블 상단 가까이로 여러분의 몸을 이동한다.
- 스트레칭을 증가시킨다.
- 엉덩관절의 폄에서 무릎의 굽힘까지 여러분은 앞뒤로 움직일 수 있다.
- 무릎의 굽힘을 증가시키기 위해 테이블 상단으로 여러분의 골반을 움직인다.
- 여러분은 엉덩관절과 무릎관절의 굽힘을 결합하여 스트레칭을 더 강화할 수 있지만, 깊은 스트레칭을 할 때 점진적으로 수행해야 한다.

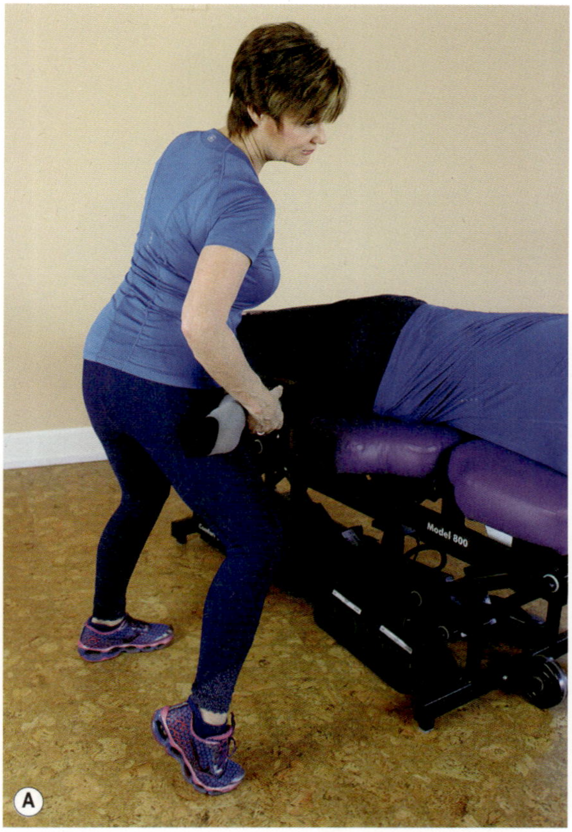

그림 5.22a
무릎 굽힘을 증가시킨다.

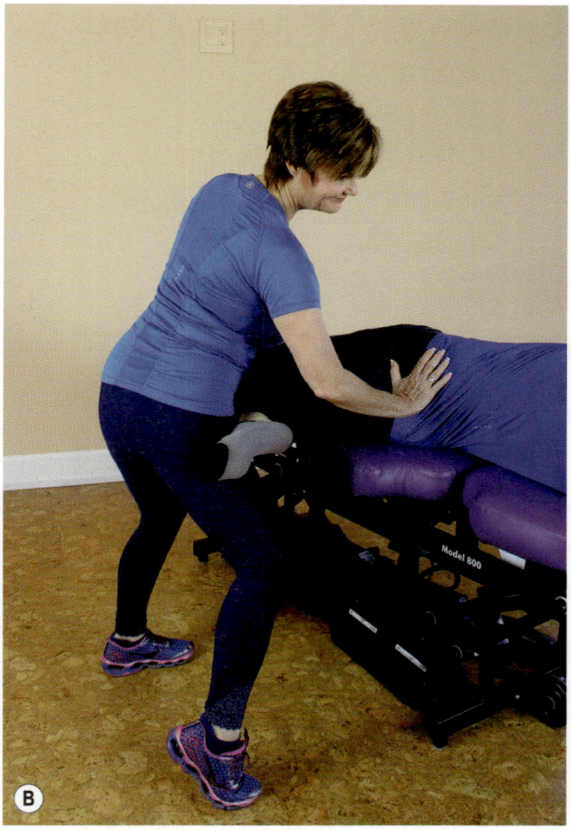

그림 5.22b
클라이언트의 허리를 지지하기 위한 손의 다른 배치

ROM: 엉덩관절의 폄과 무릎관절의 굽힘

견인: 절구로부터 넙다리뼈를 당긴다.

PNF: 클라이언트는 넙다리네갈래근을 수축하여 무릎을 폄한다.

PNF 큐잉: "나를 발로 차시오!" 우리는 이런 큐잉이 "당신의 무릎을 뻗으시오"보다 더 좋다는 것을 알았다.

스트레칭: 엉덩관절의 폄과 무릎관절의 굽힘 볼기 부위로 클라이언트의 무릎을 천천히 굽힘한다(무릎의 굽힘을 증가시킨다).

반복: PNF를 2번 이상 반복한다. 각도를 바꾸면서 움직인다.

다른쪽 다리도 엉덩관절 굽힘근과 넙다리네갈래근의 시리즈를 반복하거나, 또는 다리쪽 다리도 B에서 E까지의 다리 운동을 반복하는데, 모든 운동을 하거나 부분 운동을 수행한다.

E. 가쪽 근막 그물(Lateral Net) 스트레칭

1. 허리 옆굽힘(다리를 움직여서)-종아리근에서부터 허리네모근까지의 근막-*LN, SN*

목표: LN과 SN 내의 조직(엉덩이와 몸통의 가쪽면, 종아리근에서 허리네모근까지의 근막)을 목표로 삼는다.

옆굽힘을 증가시킨다.

클라이언트 자세: 누운 자세에서 양 팔을 몸통 옆에 위치시킨다.

치료사:

- 수동 폄을 위해 견인하면서 클라이언트의 양쪽 다리를 10-20°로 들어올린다.
- 각각의 손바닥으로 발꿈치를 하나씩 잡고, 발꿈치를 여러분의 손가락으로 부드럽게 감싼다.
- 코어를 활성화시키고, 여러분의 양쪽 무릎을 약간 굽힌다.
- 양쪽 다리를 견인하기 시작한다.

ROM: 클라이언트의 움직임이 R1에서 멈출 때까지 여러분의 왼쪽으로 천천히 움직인다.

견인: 여러분의 온몸을 뒤로 젖히고, 이완을 유지한다.

치료사:

- 양쪽 다리 견인을 계속한다.
- 여러분이 측면으로 더 움직일 때 클라이언트의 다리가 테이블로부터 벗어나면, 여러분의 안쪽 손을 사용하여 클라이언트의 다리를 여러분의 몸에 고정시키고, 클라이언트의 안쪽복사뼈(아래쪽 다리)를 여러분의 허벅지나 골반 위에 배치한다.
- 클라이언트의 오른쪽 다리를 더 높이 들어올리고, 여러분의 바깥쪽 손으로 클라이언트의 발꿈치를 여러분의 몸 안에 밀착시킨다.
- PNF 큐잉을 주기 위해 여러분의 안쪽 손을 왼쪽 다리의 가쪽면에 배치한다.
- 스트레칭을 증가시키기 위해 온몸을 뒤쪽으로 기울일 때 여러분의 골반을 뒤쪽경사시킨다.

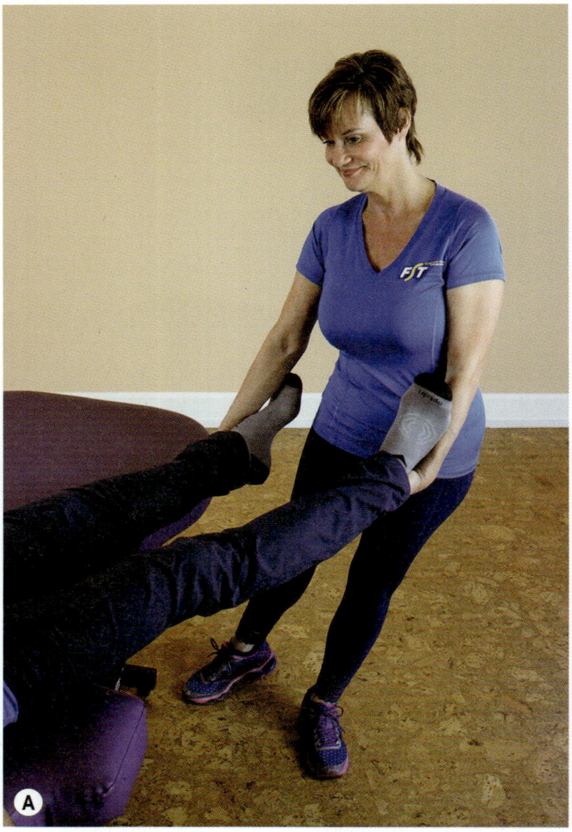

그림 5.23a
신체 왼쪽을 위한 가쪽 근막 그물 스트레칭

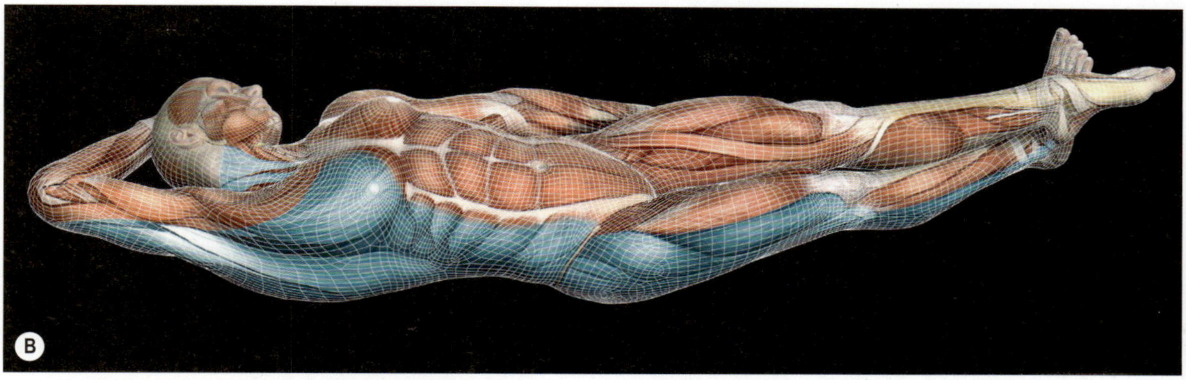

그림 5.23b
가쪽 근막 그물 내에 있는 조직

ROM: 옆굽힘을 증가시켜 ROM을 향상시킨다.

견인: 여러분의 온몸을 뒤쪽으로 기울인다.

PNF: 클라이언트는 왼쪽 다리의 가쪽면을 수축한다.

PNF 큐잉: "당신의 다리로 나를 미시오"

스트레칭: 클라이언트의 옆굽힘을 증가시킨다.

치료사:

- 마지막 자세로부터, 조직 긴장을 줄이기 위해 여러분의 체중을 발꿈치 위로 이동시키고, 또 여러분의 안쪽 손을 이용하여 클라이언트의 왼쪽 다리를 여러분의 몸쪽으로 활주시켜 스트레칭을 증가시키고 다른 섬유를 목표로 삼는다.
- 여러분은 런지를 계속하면서, 클라이언트의 다리를 여러분의 허벅지 쪽으로 내리고 스트레칭을 증가하기 위해 온몸을 뒤쪽으로 약간 기울인다.

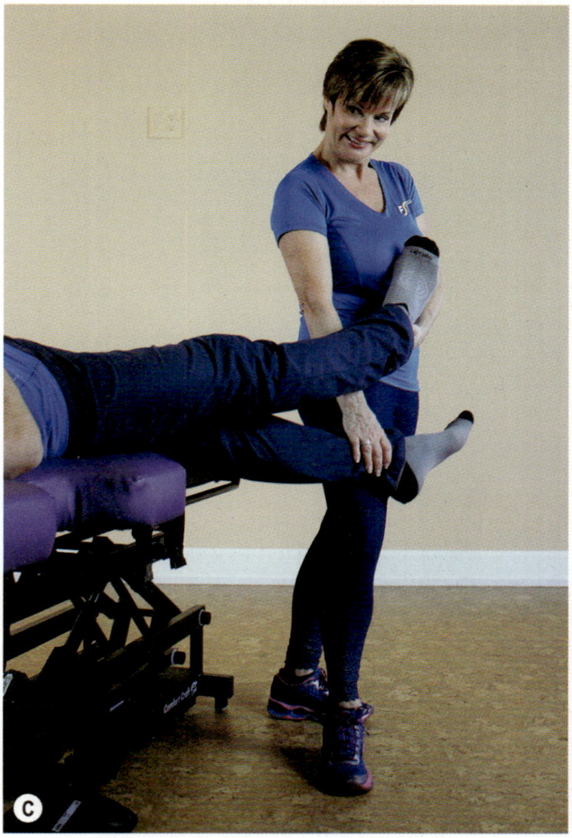

그림 5.23c
가쪽 근막 그물 스트레칭(다리 교차)

견인: 여러분이 움직일 때 계속 견인을 유지한다. 테이블에서 멀어지고 테이블 상단 쪽으로 움직일 때 클라이언트와 함께 움직인다고 생각하면서 견인한다.

여러분이 테이블로부터 뒤쪽으로 기울일 때, 여러분의 팔이 아니라, 여러분의 온몸을 이용해 조직을 느낀다.

PNF: 클라이언트는 왼쪽 다리의 가쪽면을 수축한다.

PNF 큐잉: "당신의 다리를 내쪽으로 미시오"

스트레칭: 클라이언트의 옆굽힘을 증가시킨다 (클라이언트의 다리를 바닥 쪽으로 내린다).

반복: PNF를 2번 이상 반복한다.

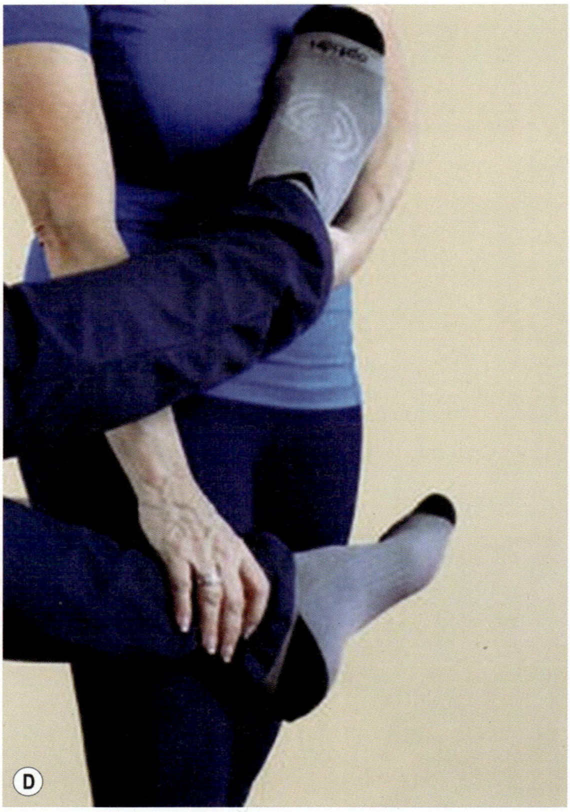

그림 5.23d
가쪽 근막 그물 스트레칭 – 클로즈-업

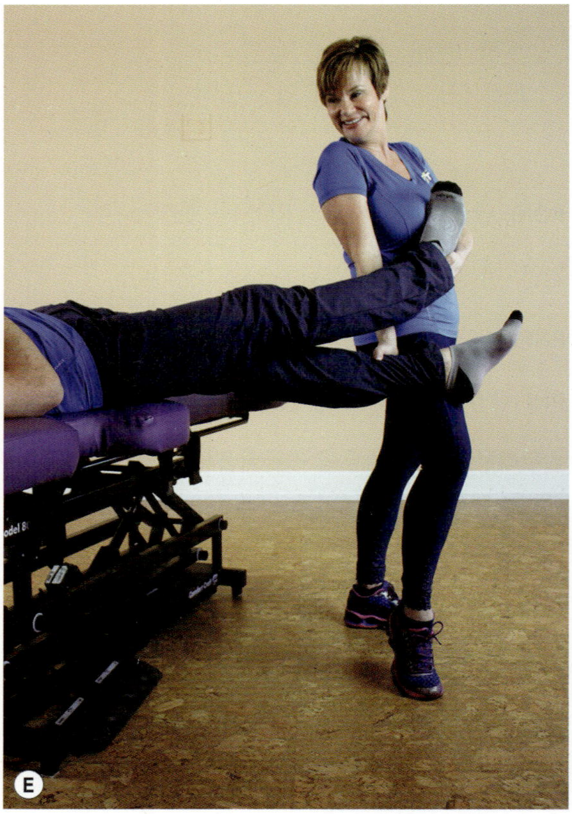

그림 5.23e
가쪽 근막 그물 스트레칭

F. 오른쪽 다리를 위한 전체 시리즈 (B에서부터 D까지) 반복

이제는 스트레칭을 마무리하기 위해 가쪽 근막 그물(LN) 스트레칭을 오른쪽 다리에도 반복한다.

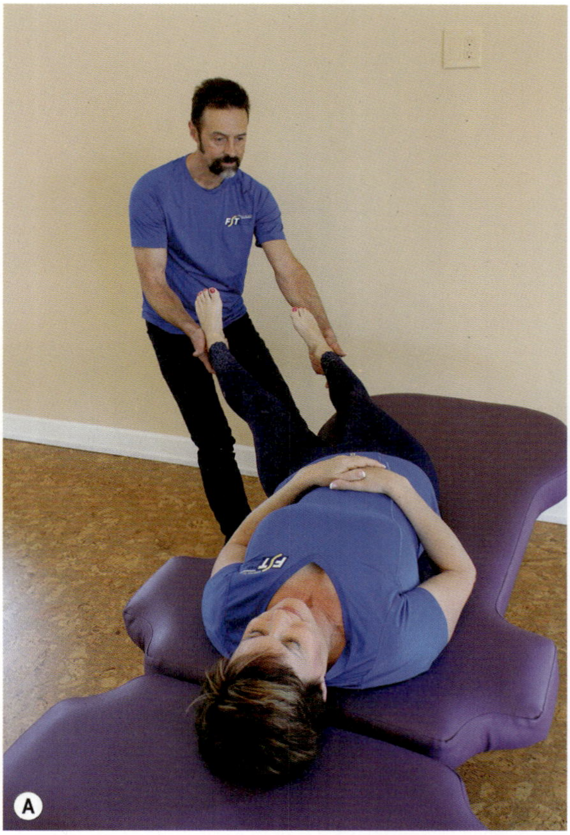

그림 5.24a
오른쪽으로 움직이는 가쪽 근막 그물 스트레칭

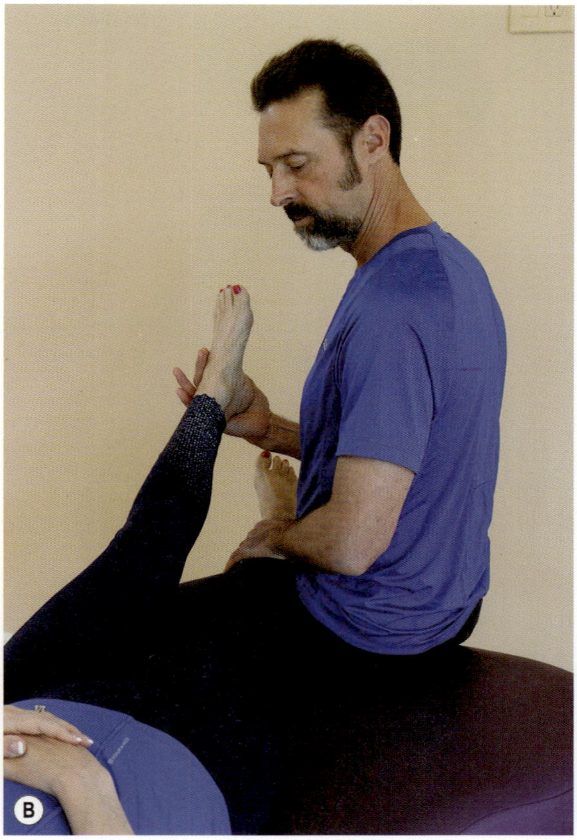

그림 5.24b
오른쪽으로 움직이는 가쪽 근막 그물 스트레칭. 매우 제한된 클라이언트의 경우에는, 치료사가 테이블 위에 앉을 수도 있다.

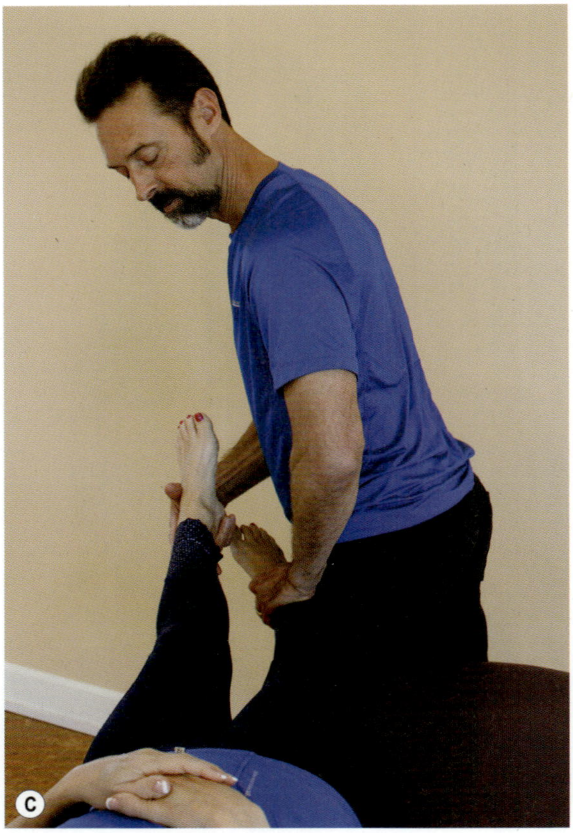

그림 5.24c
일어선다.

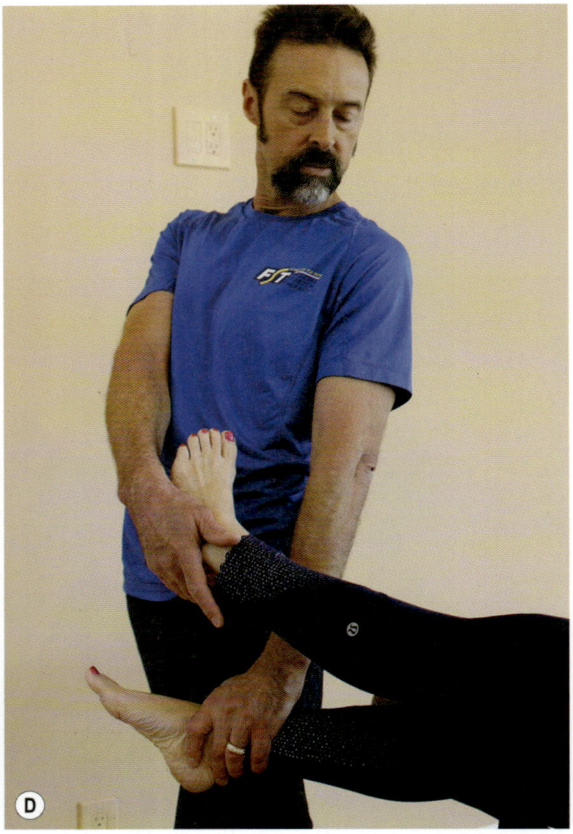

그림 5.24d
스트레칭

G. 골반 안정화와 엉치뼈 세팅

모든 테이블 스트레칭 시퀀스를 마무리하는 필수 움직임(긴 또는 짧은)

1. 벌림근 수축*(Abductor contractions)*

목표: 테이블 위에서 하체를 위한 운동을 한 후, 골반 안정화와 고유수용성 정보를 클라이언트에게 제공한다.

클라이언트 자세: 테이블 위에서 무릎을 세우고 누운 자세를 취하고 양쪽 무릎을 붙인다.

치료사: 클라이언트의 발쪽에 앉아서 양쪽 무릎을 감싸 안는다.

무릎의 손상이나 불안정이 의심되면, 여러분의 양 손을 무릎 가쪽면에 배치할 수도 있다. .

PNF: 클라이언트는 여러분의 100% 저항에 대항하면서 양쪽 다리의 벌림을 3번 한다.

PNF 큐잉: "당신의 양쪽 무릎을 벌리시오"

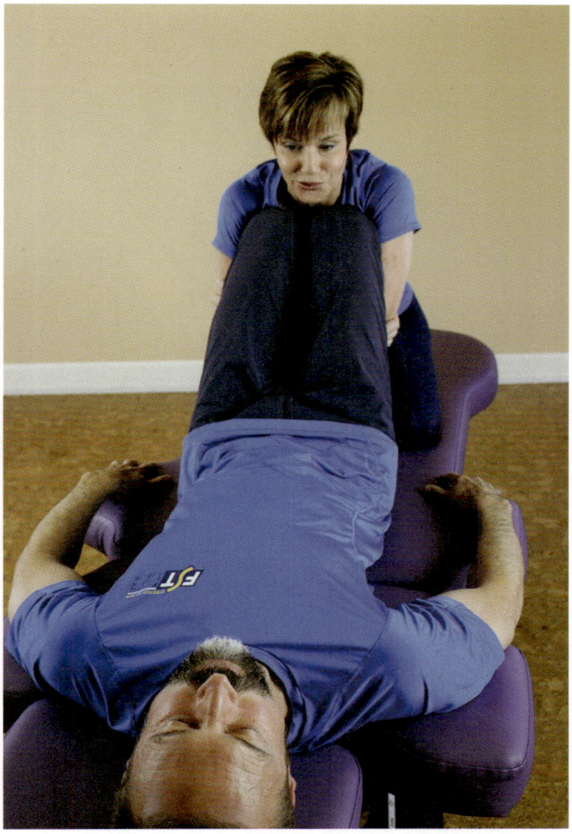

그림 5.25
골반 안정화

2. 모음근 수축(*Adductor contractions*)

치료사: 여러분의 오른팔을 클라이언트의 양쪽 다리 사이에 배치한다.

클라이언트 자세: 클라이언트는 최대의 힘(100%)으로 수축한다.

PNF: "양쪽 무릎을 조여 주시오"

치료사: 클라이언트의 양쪽 다리 사이에 여러분의 왼팔을 끼운다.

클라이언트 자세: 클라이언트는 최대의 힘(100%)으로 수축한다.

PNF: "다시 한번 더 양쪽 무릎을 조여 주시오"

치료사: 클라이언트의 양쪽 다리 사이에 여러분의 양쪽 팔을 배치한다.

클라이언트 자세: 클라이언트는 최대의 힘(100%)으로 수축한다.

PNF: "다시 한번 더 양쪽 무릎을 조여 주시오"

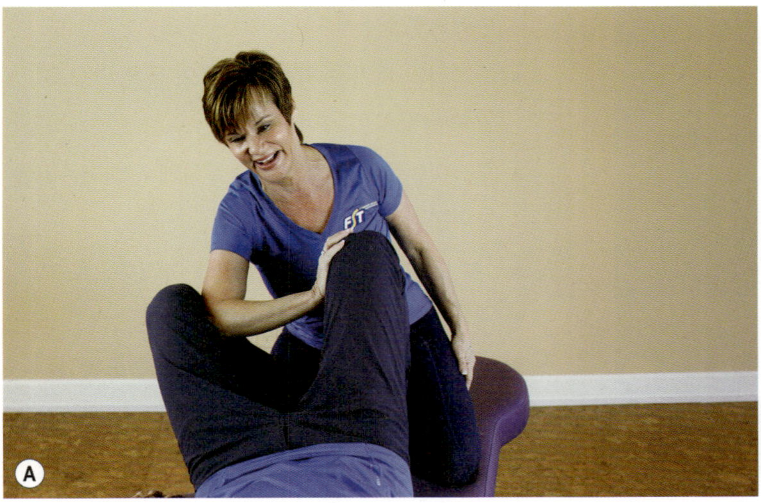

그림 5.26a
오른쪽 팔을 클라이언트의 양쪽 무릎 사이에 배치한다.

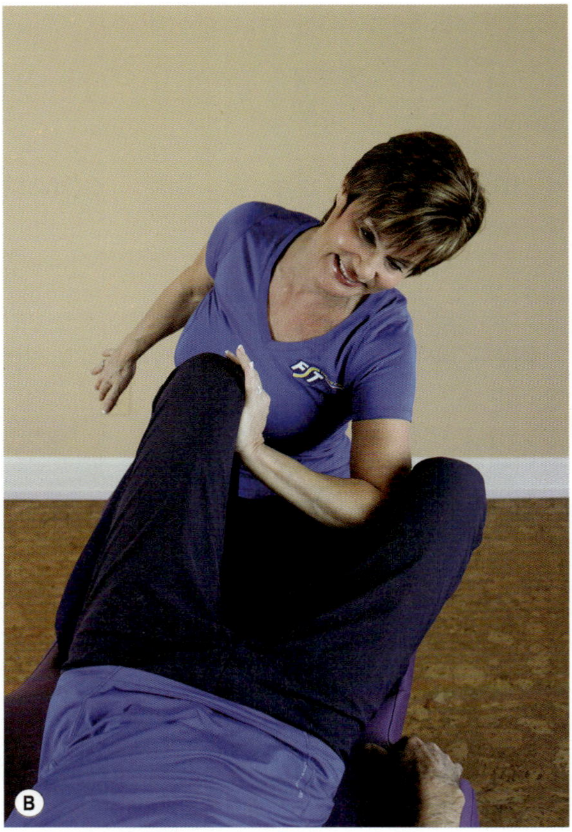

그림 5.26b
왼쪽 팔을 클라이언트의 양쪽 무릎 사이에 배치한다.

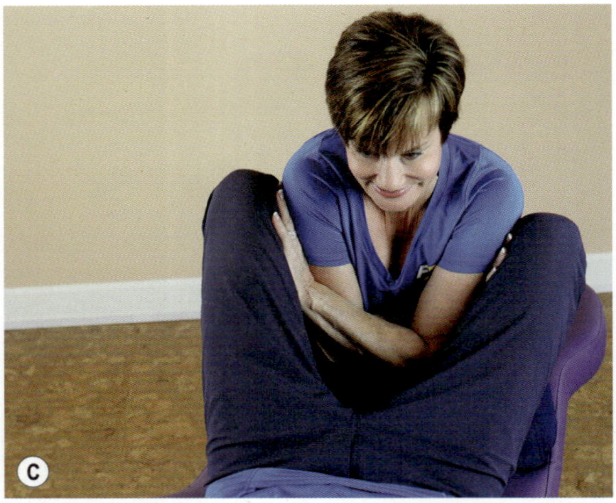

그림 5.26c
양쪽 팔을 클라이언트의 양쪽 무릎 사이에 배치한다.

3. 엉치뼈 세팅*(Sacral set)*

목표: 엉치뼈/SI 관절을 중립위로 되돌려 안정화된 자세가 되도록 만든다.

클라이언트 자세: 같은 자세

치료사:

- 엉치뼈를 중립위로 재설정하기 위해 클라이언트의 넙다리뼈를 따라 45°의 각도로 테이블 쪽으로 무릎을 압박한다.
- 양쪽 손가락끝이 가쪽으로 향하도록 하고, 여러분의 몸과 양 손이 수직 일직선되게 배치한다. 치료사의 양 손은 클라이언트의 무릎뼈가 아니라 넙다리뼈에 배치된다.
- 여러분의 팔꿈치를 완전히 펴서, 넙다리뼈를 따라 여러분의 체중을 아래쪽 방향으로 싣는다.
- 추가적인 지지를 위해 여러분의 몸통 안으로 양쪽 팔꿈치를 밀어넣는다.
- 클라이언트에게 압박이 균등하게 분배되는지를 물어본다.
- 1분 동안 유지한 후, 부드럽게 아래쪽으로 맥동을 제공한다.
- 클라이언트에게 이완하고 호흡을 하도록 주문한다.

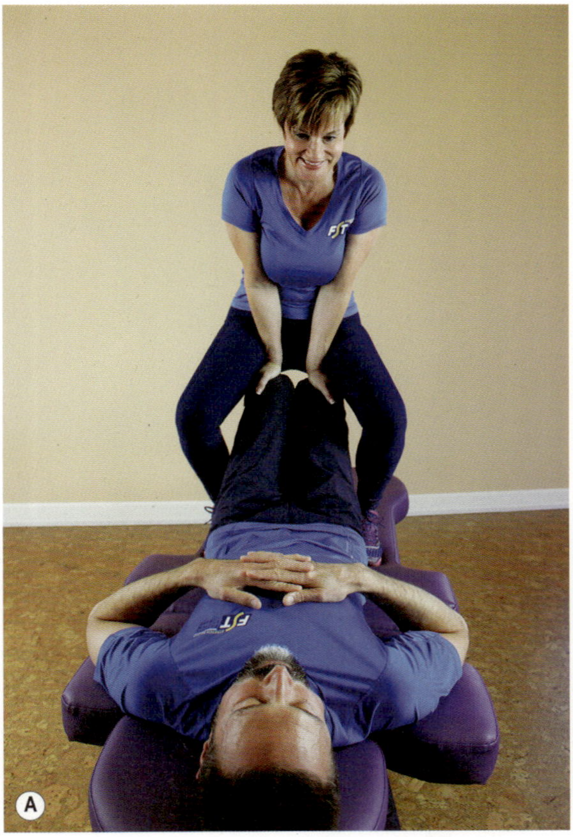

그림 5.27a
앞에서 바라본 엉치뼈 세팅

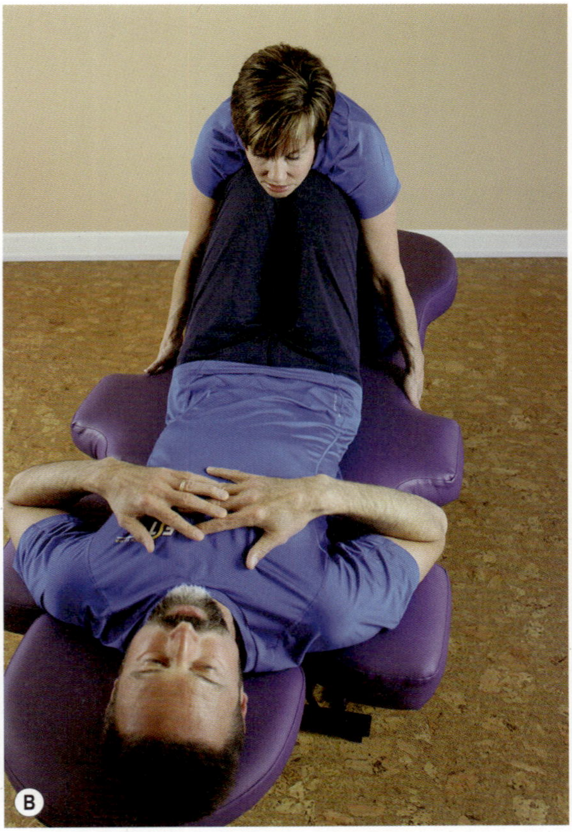

그림 5.27b
선택 자세

선택 자세(Optional position)

치료사:

테이블의 양쪽 측면을 잡고, 가슴을 사용하여 넙다리뼈를 절구 안으로 밀어 올린다.

H. 런지: 등, 엉덩관절 및 무릎관절의 폄과 발목의 발등굽힘 – 장딴지근 – SBN 종아리

이런 동작을 할 때 통증이 발생해서는 안 된다.

목표: SBN 내의 조직(가자미근과 장딴지근)을 목표로 삼는다.

클라이언트 자세: 클라이언트는 벽 쪽으로 몸을 기울여서 런지를 취한다.

클라이언트는 양쪽 무릎을 굽힘하고, 뒤쪽 발꿈치를 바닥에 붙인다.

일단 치료사가 자세를 취하면, 클라이언트는 엉덩이를 천천히 좌우로 움직이고, 그 다음 앞뒤로 돌림시킨다.

치료사:

- 여러분은 클라이언트 뒤쪽의 마루바닥에 앉아서, 클라이언트의 뒤쪽 발목을 감싸기 위해 양쪽 다리를 교차시킨다.
  클라이언트의 뒤쪽 다리를 고정하기 위해 여러분의 모음근을 이용한다.
- 여러분은 손가락으로 깍지를 끼거나 양 손을 겹쳐서 클라이언트의 발목 앞쪽을 잡는다.
- 정강뼈를 넙다리뼈 뒤쪽으로 당긴다고 생각한다.
- 클라이언트가 엉덩이를 앞쪽으로 계속 미는 동안, 여러분은 천천히 클라이언트의 정강이를 따라 위쪽으로 손을 이동시킨다.

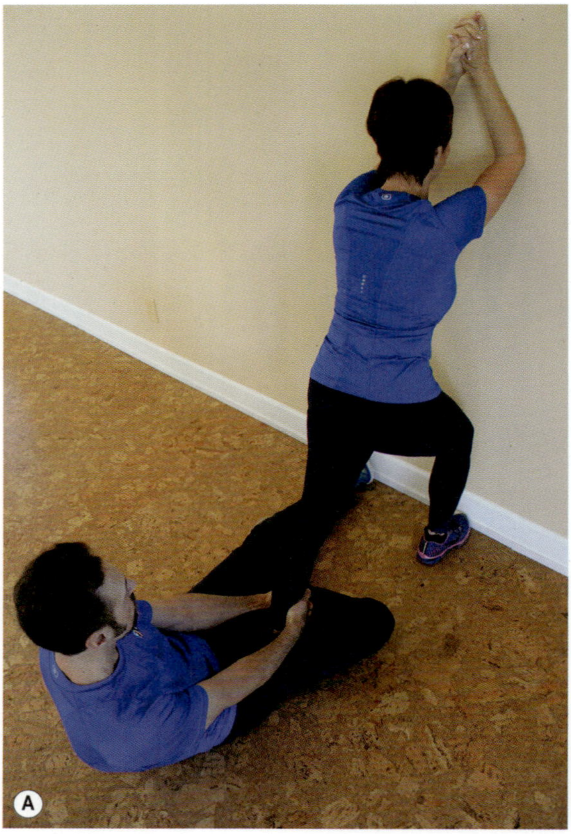

그림 5.28a
클라이언트는 런지 자세에서 벽 쪽으로 몸을 기울인다.

ROM: 여러분의 몸을 뒤로 기울인다.

견인: 클라이언트가 자신의 엉덩이를 벽 쪽으로 움직일 때, 여러분은 뒤로 몸을 젖힌다.

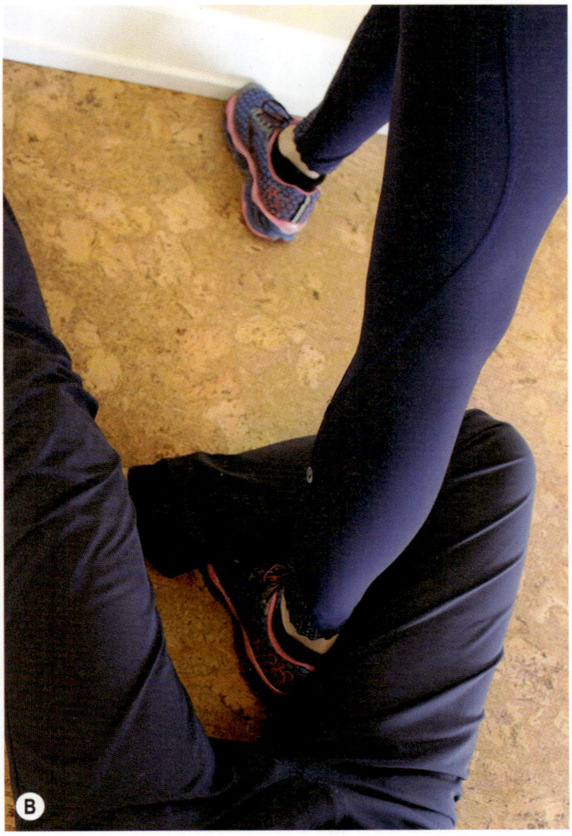

그림 5.28b
치료사의 다리 자세

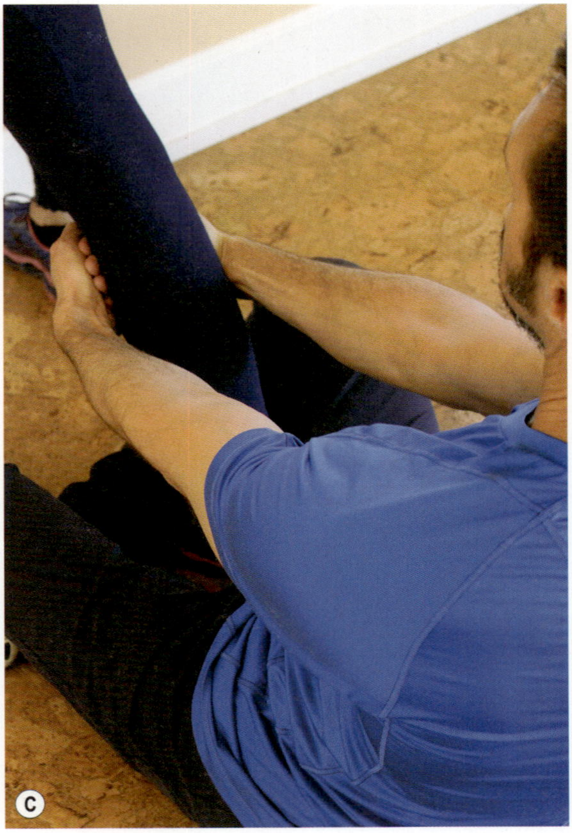

그림 5.28c
치료사는 뒤쪽으로 몸을 기울인다.

PNF: "당신의 엉덩이를 벽 쪽으로 당기시오"

"당신의 엉덩이를 벽 쪽으로 당긴 채, 뒤쪽 무릎을 굽힘하시오"

"당신의 엉덩이를 좌우로 이동시키시오"

"여러분의 엉덩이를 넙다리뼈를 중심으로 돌림하시오"

스트레칭: 여러분이 클라이언트의 종아리를 뒤쪽으로 당기는 견인을 유지하는 동안, 스트레칭을 증가하기 위해 좌우로 움직인다.

반복: 가자미근을 위해 장딴지근을 위해 무릎을 곧게 펴고 운동 시리즈를 반복하지만, 반대로 가자미근을 위해서는 앞쪽 무릎을 굽혀야 한다.

클라이언트 자세: 클라이언트에게 뒤쪽 발을 벽으로 더 가까이 움직이도록 지시한다.

반복: 반대쪽 다리도 전체 시리즈를 실시한다.

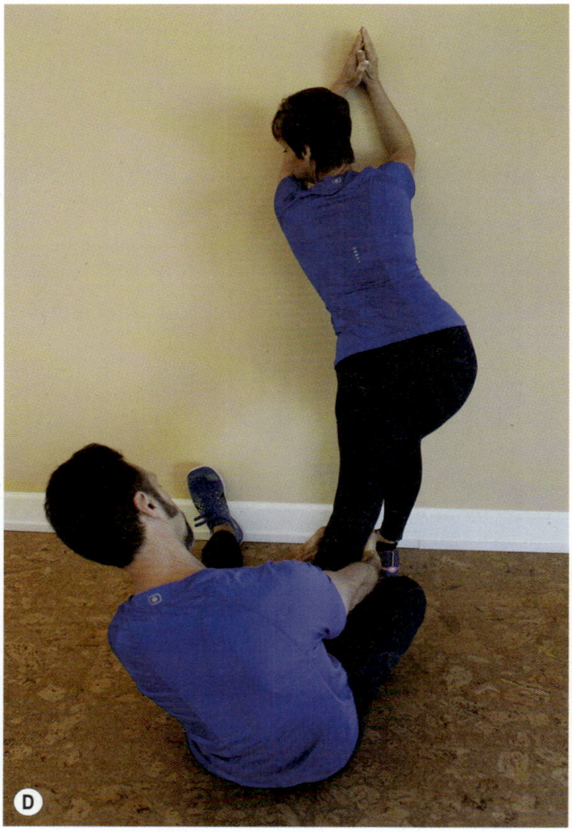

그림 5.28d
클라이언트는 오른쪽으로 엉덩이를 이동시킨다.

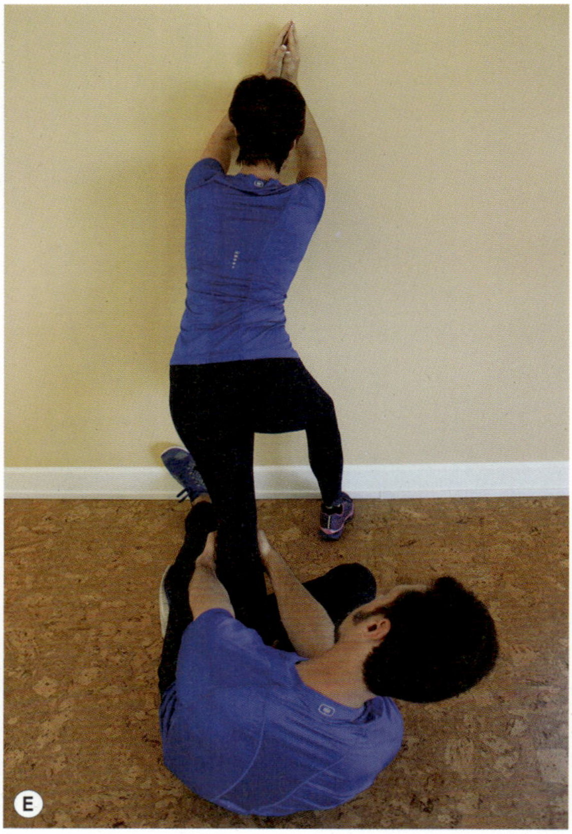

그림 5.28e
클라이언트는 왼쪽으로 엉덩이를 이동시킨다.

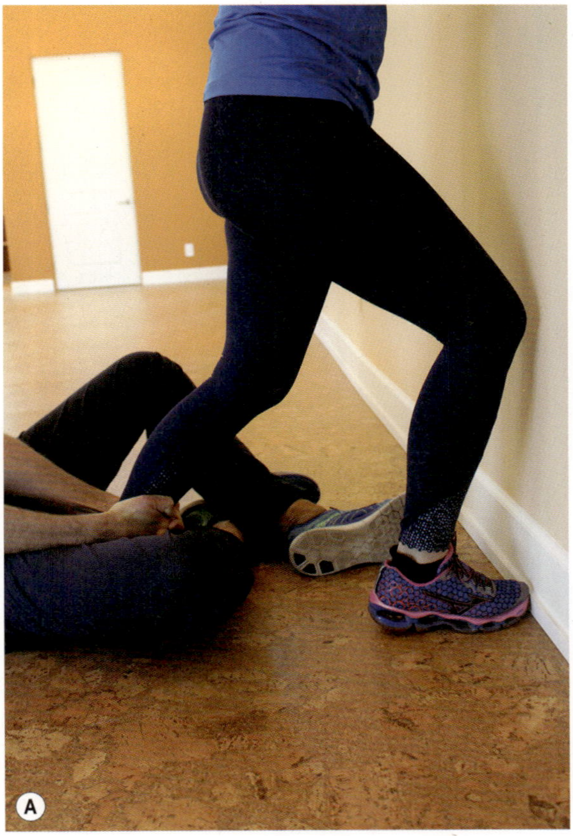

그림 5.29a
클라이언트는 무릎을 굽힘한다.

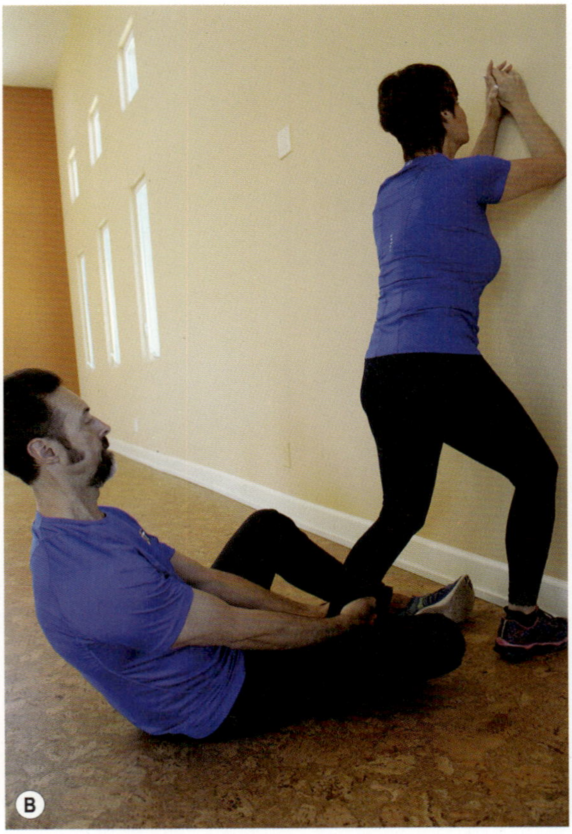

그림 5.29b
치료사는 스트레칭을 하기 위해 뒤쪽으로 몸을 기울인다.

6장

FST-상체 기법

FST – Upper Body Technique

A. 일반적 평가

누운 자세 관찰(*Supine observations*)

평가를 시작하기 전에, 클라이언트의 팔 길이를 검사한다. 클라이언트에게 양 팔을 90°굽힘하여 양쪽 손바닥을 붙이도록 주문한다. 그런 다음, 거의 180°까지 머리 위로 양 팔을 굽힘하도록 주문한다. 양 팔을 다시 중립위로 가져가도록 주문한다.

1. 클라이언트를 테이블 위에 똑바로 눕힌다.
2. 전반적인 대칭성을 확인한다.
   좀 더 관찰하기 위해 치료사는 쭈그려 앉아 관찰할 수도 있다.
3. 양쪽 어깨의 높이(수평)과 대칭성을 확인한다.
4. 머리, 갈비우리, 골반의 관계를 확인한다.
5. 뼈표식점을 확인한다.
6. 어깨가 앞쪽으로 말려 있는지를 확인한다.
7. 어깨를 앞뒤로 바운딩시킨다–조직의 느낌이 어떠한가?
8. 팔의 길이와 손가락끝의 길이를 확인한다.

평가 기간은 FST 회기의 시간에 따라 달라질 수 있다. 예를 들어, 15분 FST 회기에서는 15초간 평가된다.

B. 옆으로 누운 자세 스트레칭

어깨의 워밍-업과 평가

목표: 어깨뼈 ROM 워밍-업과 팔이음뼈의 움직임 평가

클라이언트 자세: 옆으로 누운 자세에서 양쪽 어깨와 양쪽 무릎이 수직 일직선되게 배치한다.

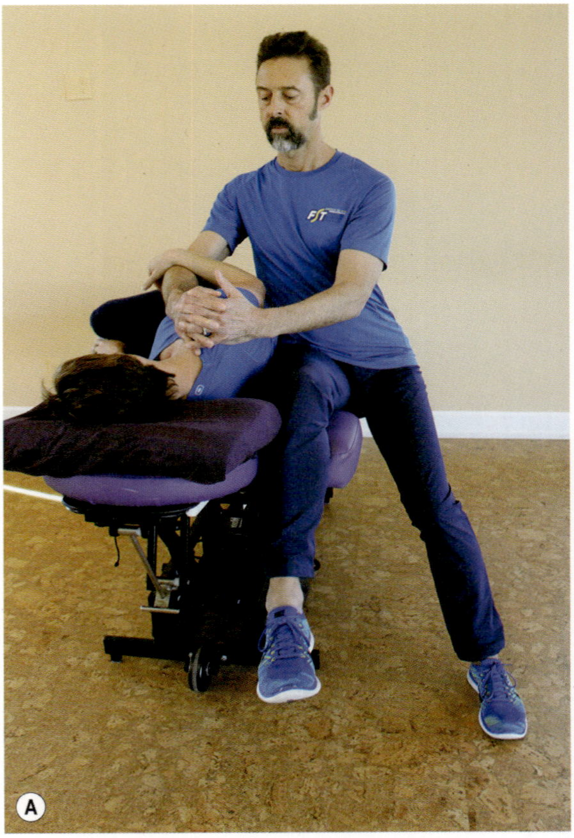

그림 6.1a
치료사의 신체 자세

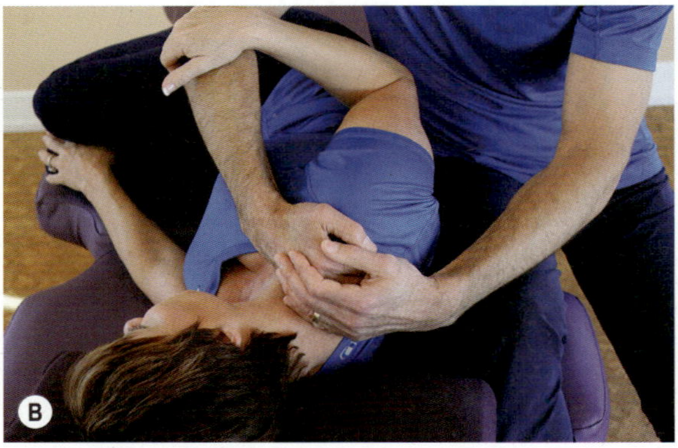

그림 6.1b
치료사의 손 배치

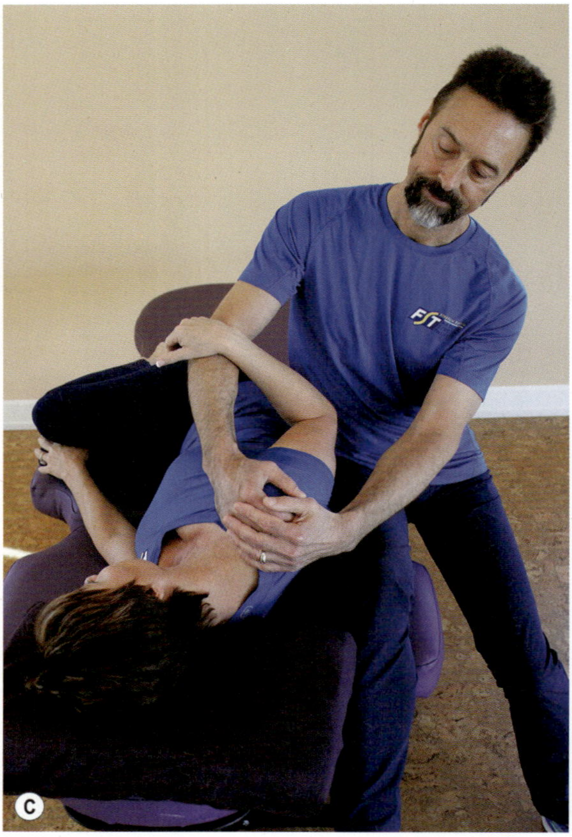

그림 6.1c
휘돌림(Circumduction)

치료사:

- 치료사는 클라이언트 뒤쪽의 테이블 측면에 앉는다.
- 치료사의 한 손은 클라이언트의 어깨 위에 놓고, 다른 손을 그 손 위에 겹쳐 놓는다.
- 클라이언트의 손목을 여러분의 팔 위에 편안하게 올려놓는다.

치료사:

- ROM을 확인하고 클라이언트의 어깨를 부드럽게 움직이기 위해, 여러분의 몸을 앞쪽으로 숙인다.
- 클라이언트의 어깨를 휘돌림시킬 때, 어깨를 앞쪽으로 움직이고, 그 다음 내쉴 때 아래로 내린다.

목표: SFAN과 DFAN을 목표로 삼는다.

뒷당김을 증가시킨다.

클라이언트 자세: 옆으로 누운 자세에서 양쪽 어깨와 양쪽 무릎이 수직 일직선되게 배치한다. 클라이언트의 머리는 중립위를 유지해야 한다.

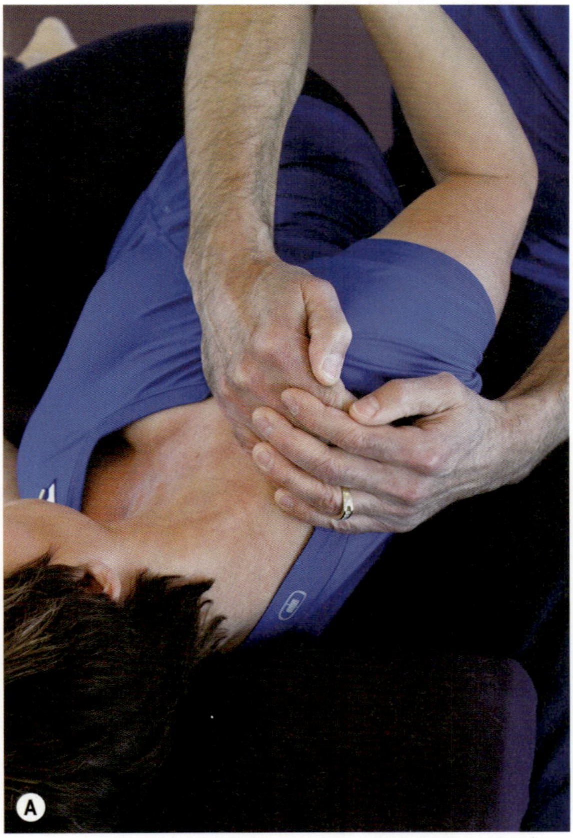

그림 6.2a
뒷당김(Retraction)

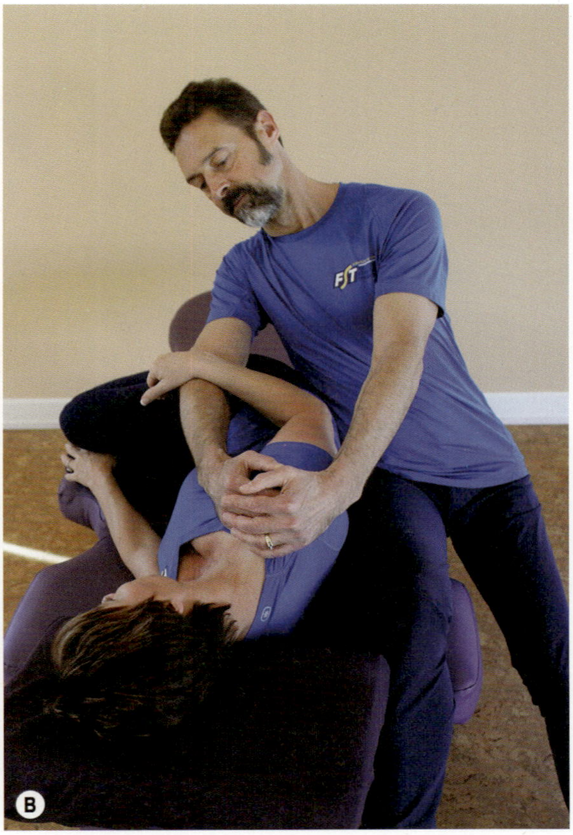

그림 6.2b
내밈(Protraction)

치료사:

- 여러분의 손과 몸은 동일 자세를 취한다. 뒷당김이 일어나도록 어깨를 돌린다.
- 스트레칭할 때 여러분의 몸을 뒤쪽으로 젖힌다.

ROM: 어깨를 열어 뒷당김시킨다.

견인: 어깨를 열어 뒷당김시킨다.

PNF: 클라이언트는 여러분의 손 쪽으로 당겨 어깨를 내밈한다.

PNF 큐잉: "당신의 어깨로 내 손을 미시오"

스트레칭: 어깨의 뒷당김을 증가시킨다.

반복: 2번 이상 반복한다.

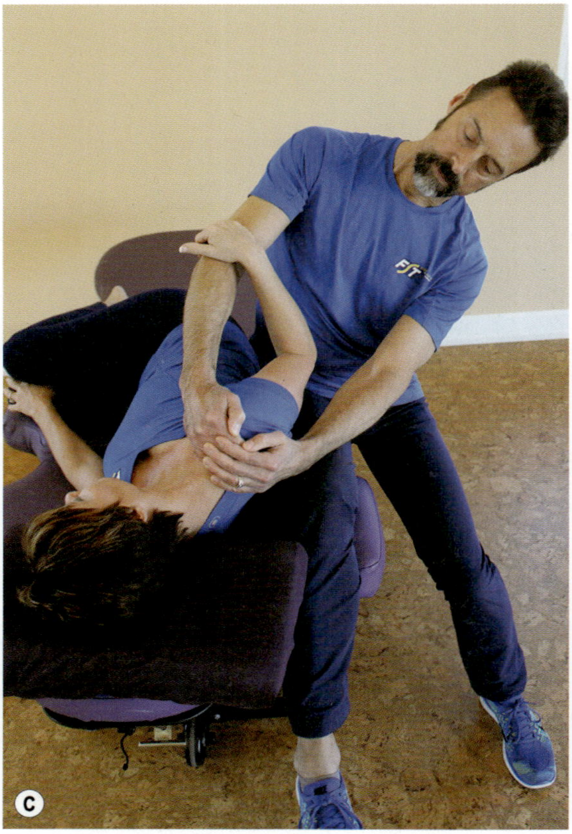

그림 6.2c
내림(Depression)

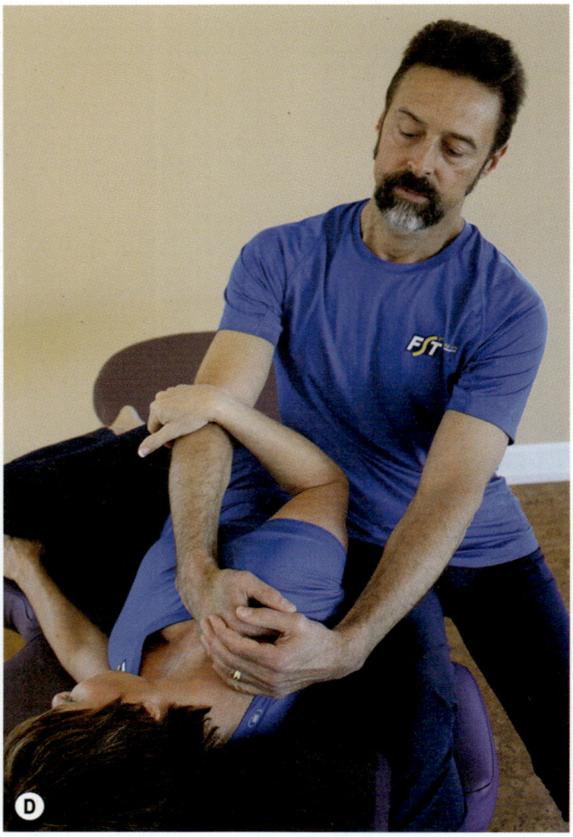

그림 6.2d
올림(Elevation)

목표: SFAN과 DFAN을 목표로 삼는다.

어깨 내림을 증가시킨다.

클라이언트 자세: 옆으로 누운 자세에서 양쪽 어깨와 양쪽 무릎이 수직 일직선이 되게 배치한다.

치료사: 스트레칭을 위해 클라이언트의 어깨를 아래쪽으로 당긴다.

ROM: 어깨 내림

견인: 어깨를 위쪽 엉덩이 쪽으로 내린다.

PNF: 클라이언트는 어깨를 올림하도록 수축한다.

PNF 큐잉: "내 손 쪽으로 어깨를 으쓱하시오"

스트레칭: 어깨의 내림을 증가시킨다.

반복: 2번 이상 반복한다.

다시 휘돌림시킨다. 움직임의 향상이 있는가?

C. 가동범위 평가, 워밍-업과 FST PNF 스트레칭

클라이언트의 이완과 부교감 상태를 유지하고 확보하기 위해, 이 운동 시퀀스 내에서 언제든지 어깨와 팔을 견인, 진동과 휘돌림(TOC)한다.

1. 팔의 견인(*Traction arm up*)

목표: DBAN 내의 조직(어깨관절의 뒤쪽면)을 목표로 삼는다. 어깨관절의 앞뒤 활주와 제한을 확인한다.

클라이언트 자세: 클라이언트는 테이블 위에 똑바로 눕는다.

치료사:

- 클라이언트의 팔꿈치를 쭉 펴서 위쪽으로 견인하기 위해, 여러분의 아래팔로 클라이언트의 팔을 잡는다. 클라이언트 손목의 안쪽면을 한 손으로 지지하고, 다른 손으로 팔꿈치를 지지한다.
- 어깨를 90°로 굽힌 채로 견인한다. 여러분은 팔에 힘을 빼고 발꿈치를 들면서 견인한다.
- 여러분은 좋은 지렛대를 가지기 위해 클라이언트 가까이에 서서, 클라이언트의 몸 위로 여러분의 몸을 약간 기울인다. 클라이언트의 팔은 여러분의 몸 중심에 있어야 한다.
- 팔을 위쪽으로 부드럽게 들어올림으로써 관절의 뒤쪽 활주와 제한을 확인한다.

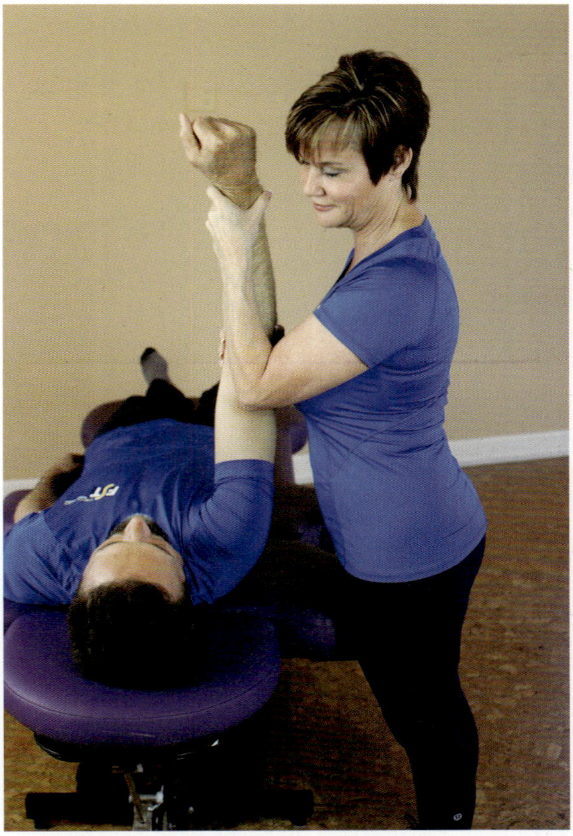

그림 6.3
팔의 위쪽 견인

견인: 90°로 굽힘된 팔을 위쪽으로 견인한다.

2. 진동-휘돌림(*Oscillation-circumduction*)

목표: 신경계를 이완시키고, 치료사에게 클라이언트의 어깨 움직임과 신경계의 일반적인 평가를 시작하는 기회를 제공한다.

클라이언트 자세: 바로 누운 자세

치료사:

- 이전 자세로부터 계속해, 클라이언트의 팔꿈치 안쪽 면에 여러분의 한 손을 댄다. 다른 손은 손목의 안쪽면에 그대로 유지한다.
- 어깨관절의 견인, 진동과 휘돌림을 시계방향과 반시계방향으로 교대로 움직인다.

견인: 90°로 굽힘된 팔을 위쪽으로 견인한다.

모든 PNF 스트레칭은 스트레칭 과정 내내 견인을 이용해 수행되어야 한다.

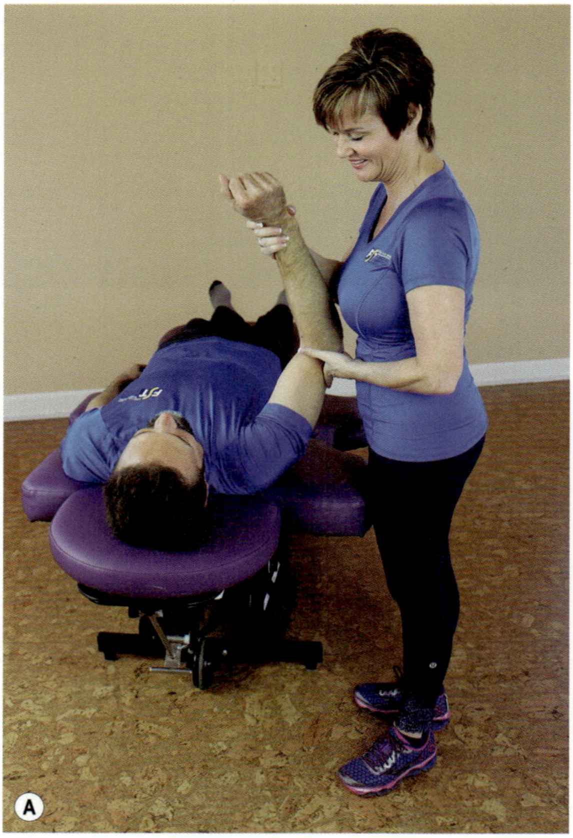

그림 6.4a
진동-휘돌림(TOC)

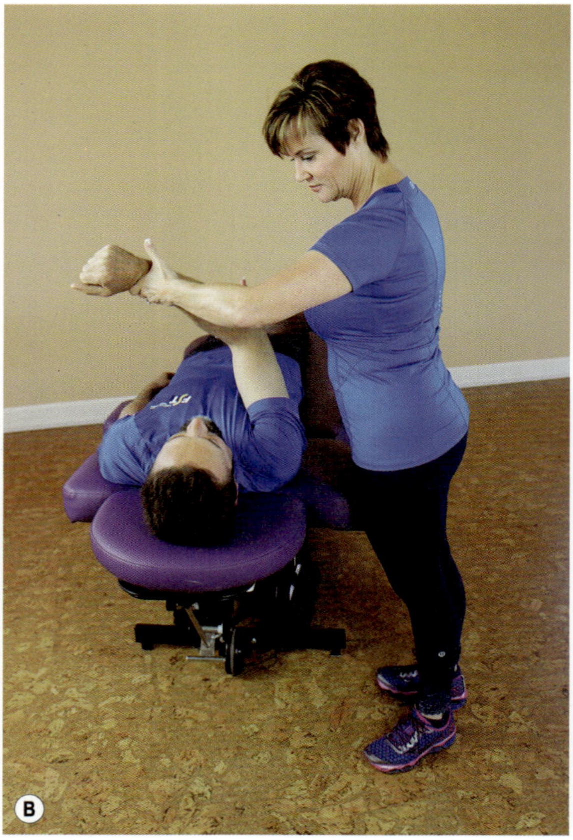

그림 6.4b
휘돌림

3. 어깨 견인(오목위팔관절의 중립위/풀림 자세)–등세모근, 목갈비근, 관절주머니–*SBAN, DBAN*

A. 목표: SBAN와 DBAN 내의 조직(위등세모근, 목갈비근, 오목위팔관절의 관절주머니)을 목표로 삼는다.

클라이언트 자세: 누운 자세에서 팔을 뻗어 치료사의 안쪽 손목을 잡는다.

치료사: 팔을 위로 뻗어 클라이언트의 어깨 앞쪽에 여러분의 바깥쪽 손을 배치한다.

치료사와 클라이언트의 손 위치: 서로 손목의 바로 위쪽을 잡는다. 뒤쪽으로 런지를 하고, 견인할 때 내쉬면서 온몸을 뒤쪽으로 기울인다.

견인: 어깨의 내림

B. 목표: SBAN과 DBAN 내의 조직(위등세모근, 목갈비근, 오목위팔관절의 관절주머니)을 목표로 삼는다.

클라이언트 자세: 누운 자세에서 치료사의 손목을 계속 잡는다.

치료사:

- 같은 자세에서, 여러분의 바깥쪽 손을 클라이언트의 어깨 앞쪽에 배치한다.
- 클라이언트가 견고한 접촉을 위해 여러분의 손목을 잡고 있는 동안, 여러분도 클라이언트의 손목 위를 견고하게 잡는다.
- PNF 수축 시 클라이언트와 치료사는 들이쉰다.
- 발을 뒤로 이동하면서 런지를 하고, 견인을 할 때 내쉬면서 몸을 뒤로 기울인다.

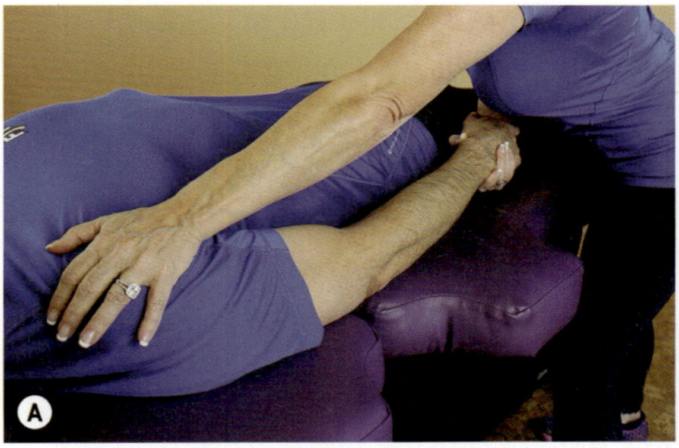

그림 6.5a
팔을 테이블의 아래쪽(발쪽)으로 당긴다.

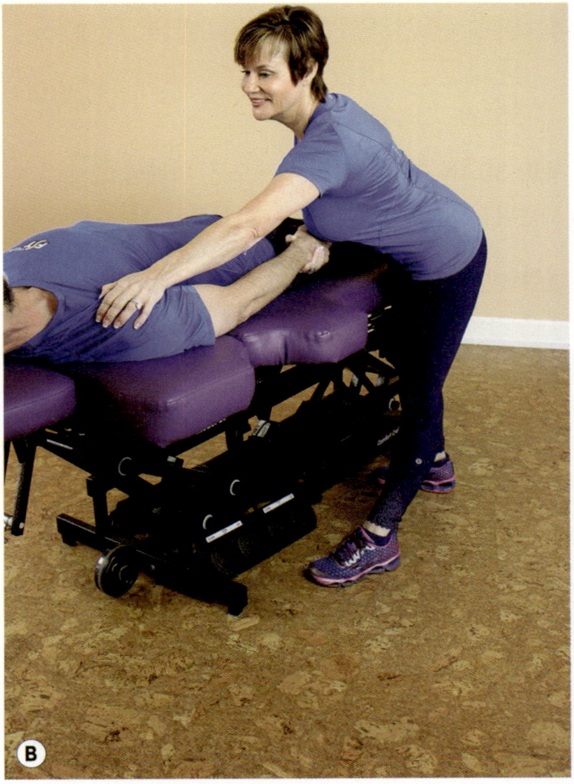

그림 6.5b
등세모근을 아래로 당긴다.

- 클라이언트의 어깨를 테이블 쪽으로 부드럽게 내린 다음, 테이블의 아래쪽으로 움직인다.

ROM: 어깨 내림

견인: 어깨를 더 많이 내림한다.

PNF: 클라이언트는 귀 쪽으로 어깨를 으쓱하면서 클라이언트의 손안으로 올림한다.

PNF 큐잉: "내 손 안으로 어깨를 으쓱하시오"

스트레칭: 어깨의 내림을 증가시킨다.

반복: PNF를 2번 이상 반복한다.

4. 어깨 견인(약간의 굽힘/벌림 자세)-등세모근, 마름근, 관절주머니-*SBAN, DBAN*

목표: SBAN 내의 조직(위등세모근, 마름근, 오목위팔관절의 관절주머니)을 목표로 삼는다.

클라이언트 자세:
누운 자세에서 양 팔을 몸통 앞에서 교차한다.

치료사:

- 클라이언트의 팔을 옆으로 올려 여러분의 몸에 가로질러 배치한다.
- 견고한 접촉을 위해 여러분의 엉덩이에 클라이언트의 손을 걸쳐 놓는다.
- 여러분의 한 손을 클라이언트의 팔꿈치에 배치하고, 다른 손을 손목 위에 배치한다.

ROM: 어깨의 내림과 팔의 벌림

견인: 팔을 테이블의 낮은 모서리 포켓 쪽으로 벌린다.

PNF: 클라이언트는 어깨와 어깨뼈를 귀 쪽으로 으쓱한다.

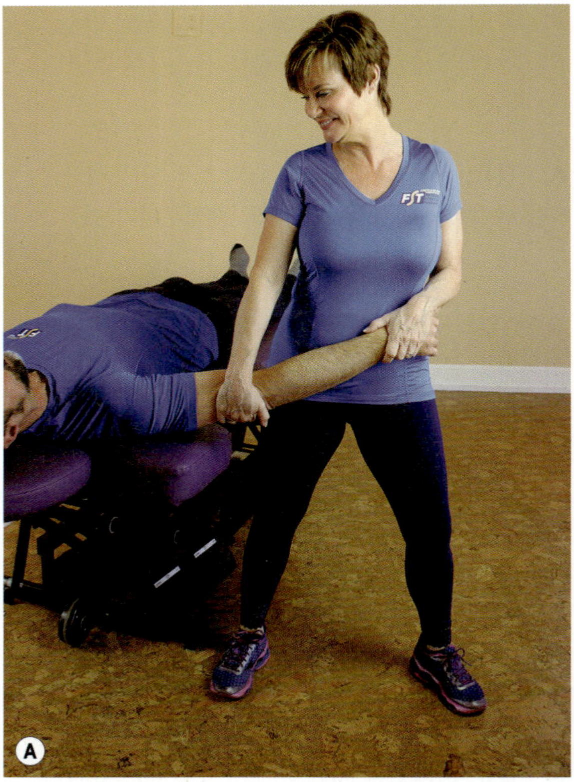

그림 6.6a
팔을 약간 옆으로 당긴다.

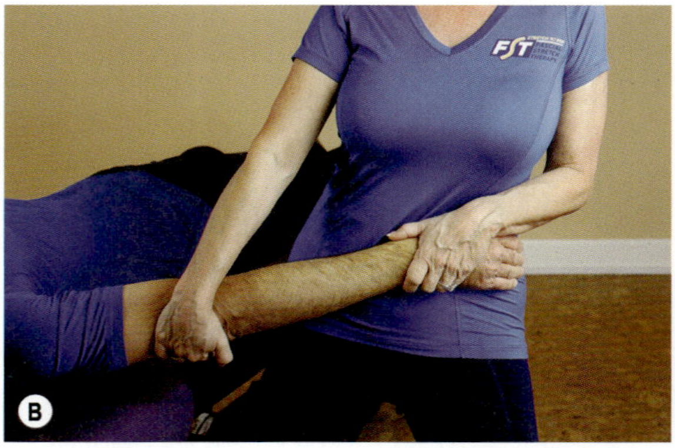

그림 6.6b
팔을 옆으로 당긴다-손의 위치

PNF 큐잉: "당신의 귀 쪽으로 어깨를 으쓱하시오"

스트레칭: 어깨의 내림과 팔의 벌림을 증가시킨다.

반복: PNF를 2번 이상 반복한다.

5. 어깨 견인(90° 벌림으로)–등세모근, 마름근, 관절주머니–*SFAN, SBAN, DBAN, DFAN, FN*

목표: SFAN, SBAN, DBAN, DFAN과 FN 내의 조직(등세모근, 마름근, 관절주머니)을 목표로 삼는다. 어깨의 내림과 팔의 벌림을 증가시킨다.

클라이언트 자세:
누운 자세에서 팔을 가로굽힘한다.

치료사:

- 이전 자세로부터 클라이언트의 팔을 90°의 벌림까지 계속 움직인 후, 여러분의 몸통을 가로질러 클라이언트의 팔을 배치한다.
- 치료사의 손 위치는 동일하다–여러분의 한 손을 클라이언트의 팔꿈치에 배치하고, 다른 손을 손목 위에 배치한다.
- ROM과 견인을 위해 여러분의 온몸을 이용해 뒤로 기울인다.

ROM: 가로굽힘

견인: 클라이언트의 몸통으로부터 멀어지는 팔의 견인을 천천히 증가시킨다.

PNF: 클라이언트는 어깨와 어깨뼈를 자신의 귀 쪽으로 올림한다.

PNF 큐잉: "당신의 어깨를 귀 쪽으로 으쓱하시오"

스트레칭: 어깨의 내림과 팔의 벌림을 증가시킨다.

반복: PNF를 2번 이상 반복한다.

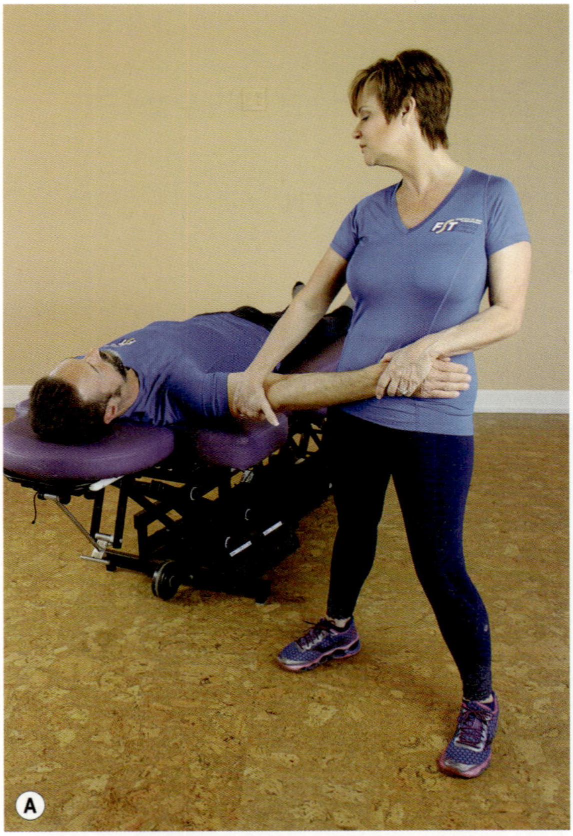

그림 6.7a
팔을 90°로 벌려 견인한다.

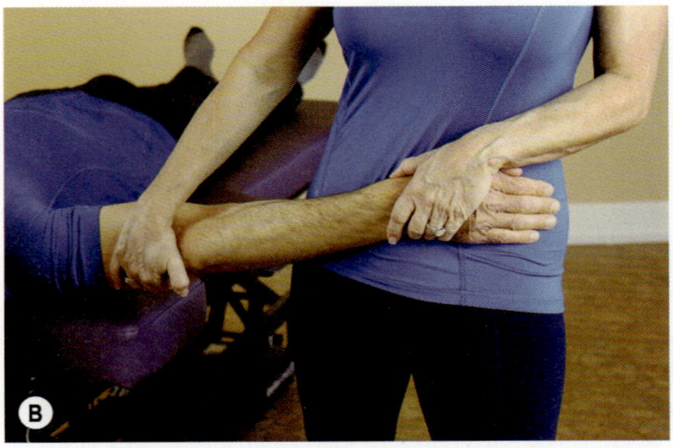

그림 6.7b
팔 견인: 클로즈–업

6. 가로벌림(90°)으로 어깨 견인

– 큰가슴근/작은가슴근, 위팔두갈래근, 부리위팔근

– SFAN, DFAN, FN

목표: SFAN, DFAN과 FN 내의 조직(큰가슴근/작은 가슴근의 낮는 섬유에서 높은 섬유, 위팔두갈래근, 부리위팔근, 돌림근띠, 관절주머니)을 목표로 삼는다.

클라이언트 자세:
누운 자세에서 팔을 옆으로 벌림한다.

팔의 위치: 45–160° 벌림

치료사: 여러분의 한 손은 클라이언트의 어깨세모근–가슴근 영역에 배치하고, 다른 손은 클라이언트의 손 위에 배치한다.

- 이전 자세로부터, 클라이언트의 손바닥을 천장으로 돌린다.
- 한 손은 클라이언트의 어깨에 배치하고, 다른 손은 손목 위에 배치한다.
- 스트레칭을 증가시키기 위해 여러분의 몸을 아래로 낮춘다(손이 아니라, 여러분의 온몸으로 조직을 느끼도록 해야 한다).

ROM: 어깨 벌림

견인: 날숨을 쉬면서 바닥쪽으로 팔을 옆으로 벌리고 아래로 당긴다.

PNF: 클라이언트는 팔 전체를 천장 쪽으로 민다.

PNF 큐잉: "당신의 팔 전체를 천장 쪽으로 미시오"

스트레칭: 어깨의 가로벌림을 증가시킨다.

반복: PNF를 2번 이상 반복한다.

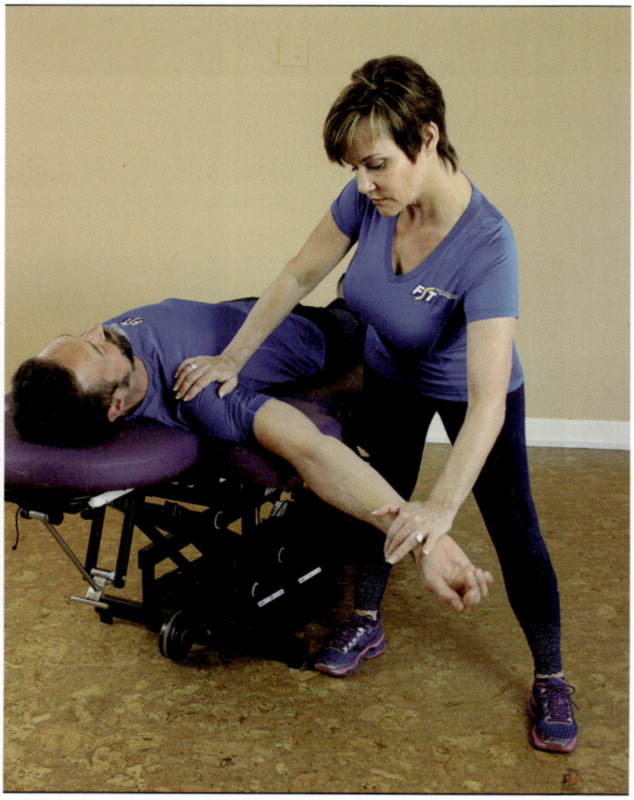

그림 6.8
가슴 스트레칭–팔을 바닥쪽으로 떨어뜨린다.

7. 어깨 견인(대각선 오버헤드 자세)-큰가슴근/작은가슴근, 부리위팔근, 마름근, 넓은등근-*FN, SFAN, DFAN, DBAN, SBAN*

목표: FN, SFAN, DFAN, DBAN, SBAN과 SBAN 내의 조직(큰가슴근/작은가슴근, 부리위팔근, 마름근, 넓은등근, 돌림근띠)을 목표로 삼는다.
어깨의 벌림과 굽힘을 증가시킨다.

클라이언트 자세: 누운 자세에서 팔을 옆으로 벌림하여 여러분의 몸통을 가로지른다.

치료사:

- 여러분의 한 손은 손목 위에 배치하고, 다른 손은 팔꿈치 위에 배치한다.
- 런지를 하고, 스트레칭을 증가시키기 위해 테이블로부터 멀어지게 여러분의 몸을 뒤쪽으로 기울인다.

ROM: 팔을 80°에서 175°까지 굽힘한다.

견인: 테이블의 위쪽 모서리 쪽으로 팔을 머리 위로 150°로 견인한다.

PNF: 클라이언트는 클라이언트의 어깨뼈를 반대쪽 엉덩이 쪽으로 당긴다.

PNF 큐잉: "당신의 어깨뼈를 반대편 엉덩이 쪽으로 당기시오"

스트레칭: 어깨의 굽힘을 80°에서 175°로 증가시킨다.

반복: PNF를 2번 이상 반복한다.

전환: 팔을 다음 자세로 이동하기 전에, 관절 공간을 분리하기 위해 클라이언트의 팔을 90° 벌림한 상태에서 벌림한다(그림 6.4 참고).

어깨에서 조직 충돌이 일어나지 않도록 한다. 만약 조직 충돌이 있으면, 클라이언트의 팔을 다소 낮게 그리고 테이블 모서리 쪽으로 오버헤드 굽힘을 한다.

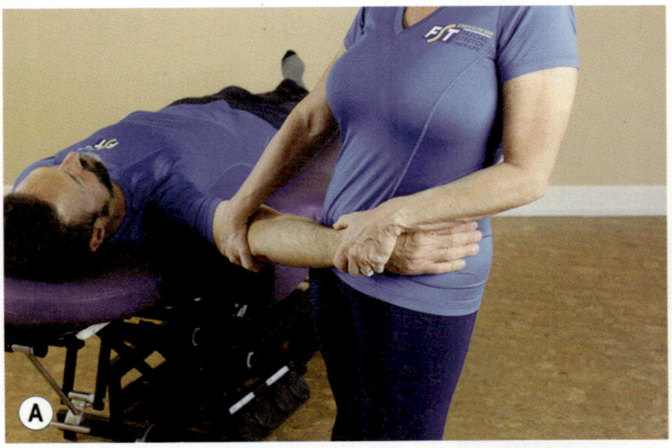

그림 6.9a
팔을 위쪽 대각선 방향으로 견인할 때의 손의 위치

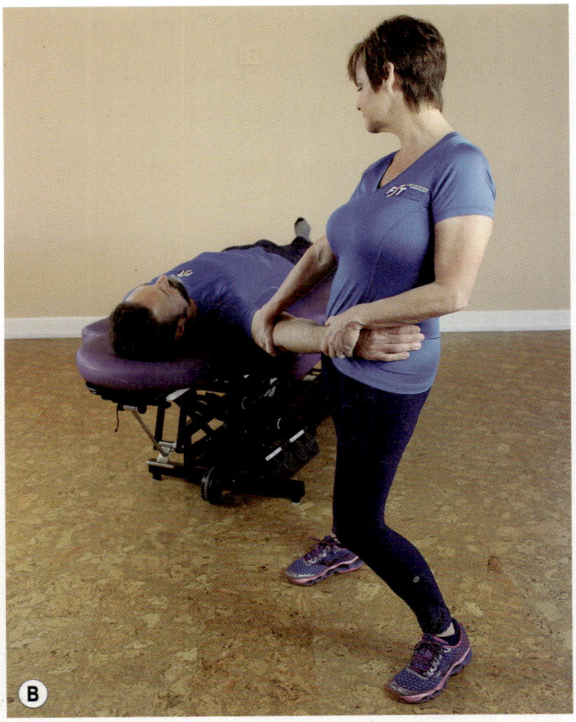

그림 6.9b
팔을 위쪽 대각선 방향으로 견인한다.

8. 어깨의 오버헤드 굽힘-큰가슴근/작은가슴근, 넓은등근, 위팔세갈래근-*FN, SFAN, DFAN, DBAN,SBAN*

머리 위로 어깨 굽힘(오버헤드)

목표: FN, SFAN, DFAN, DBAN과 SBAN 내의 조직(가슴근, 넓은등근, 위팔세갈래근)을 목표로 삼는다.

오버헤드 굽힘을 증가시킨다.

클라이언트 자세: 누운 자세에서 팔을 머리 위로 어깨를 굽힘한다. 이때 가능하면 편안하게 팔을 가로모음한다.

치료사:

- 몸을 낮추어 스쿼트 자세를 취한다.
- 몸을 쭈그려 앉는 자세로 내린다.
- 여러분의 한 손은 팔꿈치 위에 배치하고, 다른 손은 손목 위에 배치한다.
- 스트레칭을 증가하기 위해 여러분의 체중을 이용한다.

ROM: 오버헤드 굽힘

견인: 클라이언트의 팔을 머리 위로 견인하고, 각 PNF를 할 때마다 조금씩 증가시킨다.

PNF:

- 클라이언트는 어깨뼈를 발 쪽으로 내림한다.
- 클라이언트는 팔을 천장 쪽으로 민다.

PNF 큐잉:

- "당신의 어깨뼈를 동측 엉덩이 쪽으로 당기시오"
- "당신의 팔을 천장 쪽으로 들어올리시오"
- 오버헤드 견인을 증가시킨다.
- 클라이언트의 팔을 바닥쪽으로 움직여, 더 깊이 굽힘한다.

반복: 1번 이상 반복한다.

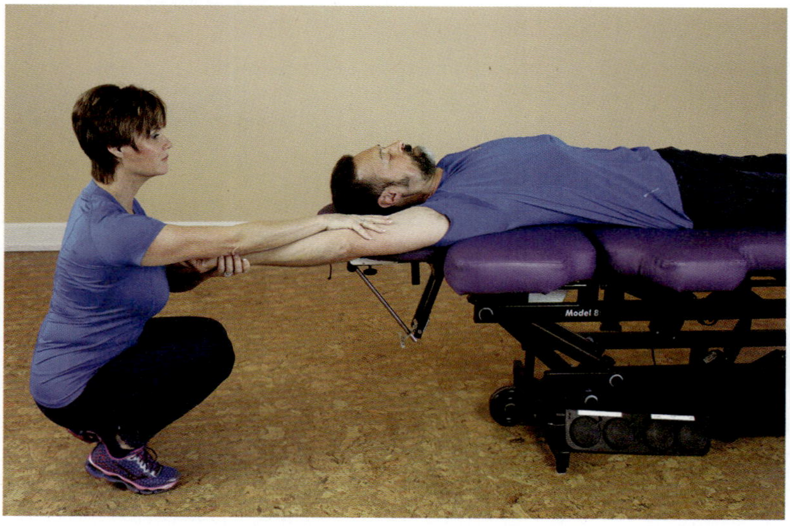

그림 6.10
테이블의 위쪽으로 팔을 굽힘한다(오버헤드)

9. 가로모음 상태에서의 어깨 오버헤드 굽힘-마름근, 넓은등근, 위팔세갈래근-*FN, DBAN, SBAN*

전환: 클라이언트의 팔을 다음 자세로 이동시킨다

(스트레칭을 하기 전에, StretchWave™ 를 반복 사용하여 클라이언트의 팔을 위로 들어올린다).

목표: FN, DBAN과 SBAN 내의 조직(마름근, 넓은등근 및 위팔세갈래근)을 목표로 삼는다.

오버헤드 굽힘과 가로모음을 증가시킨다.

넓은등근과 마름근의 특정 섬유를 스트레칭한다.

클라이언트 자세: 옆으로 누운 자세에서 팔을 머리 위로 뻗는다.

치료사:

- 여러분은 테이블의 모서리에 서서, 한 손은 클라이언트의 어깨뼈 뒷면에 배치하고, 다른 손은 손목에 배치한다.
- 여러분의 몸을 가로질러 클라이언트의 팔을 배치한다.
- 런지를 하고 스트레칭을 증가하기 위해 몸을 뒤로 젖힌다.

ROM: 오버헤드 굽힘과 가로모음

견인: 오버헤드 굽힘으로 견인한다.

PNF: 클라이언트는 어깨뼈를 동측 엉덩이로 내리고, 테이블 위에 등을 붙인다.

PNF 큐잉: "당신의 어깨뼈를 동측 엉덩이 쪽으로 당기고, 여러분의 등을 테이블에 붙이시오"

스트레칭: 오버헤드 굽힘과 가로모음을 증가시킨다.

반복: PNF를 2번 이상 반복한다.

전환: 다음 스트레칭을 위해 클라이언트의 팔을 아래로 내리고 테이블의 아래쪽 모서리로 이동시킨다.

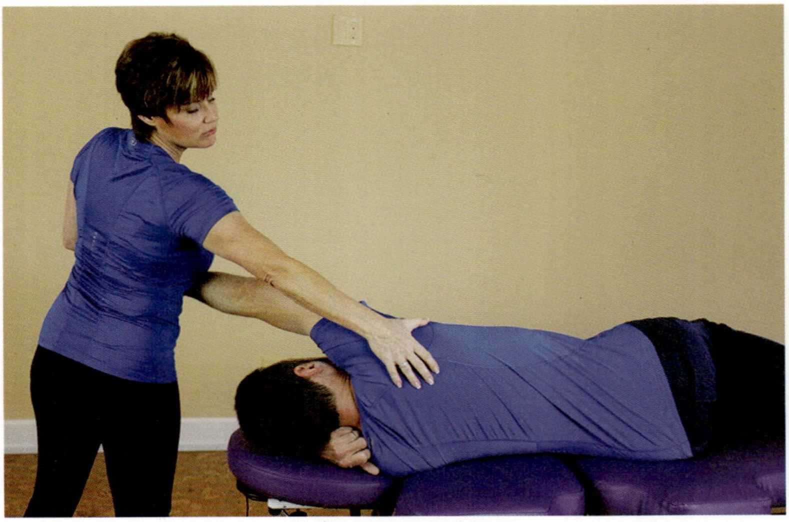

그림 6.11
넓은등근 스트레칭-테이블의 위쪽 모서리 쪽으로 견인한다.

10. 어깨 가로모음-등세모근, 어깨세모근, 어깨관절의 뒤쪽 부분-*SBAN*

목표: SBAN 내의 조직(등세모근, 뒤쪽 어깨세모근 및 위뒤쪽 어깨관절)을 목표로 삼는다.

어깨의 내림과 모음을 증가시킨다.

클라이언트 자세: 옆으로 누운 자세에서 바로 누운 자세로 만든다. 몸통을 가로질러 클라이언트의 팔을 배치한다.

치료사:

- 이전 자세에서, 클라이언트의 손목을 잡고 테이블 끝까지 이동시킨다.
- 클라이언트의 몸을 가로질러 여러분의 팔을 뻗어서 클라이언트의 어깨에 다른 손을 배치하고, 클라이언트의 팔을 견인한다.
- 스트레칭을 증가하기 위해 온몸을 뒤쪽으로 기울인다.

ROM: 팔의 모음

견인: 몸과 45° 각도로 클라이언트의 팔을 견인한다.

PNF: 클라이언트는 팔과 어깨를 뒤쪽으로(치료사로부터 멀어지도록) 당겨 어깨를 으쓱한다.

PNF 큐잉: "내 손 쪽으로 당신의 어깨를 으쓱하시오"

스트레칭: 어깨를 테이블 쪽으로 내리면서 원을 그리고, 그 다음 몸을 가로질러 견인을 증가시킨다.

반복: 2번 이상 반복한다. 이제는 손을 아래쪽으로 당겨 SFAN을 끝낸다. 종종 양 손은 너무 과도하게 사용되고, 정당하게 평가되지 않는다!

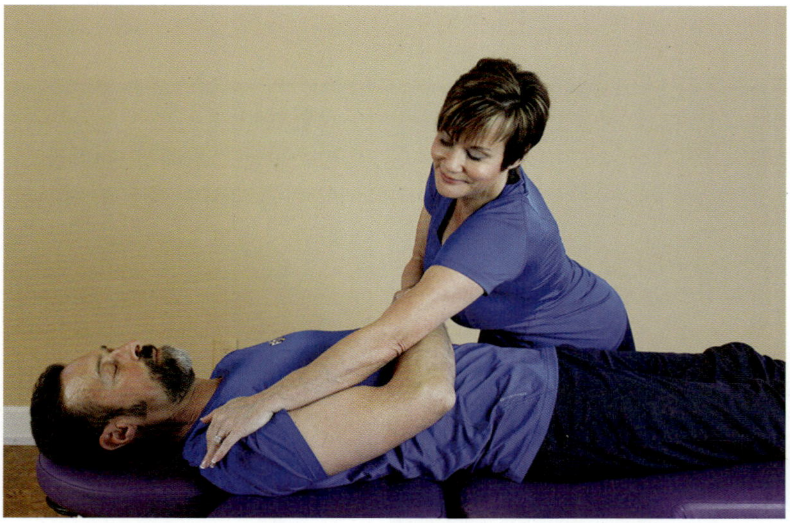

그림 6.12
등세모근 스트레칭(몸을 가로질러)-낮은 모서리 포켓

11. *"Dance of the Carpals"* : 손/손목의 가동-손목관절의 활주/관절주머니와 터널의 스트레칭-*SFAN, SBAN*

목표: Dance of the Carpals를 수행함으로써, 손(손목뼈, 손허리뼈 및 마디뼈)의 관절과 근막 조직을 부드럽고 천천히 스트레칭하고 이완한다. 그리고 이 스트레칭은 각 손가락을 견인함으로써 끝난다.

클라이언트 자세: 누운 자세에서 몸을 가로질러 팔을 배치한다.

치료사:

- 이전 자세에서 일어선 후 몸을 뒤로 젖힌다. 클라이언트의 손에 초점을 맞춘다.
- 손목에서 시작해 손가락의 마지막 관절까지 이동한다.
- 손바닥을 펴기 위해, 여러분의 양손을 사용하여 손바닥의 중앙에서부터 시작해 손의 가쪽으로 움직인다. 손가락의 경우에는, 한 손으로 손가락을 고정하고, 다른 손으로 엄지와 손가락을 견인한다.

견인: 손목, 손 및 손가락을 위해 손목뼈, 손허리뼈 및 마디뼈의 모든 관절과 주위 조직을 당긴다.

PNF: 없음

PNF 큐잉: 없음

스트레칭: 이 스트레칭은 엄지와 손가락의 관절을 천천히 견인하고, 진동시킴으로써 수행된다.

필요하다면 반복한다.

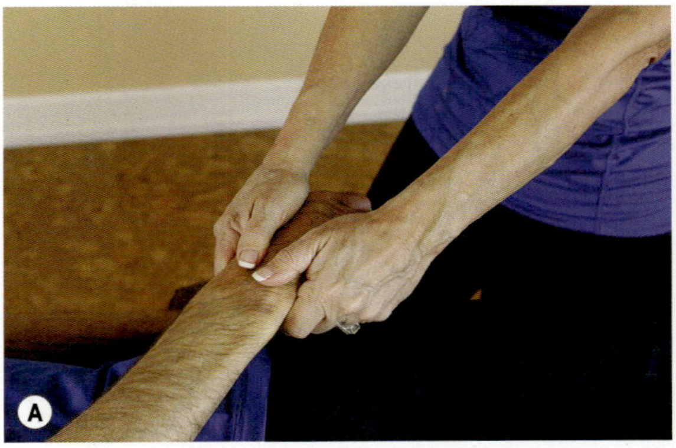

그림 6.13a
Dance of the Carpals 손의 견인

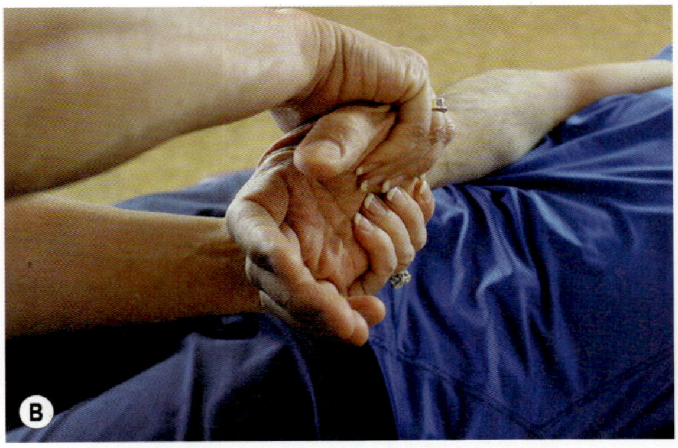

그림 6.13b
손의 위치

12a. "Sweet Roll" : 어깨 내밈, 몸통 돌림- 어깨 뒤쪽과 위쪽 등- SN, SBAN, DBAN

이것은 추가 시간을 보내는데 좋은 대표적인 스트레칭이다.

목표: SBAN과 DBAN 내의 조직(어깨의 뒤쪽과 위쪽 등)을 목표로 삼는다.

위쪽 척추의 돌림을 증가시킨다.

클라이언트 자세: 누운 자세에서 몸통을 가로질러 팔을 배치한다.

치료사:

- 한 손을 어깨의 뒤쪽면에 배치하고, 다른 손을 갈비우리의 뒤쪽면에 배치한다.
- 견고한 접촉을 위해 여러분의 몸을 클라이언 쪽으로 기울인다.

ROM: 척추 돌림

견인: 팔이음뼈와 갈비우리를 천장 쪽으로 들고 척추를 돌린다고 생각하면서 견인한다.

PNF: 클라이언트는 어깨를 테이블 쪽으로 내린다.

PNF 큐잉: "당신의 어깨를 테이블 쪽으로 내리시오"

스트레칭: 척추 돌림을 증가시킨다.

반복: 2번 이상 반복한다.

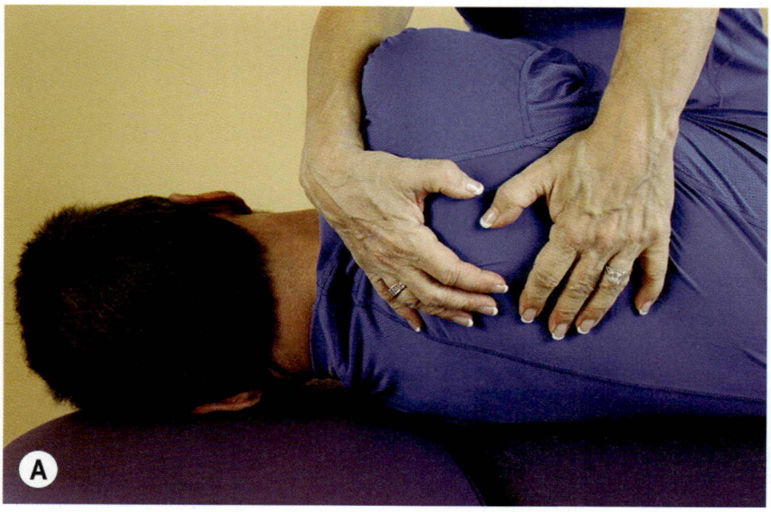

그림 6.14a
어깨와 위쪽 등에서 이루어지는 Sweet Roll

12b. *"Sweet Roll"* : 완전 척추 돌림–척추세움근, 허리네모근, 마름근–*SN, FN*

목표: SN과 FN 내의 조직(척추세움근, 허리네모근, 마름근을 포함하는 어깨 뒤쪽과 위쪽 등)을 목표로 삼는다.

척추의 돌림을 증가시킨다.

클라이언트 자세: 누운 자세에서 몸통을 가로질러 팔을 배치한다.

치료사:

- 한 손을 어깨 위에 배치하고, 다른 한 손을 동측 엉덩이로 이동시킨다.
- 여러분이 엉덩이를 열고 테이블 쪽으로 가져가기 위해 압박하면서, 클라이언트의 몸통을 테이블 쪽으로 회전시킨다.
- 여러분이 PNF를 반복할 때마다, 여러분의 위쪽 손이 클라이언트의 엉덩이에 닿을 때까지 척추를 따라 점차 아래쪽으로 계속 이동한다.
- 클라이언트가 내쉴 때 조직의 Sweet Roll 압착을 한 번 더 반복한다.

ROM: 척추 돌림

견인: 여러분의 위쪽 손으로 팔이음뼈와 갈비우리를 천장 쪽으로 들고 척추를 돌린다고 생각하고, 또 아래쪽 손으로 클라이언트의 엉덩이를 테이블 쪽으로 압박한다고 생각하면서 견인한다.

PNF: 클라이언트는 온몸을 테이블 쪽으로 돌려 내린다.

PNF 큐잉: "당신의 온몸을 테이블 쪽으로 돌린다"

스트레칭: 상체와 하체가 서로 반대 방향이 되도록 척추의 돌림을 증가시킨다.

반복: 2번 이상 반복한다.

전환: 테이블의 위쪽으로 천천히 계속 이동한다.

클라이언트에게 다음 스트레칭을 위해 테이블의 측면으로 활주하도록 주문한다.

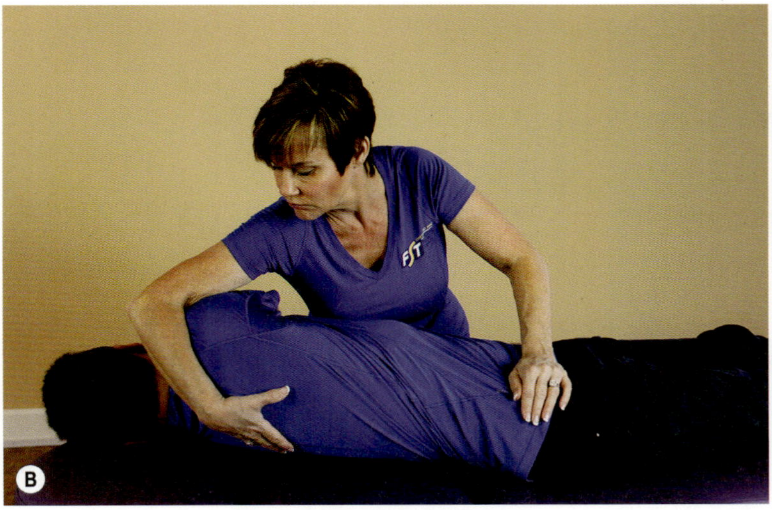

그림 6.14b
어깨와 엉덩이에서 이루어지는 Sweet Roll

13. 가쪽돌림-안쪽돌림근-*SFAN*, *DFAN*

팁

간단한 큐잉을 생각해 보자:
견인한다(out-가쪽으로),
떨어뜨린다(drop-몸을 내림),
들어올린다(lift-엉덩이를 위쪽으로).
견인은 이 시리즈를 위한 성공의 열쇠이다.

목표: SFAN과 DFAN 내의 조직(돌림근띠의 안쪽돌림근)을 목표로 삼는다.

가쪽돌림을 증가시킨다.

클라이언트 자세: 누운 자세에서 팔을 들어 90°로 굽힘한다. 클라이언트는 테이블 가쪽으로 이동하고, 테이블의 가장자리와 일치되게 자신의 관절을 정렬시킨다. 안정성을 위해 클라이언트의 어깨뼈는 테이블 위에 놓여야 하고, 위팔뼈는 바닥쪽으로 내려가도록 벌림되어야 한다.

치료사:

- 여러분의 몸을 테이블 쪽으로 향하게 하고, 팔을 90°로 들어올려 시작한다.
- 마지막 자세에서, 여러분은 테이블의 위쪽을 향하도록 몸을 돌린다.
- 클라이언트의 팔꿈치를 굽힘하여 여러분의 안쪽 팔에 걸고, 안정성을 위해 여러분의 다른 팔로 잡는다.
- 여러분의 다른 손을 클라이언트의 손목 안쪽면에 부드럽게 배치한다.
  유의할 점은 이런 손의 위치는 가벼운 접촉점일 뿐, 압력을 가해서는 안된다는 것이다.

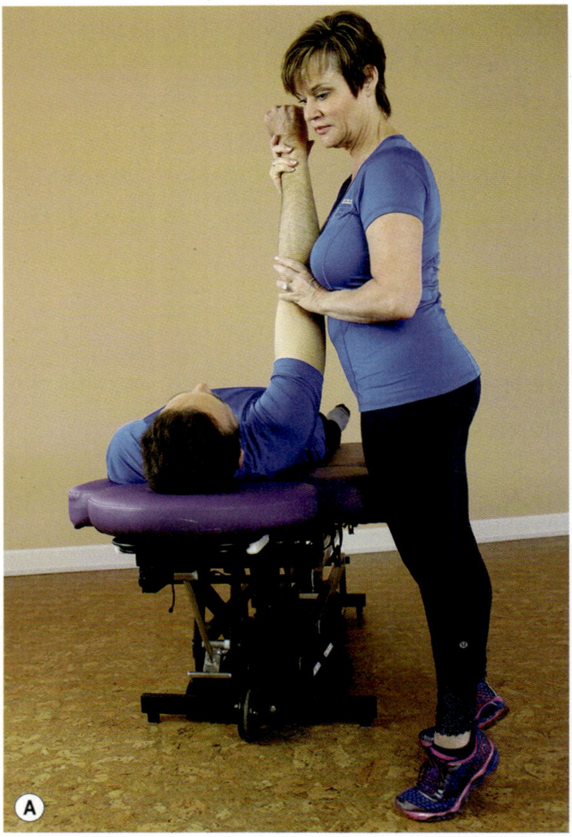

그림 6.15a
준비를 위해 팔을 90°로 굽힘하여 견인한다.

- 테이블과 평행한 런지를 하고, 여러분의 몸은 정면을 향하지 않아야 한다.
- 견인을 위해 여러분의 엉덩이를 뒤로 기울인다.
- 팔의 벌림을 이루기 위해, 허리를 굽힘한 후, 여러분의 몸을 아래로 떨어뜨린다.
- 어깨와 팔을 더욱 가쪽돌림하기 위해 여러분의 엉덩이를 위로 들어올린다. 팔을 아래로 눌러서는 안된다.

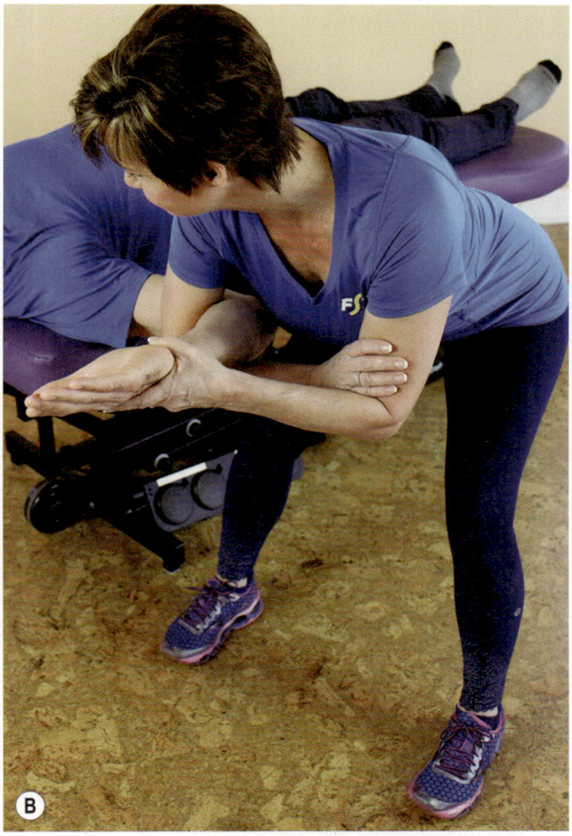

그림 6.15b
돌림근띠-안쪽돌림근을 스트레칭하기 위해 가쪽돌림시킨다.

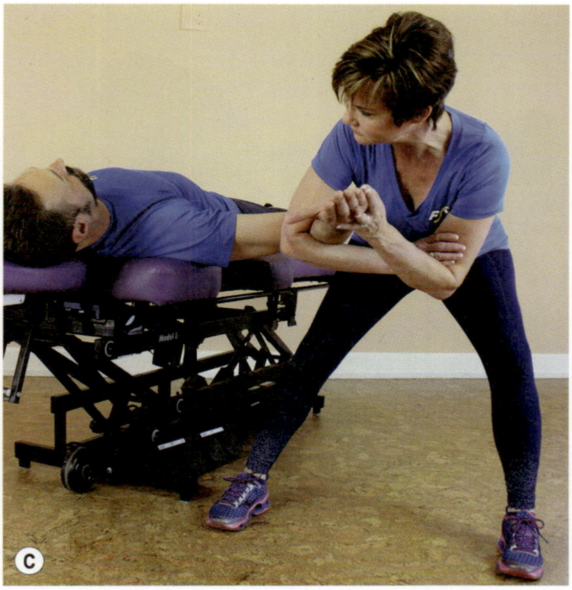

그림 6.15c
견인한다.

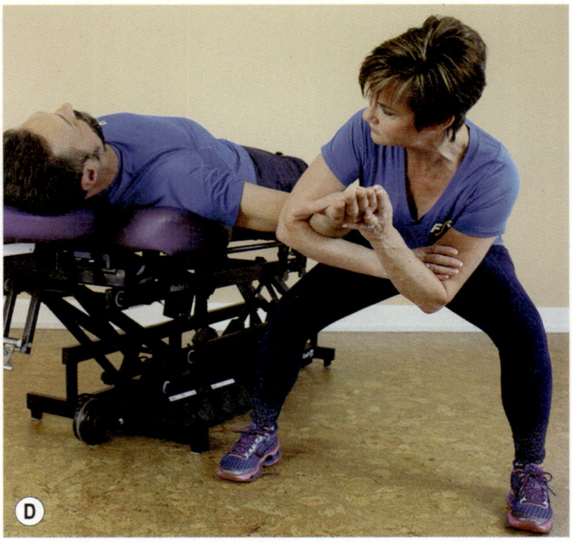

그림 6.15d
경사시킨다.

각 PNF를 할 때마다 시퀀스를 반복한다:
팔을 견인하고, 여러분의 몸을 아래로 떨어뜨리고, 여러분의 엉덩이를 들어올린다.

ROM: 가쪽돌림

견인:

- 팔을 90°로 굽힌한 자세에서 시작한다.
- 어깨와 팔꿈치를 위해, 팔을 90°로 벌림한 후 견인한다.

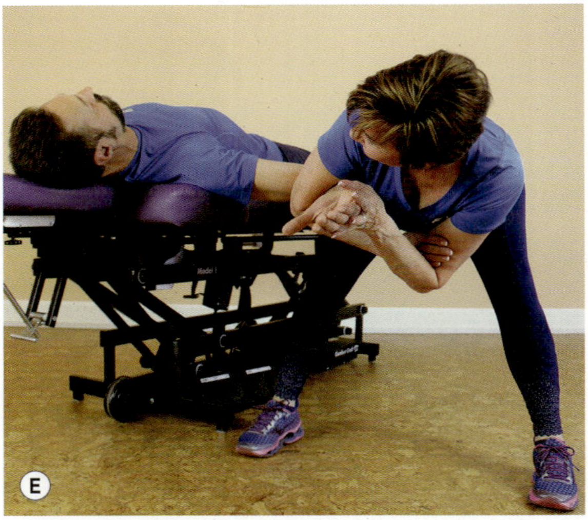

그림 6.15e
가라앉는다.

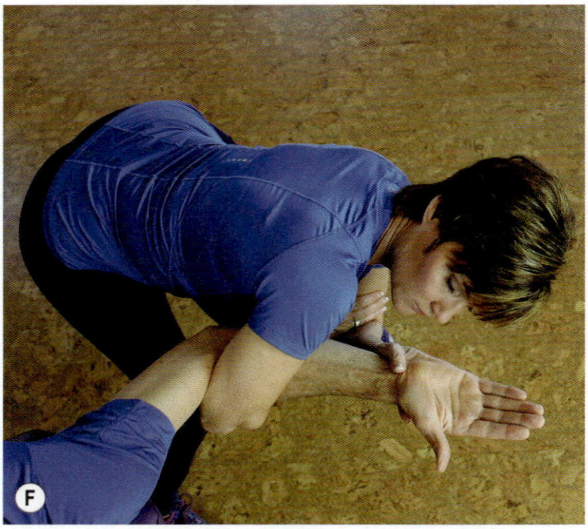

그림 6.15f
위쪽에서 본-가쪽돌림

- 팔꿈치를 위로 들어올림으로써 더욱 가쪽돌림시킨다.

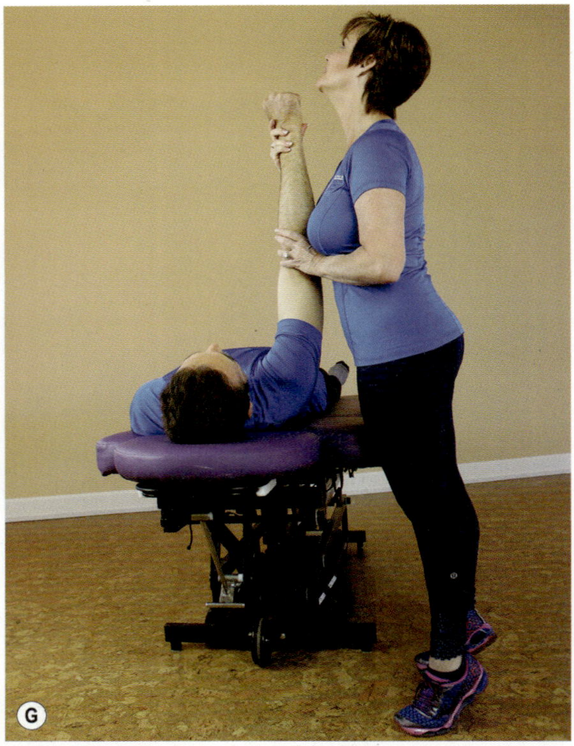

그림 6.15g
팔을 90°로 굽힘하여 견인한다.

PNF: 클라이언트는 팔 전체를 천장 쪽으로 안쪽돌림 한다. 여러분은 부드럽게 클라이언트의 팔을 신장 하면서 견인한다.

PNF 큐잉: "당신의 팔을 내 쪽으로 미시오"

스트레칭: 가쪽돌림을 증가시킨다.

반복: 2번 이상 반복한다.

14. 안쪽돌림-가쪽돌림근-*DBAN*

목표: DBAN 내의 조직(돌림근띠의 가쪽돌림근)을 목표로 삼는다.

안쪽돌림을 증가시킨다.

클라이언트 자세: 누운 자세에서 팔을 옆으로 벌리고 팔꿈치를 70°로 굽힌한다. 클라이언트는 테이블 가쪽으로 이동하고, 테이블의 가장자리와 일치되게 자신의 관절을 정렬시킨다. 클라이언트의 어깨뼈는 안정성을 위해 테이블 위에 놓여야 한다.

치료사:

- 마지막 자세에서, 여러분은 테이블의 아래쪽을 향하도록 몸을 돌린다.
- 주머니에 손을 넣듯이, 클라이언트의 팔을 70°까지 내린다.
- 클라이언트의 위팔뼈와 같은 각도로 여러분의 엉덩이를 정렬시킨다. 클라이언트의 팔꿈치를 굽힘하여 여러분의 안쪽 팔에 걸고, 안정성을 위해 여러분의 다른 팔로 잡는다.
- 여러분의 다른 손을 클라이언트의 손목 가쪽면에 부드럽게 배치한다. 유의할 점은 이런 손 위치는 가벼운 접촉점일 뿐, 압력을 가해서는 안된다는 것이다.
- 테이블과 평행한 런지를 하고, 여러분의 몸은 정면을 향하지 않아야 한다.
- 견인을 위해 여러분의 엉덩이를 뒤로 기울인다.
- 팔의 벌림을 이루기 위해, 허리를 굽힘한 후, 여러분의 몸을 아래로 떨어뜨린다.
- 어깨와 팔을 더욱 안쪽돌림하기 위해 여러분의 엉덩이를 위로 들어올린다. 팔을 아래로 눌러서는 안된다.

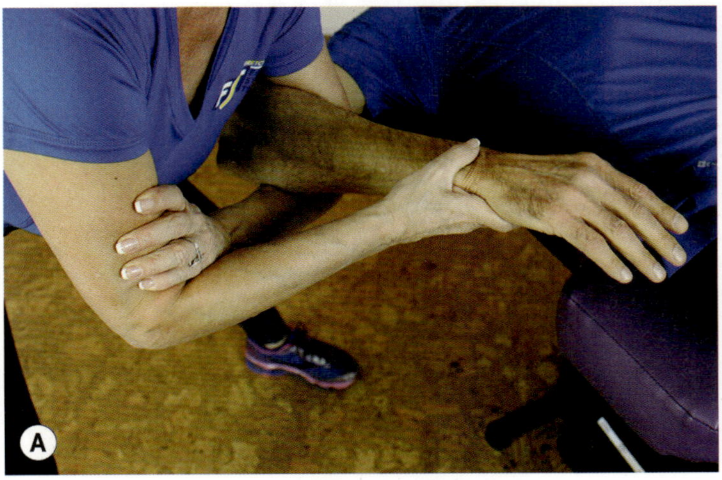

그림 6.16a
가쪽돌림근을 스트레칭하는 안쪽돌림

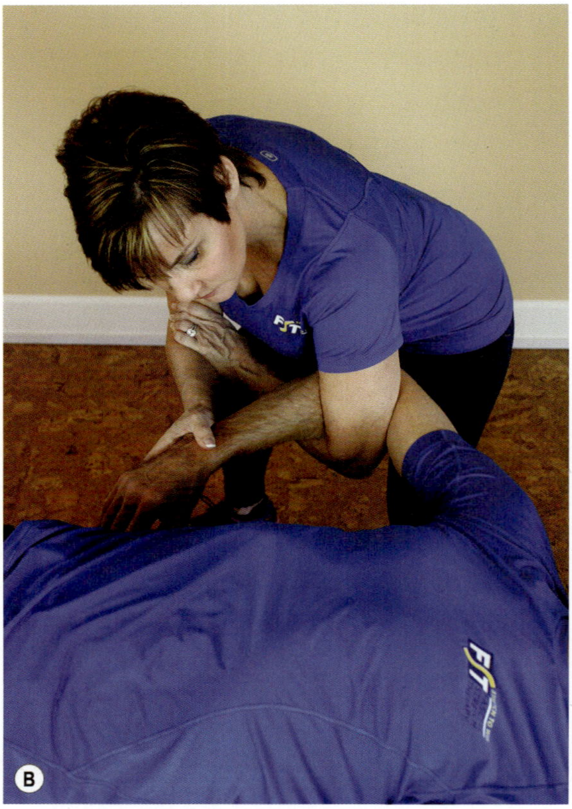

그림 6.16b
시작자세: 위에서 바라본

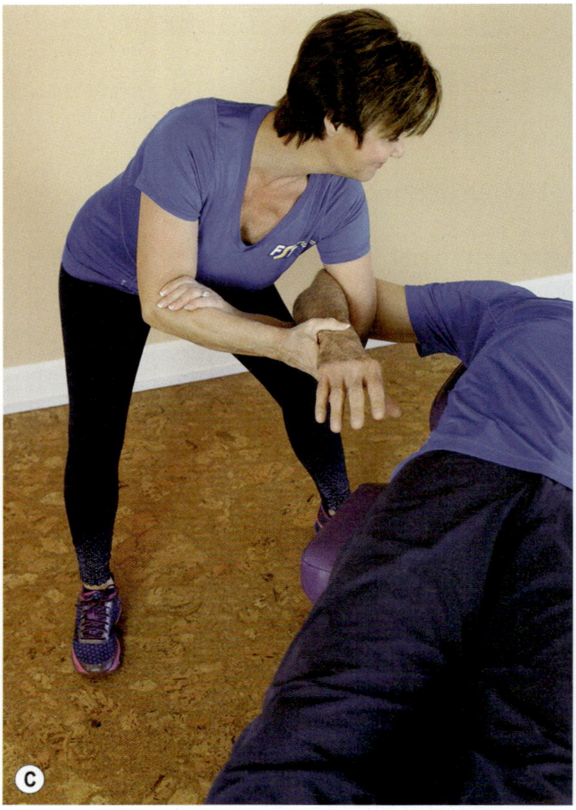

그림 6.16c
기울인다(lean).

각 PNF를 할 때마다 시퀀스를 반복한다: 팔을 견인하고, 여러분의 몸을 아래로 떨어뜨리고, 여러분의 엉덩이를 들어올린다.

ROM: 안쪽돌림

견인: 어깨와 팔꿈치를 위해 어깨를 70°로 벌려 견인한다. 팔꿈치를 위로 들어올림으로써 안쪽돌림을 더욱 증가시킨다.

PNF: 클라이언트는 팔 전체를 바닥 쪽으로 안쪽돌림 한다. 여러분은 점진적으로 클라이언트의 팔을 신장하면서 견인한다.

PNF 큐잉: "당신의 팔을 내 쪽으로 미시오"

스트레칭: 안쪽돌림을 증가시킨다.

반복: 2번 이상 반복한다.

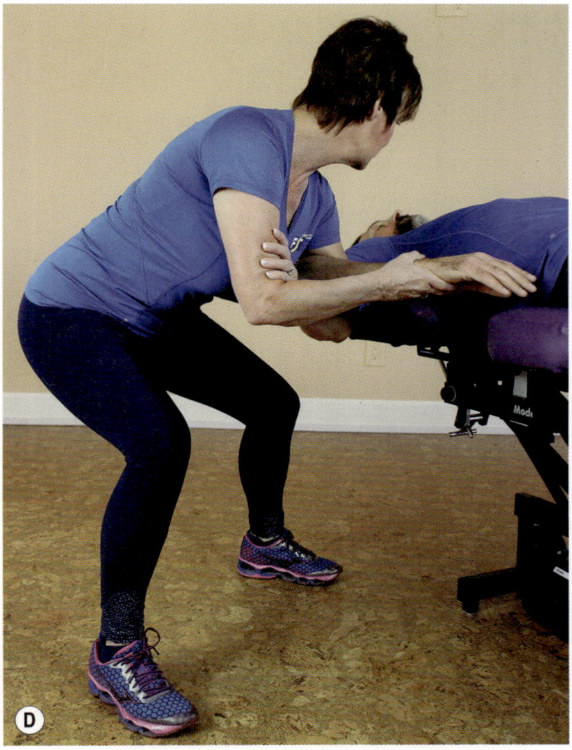

그림 6.16d
주저앉는다(**sink**).

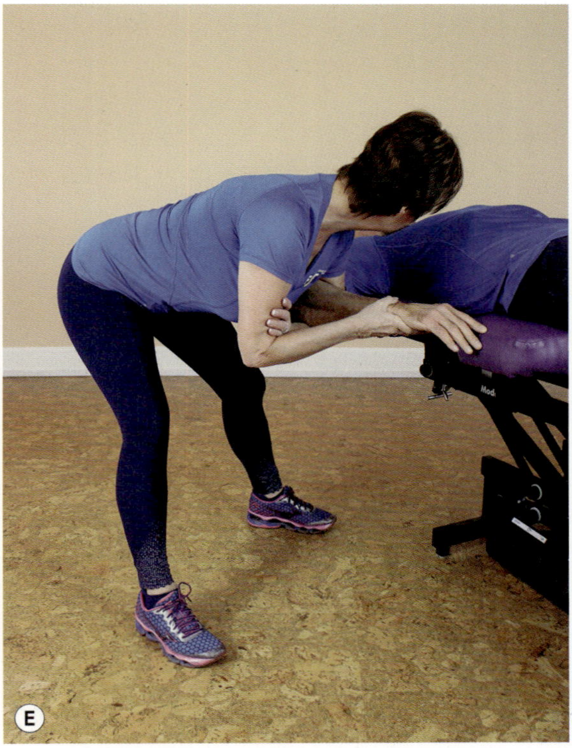

그림 6.16e
경사시킨다(**tilt**).

각 PNF를 할 때마다 시퀀스를 다시 반복한다: 팔을 견인하고, 여러분의 몸을 아래로 떨어뜨리고, 여러분의 엉덩이를 들어올린다.

- 테이블을 바라보면서 한번 더 팔을 90°로 굽힘한 후 견인한다.
- 다음 스트레칭을 위해 테이블의 상단을 바라보기 위해 몸을 돌린다.

15. 어깨의 가로벌림/가쪽돌림(90°)-큰가슴근-*SFAN, FN*

목표: SFAN과 FN 내의 조직(큰가슴근)을 목표로 삼는다. 어깨의 벌림과 가쪽돌림과 팔꿉관절의 폄을 증가시킨다.

클라이언트 자세:

- 팔꿈치와 아래팔이 테이블로부터 완전히 벗어나도록 테이블의 가장자리에서 누운 후, 테이블의 가장자리와 일치되게 자신의 관절을 정렬시킨다. 클라이언트의 어깨뼈는 안정성을 위해 테이블 위에 놓여야 한다.
- 어깨와 팔꿈치로부터 팔을 90°가쪽돌림한다.
- 팔꿈치가 완전히 폄되도록 아래팔을 천천히 움직인다.

치료사:

- 마지막 자세로, 다시 테이블 위쪽을 바라보면서 여러분의 안쪽 손을 큰가슴근의 가쪽에 배치하고, 큰가슴근을 아래쪽으로 압박한다.
- 여러분의 바깥쪽 손을 위팔뼈의 먼쪽에 배치하고 팔꿈치의 안쪽면을 손가락으로 감싼다.
- 안쪽 다리로 앞으로 돌진하여 테이블 연장처럼 다리를 통해 팔을 지지합니다.
- 여러분의 안쪽 다리를 앞으로 런지하고, 테이블의 연장 장치처럼 여러분의 다리로 클라이언트의 팔에 지지를 제공한다.

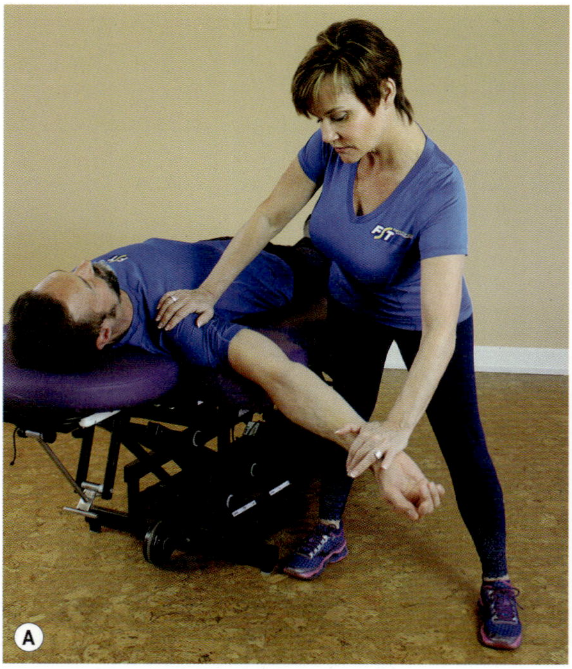

그림 6.17a
팔을 쭉 뻗은 상태에서의 큰가슴근

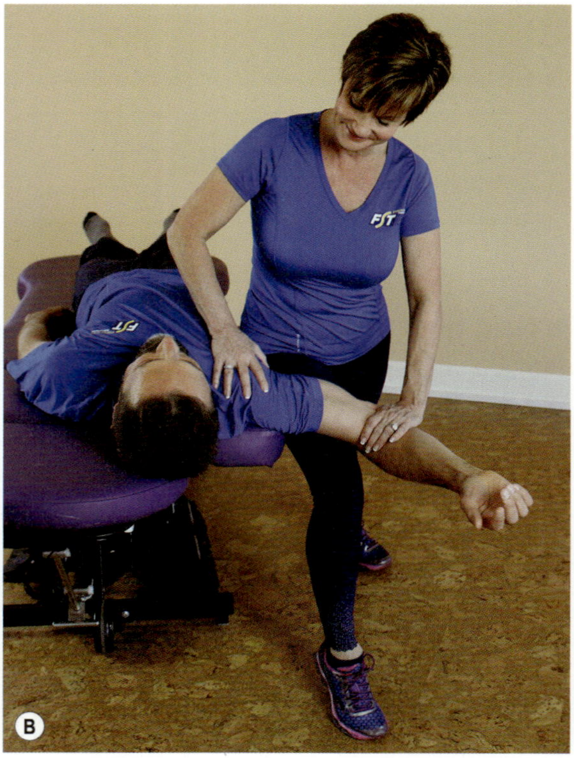

그림 6.17b
팔을 굽힘한 상태의 손 위치

- 스트레칭을 증가시키기 위해 여러분의 온몸을 이용하여 테이블로부터 멀어지게 기울인다.

손 위치의 이동:

- 여러분의 안쪽 손을 팔꿈치의 안쪽면까지 이동하고, 바깥쪽 손을 아래팔의 가쪽면까지 이동한다.
- 팔꿉관절을 완전 폄함으로써 스트레칭을 마무리한다.
- 스트레칭의 향상을 돕기 위해 클라이언트의 팔을 지지하는 여러분의 다리를 폄한다.
- 여러분의 앞쪽 다리에 체중을 이동하고, 완전한 스트레칭을 얻기 위해 엉덩이 앞쪽으로 여러분의 몸통을 숙인다.

ROM: 어깨의 벌림과 가쪽돌림, 그리고 팔꿈치의 폄

견인: 어깨의 90°벌림과 가쪽돌림, 그리고 팔꿈치의 폄으로 견인한다.

PNF:

- 클라이언트는 큰가슴근을 수축하여 팔 전체를 그들의 가슴 쪽으로 압박한다(90°를 유지하면서).
- 클라이언트는 큰가슴근을 수축하여 팔을 안쪽돌림한다.
- 클라이언트는 큰가슴근과 돌림근띠를 수축하여 이들 2개의 움직임을 수행한다.
- 클라이언트는 천장 쪽으로 팔 전체를 들어올린다.

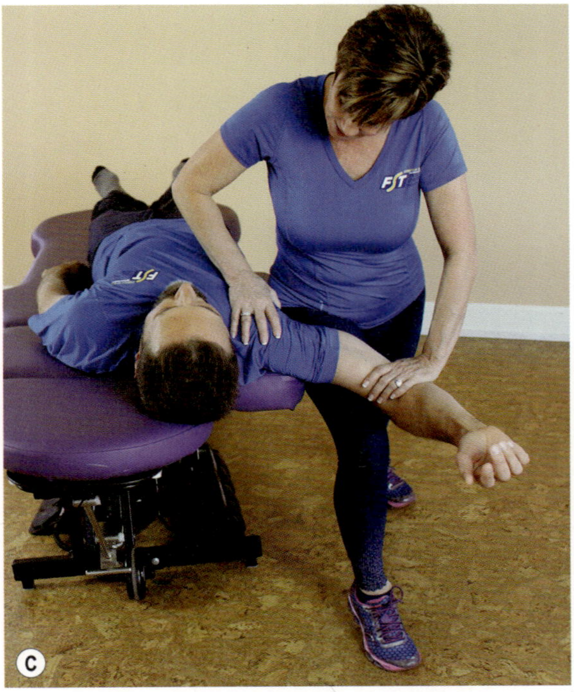

그림 6.17c
큰가슴근 스트레칭

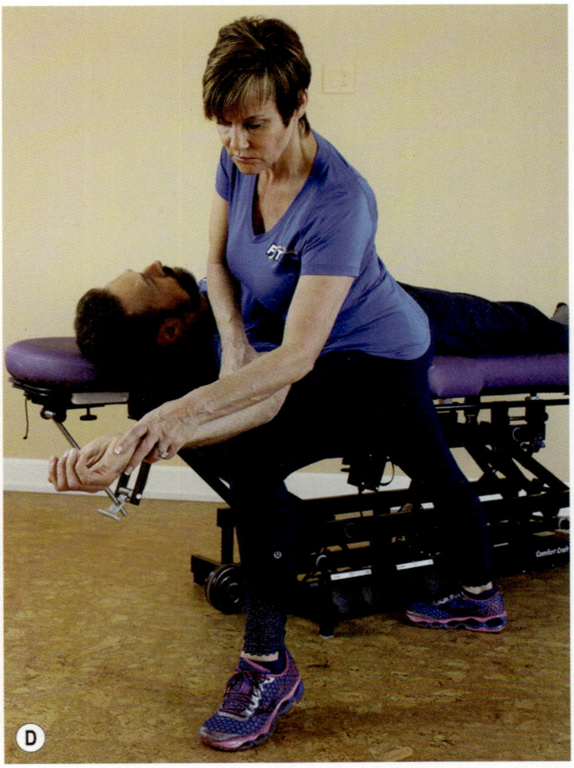

그림 6.17d
큰가슴근 복장갈래의 스트레칭

PNF 큐잉:

- "당신의 팔 전체를 내쪽으로 미시오" 또는 "pec deck move 하시오"
- "당신의 팔을 위로 올려 내쪽으로 돌림하시오"
- "이제 당신의 팔을 위로 밀고 돌림하시오"
- "당신의 팔 전체로 나를 미시오"

스트레칭: 어깨의 가쪽돌림과 벌림, 팔꿈치의 폄을 증가시킨다.

반복: 2번 이상 반복한다.

모든 섬유의 각도를 얻기 위해 바닥쪽으로 팔을 움직이고 팔꿈치를 펴하여 클라이언트의 팔을 완전히 쭉 펴서 스트레칭을 마무리한다. 명심해야 할 것은 여러분의 팔이 아니라, 여러분의 온몸을 사용해야 한다는 것이다.

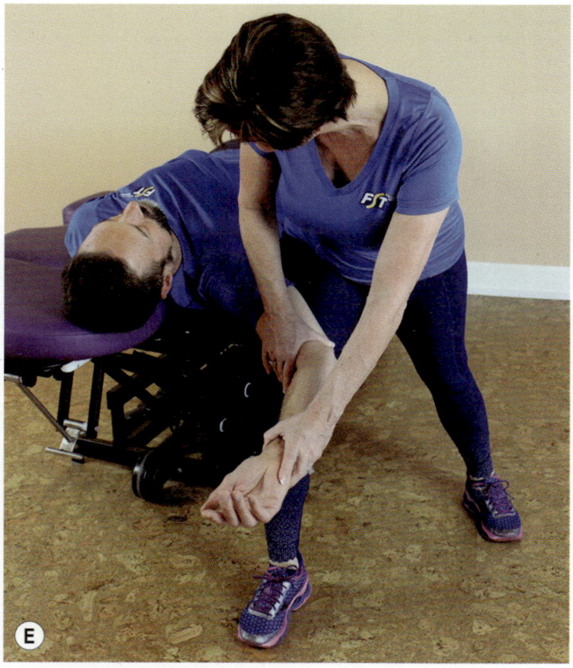

그림 6.17e
마지막 자세

16. 어깨 세팅*(Setting the shoulder)*

엉치뼈 세팅에서 수행했듯이, 우리는 스트레칭 후 팔이음뼈(shoulder girdle)를 안정화시키는 것이 중요하다고 느낄 것이다.

- 팔을 90°로 굽힘한 후 위쪽으로 견인한다.
- 중립위에서 팔을 아래로 견인한다.
- 어깨와 손목을 동시에 테이블 쪽으로 압박한다.
- 한 손을 어깨의 앞쪽에 배치하고, 다른 손을 손목의 위쪽에 배치한다. 이때 클라이언트의 손바닥 측면을 테이블 위에 올려놓는다.
- 완전히 스트레칭하기 위해, 손가락끝을 테이블의 아래쪽으로 점진적으로 당기고, 손바닥을 테이블 위에 올려놓는다.
- 어깨와 손목 사이에서 팔 전체를 앞뒤로 부드럽게 흔들고, 정점을 찾고 잠시 움직임을 멈춘다. 그리고 함께 호흡을 한다.

D. ROM 평가, 워밍-업과 FST PNF 스트레칭

핵심은 목 운동이 중요하다는 것이다.

1. 많은 신경과 섬세하고 민감한 기타 조직 때문에 목의 민감성은 매우 높은 편이다.
2. 목은 종종 누군가에게 있어 가장 보호되어야 하고 지극히 개인적인 부위이며, 최상의 관리가 요구되는 부위이다.
3. 목의 치료는 신뢰가 꼭 필요한 궁극적인 부위이다.
4. 클라이언트가 치료사로부터 신뢰를 느끼는 강한 요구가 필요하다.
5. 느리고 부드러운 움직임이 중요하다.
6. 여러분 자신의 몸에 최소한의 긴장을 갖도록 가능하면 앉아서 치료에 임해야 한다.
7. 중립위로 돌아가기 위해, 스트레칭 이후 또 다른 경로를 통해 움직인다.
8. 부족한 것이 더 좋은 것임을 명심해야 한다—특히 목을 치료할 때

목의 치료: 신체 한쪽을 4–7을 수행하고, 그 다음 반대쪽도 반복한다.

1. 어깨 내림-양쪽 등세모근-*SBAN*

목표: SBAN 내의 조직(등세모근)을 목표로 삼는다.

어깨를 안정화시키고 클라이언트를 더욱 부교감 상태로 만든다.

클라이언트 자세: 편안하게 누운 자세를 취한다.

치료사:

- 여러분의 양 손을 클라이언트의 어깨 위에 올려놓고, 손가락을 들어올린다.
- 클라이언트의 어깨를 발 쪽으로 누른다.
- 한 번에 한쪽 어깨를 교대로 누르면서, "Kitty Cat"의 움직임을 수행한다.

ROM: 어깨 내림

견인: 없음

PNF: 클라이언트는 여러분의 손 안으로 어깨를 으쓱한다.

PNF 큐잉: "내 손으로 어깨를 으쓱하시오"

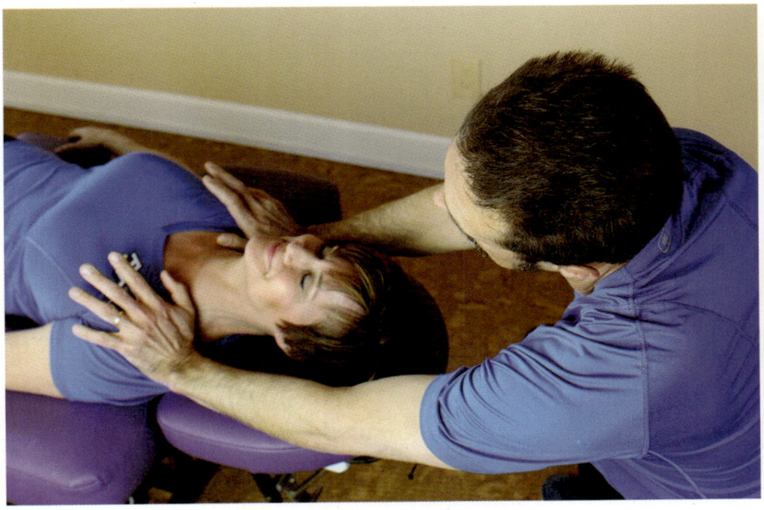

그림 6.18
어깨 내림

스트레칭: 어깨의 내림을 증가시킨다.

반복: PNF를 2번 이상 반복한다.

2. 목의 견인-머리/목 관절의 관절주머니와 조직-*SBAN*, *DBAN*, *SBN*, *DFN*

목표: SBAN, DBAN, SBN과 DFN 내의 조직(뒤통수밑근)을 목표로 삼는다. 위쪽 목뼈 관절을 감압하고 부교감신경의 활성화를 통해 이완을 증가시킨다.

클라이언트 자세: 편안하게 누운 자세를 취한다.

치료사: 앉은 자세를 선호한다(많은 방법으로 이것을 수행한다).

- 시작하기 위해 여러분의 양 손을 목의 뒤쪽에 배치하고 C7 쪽으로 내려간다. 그리고, 손가락끝을 척추의 양쪽 측면에 있는 고리판의 고랑 안으로 넣는다.
- 여러분의 양 손이 클라이언트의 뒤통수뼈능선 밑에 도달할 때까지, 한 번에 한 개 척추뼈의 조직을 따라 천천히 움직인다.
- 여러분이 머리 쪽으로 견인할 때, 손가락이 조직 안으로 부드럽게 들어가야 한다.
- 스트레칭을 증가시키기 위해, 손이 아니라, 여러분의 온몸을 의자에서 뒤로 기울인다.

ROM: 머리/위쪽 목뼈 관절의 감압

견인: 이런 움직임을 마무리하기 위해 여러분이 꼭지돌기에 손가락을 걸고 동시에 뒤쪽으로 몸을 기울여 견인하면서, 목의 중앙 쪽으로 부드럽게 압박한다.

PNF: 없음

PNF 큐잉: 없음

스트레칭: 위쪽 목뼈 관절을 통해 덮고 있는 모든 조직을 스트레칭하는 한편, 머리뼈와 고리뼈 사이의 공간을 증가시킨다.

반복: 2번 이상 반복한다.

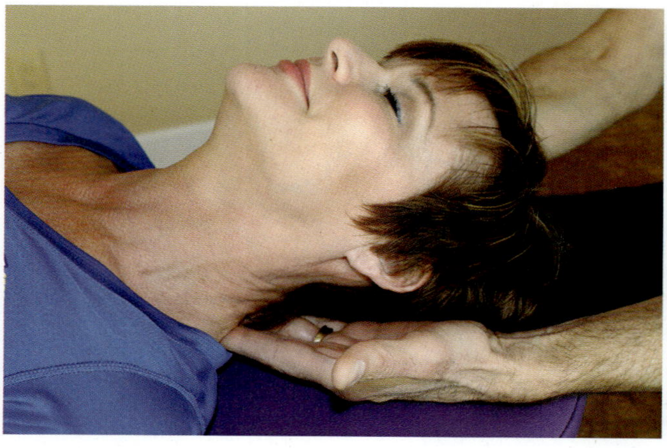

그림 6.19
목의 견인

3. 뒤통수밑 견인 *ROM*–
뒤통수밑의 관절주머니와 조직–
SBN, SBAN, DBAN

목표: SBN, SBAN과 DBAN 내의 조직을 목표로 삼는다. 머리/목 관절과 위쪽 목뼈 관절을 감압하고, 관절주머니와 모든 조직을 스트레칭하고, 부교감 상태를 촉진하고, 이완을 증가시킨다.

클라이언트 자세: 편안하게 누운 자세를 취한다.

치료사: 마지막 자세로부터:

- 여러분의 양 손이 클라이언트의 뒤통수뼈능선에 도달할 때까지 조직을 따라 천천히 활주한다.
- 여러분이 SBN을 신장할 때 손가락끝으로 부드럽게 촉진한다.
- 뒤통수뼈능선 주변에 여러분의 손가락끝을 구부려 세운다.
- 클라이언트의 머리 무게가 여러분의 손 안에 떨어지도록 허용한다.
- 최소의 StretchWave™ 동작을 사용한다.

ROM: 위쪽 목뼈의 견인과 굽힘.

견인: 스트레칭을 증가시키기 위해, 손이 아니라, 여러분의 몸을 의자에서 뒤로 기울인다.

PNF: 없음

PNF 큐잉: 없음

스트레칭: 위쪽 목뼈의 굽힘을 증가시키고, 위쪽 목뼈 관절을 감압한다.

반복: 2번 이상 반복한다.

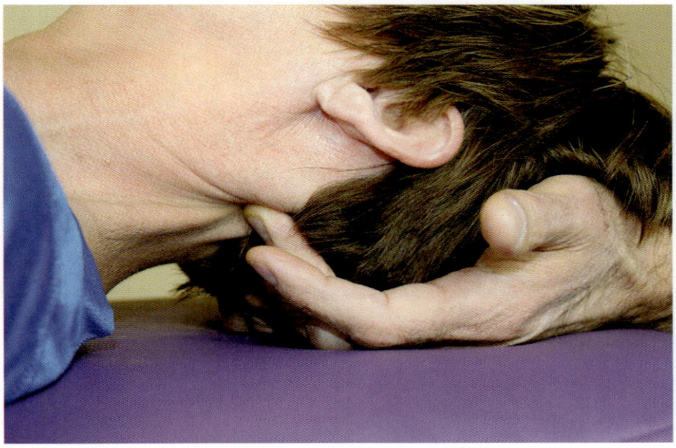

그림 6.20
뒤통수–목 견인, ROM

4. 견인, 위쪽 목뼈의 굽힘-목뼈/위쪽 등뼈의 폄근-*SBN, SBAN, DBAN*

목표: SBN 내의 조직(목과 위쪽 등뼈의 폄근)을 목표로 삼는다.

클라이언트 자세: 편안하게 누운 자세를 취한다.

치료사:

- 양 손을 뒤통수뼈능선에 배치한다–클라이언트의 머리를 컵모양으로 지지한다.
- 손가락끝을 약간 세워 천장 쪽으로 향하게 한다.
- 견고한 접촉을 위해 손꿈치를 뒤통수뼈 밑에 배치한다.
- 견인을 하면서 클라이언트의 머리를 천장 쪽으로 들어올린다.
- 견인을 유지하면서 스트레칭을 증가시키고, 목을 부드럽게 굽힘시켜 턱을 가슴까지 간다.

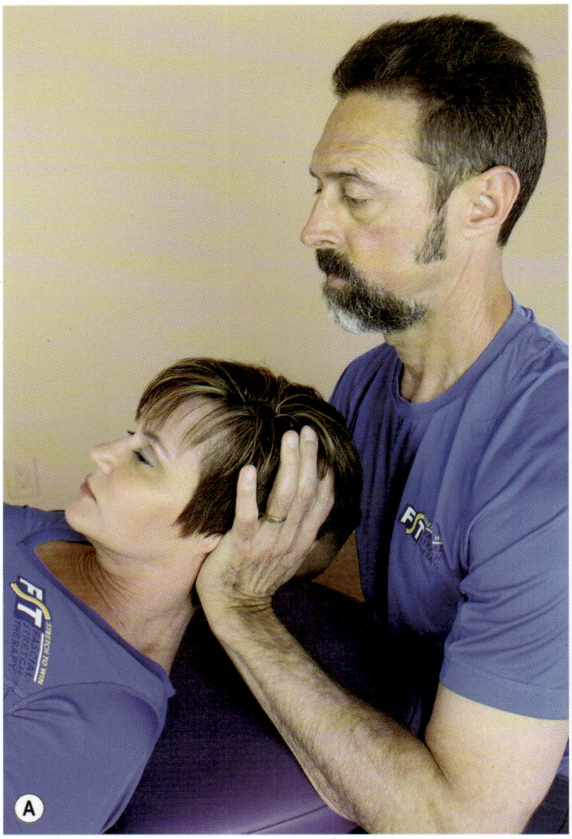

그림 6.21a
굽힘 상태에서의 견인

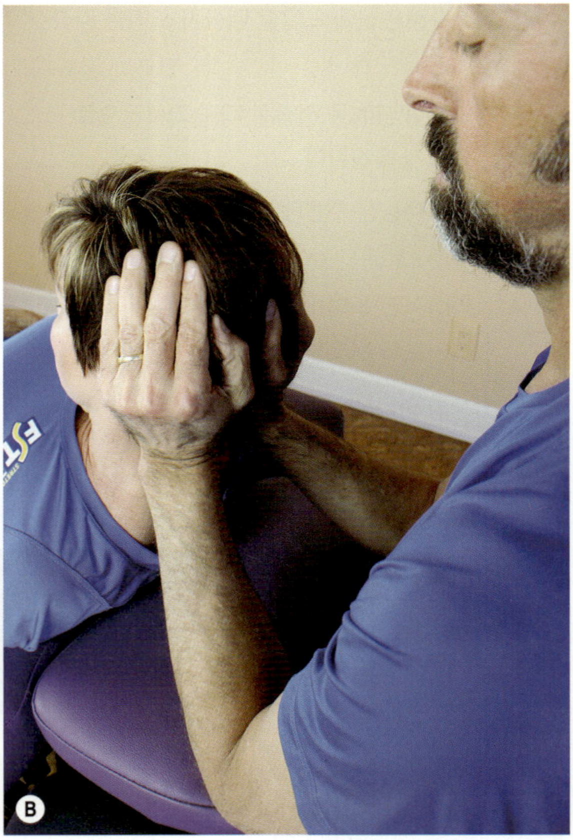

그림 6.21b
손의 위치

- 클라이언트의 기도가 압박되지 않도록 주의해야 한다.
- 클라이언트의 머리를 지지하고 천천히 움직이면서 시작 자세로 되돌아가기 위해 스트레칭을 해제할 때, 조심해야 한다.
- 클라이언트의 머리가 아래로 내려갈 때, 목의 만곡을 잘 유지해야 한다.
- 최상의 결과를 위해 2~6번을 다시 반복한다.

ROM: 목의 굽힘

견인: 머리를 천장 쪽으로 부드럽게 견인하고 굽힘시킨다.

PNF: 클라이언트는 자신의 머리를 여러분의 손 안으로 부드럽게 밀면서 펌한다.

PNF 큐잉: "당신의 머리를 내 손 쪽으로 부드럽게 미시오"

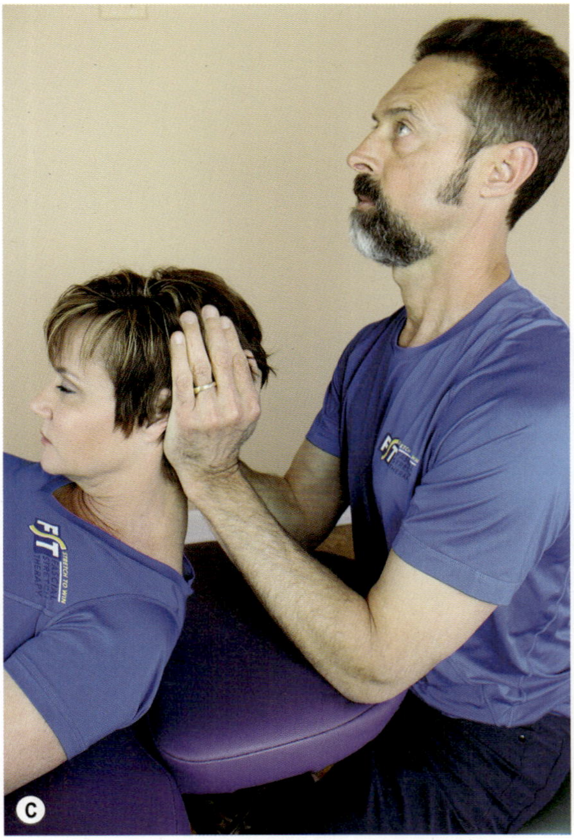

그림 6.21c
완전 굽힘(Full flexion)

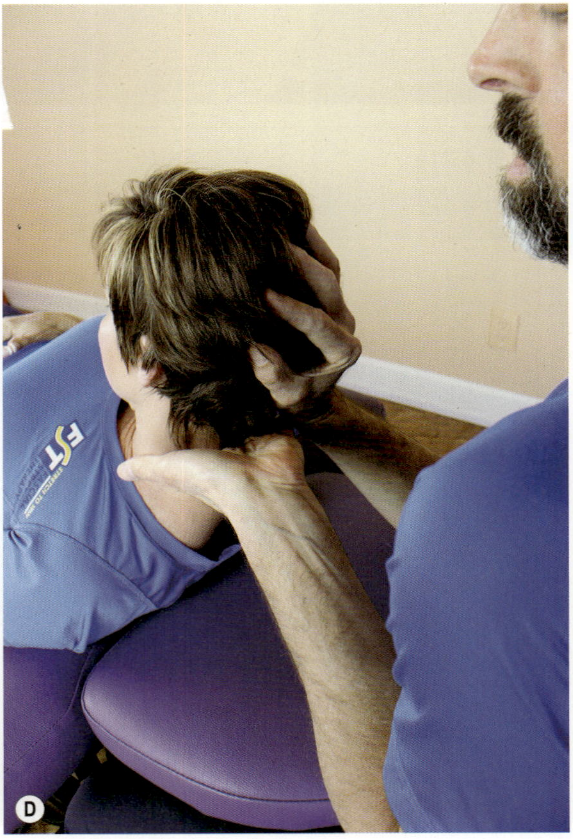

그림 6.21d
이완(Release)

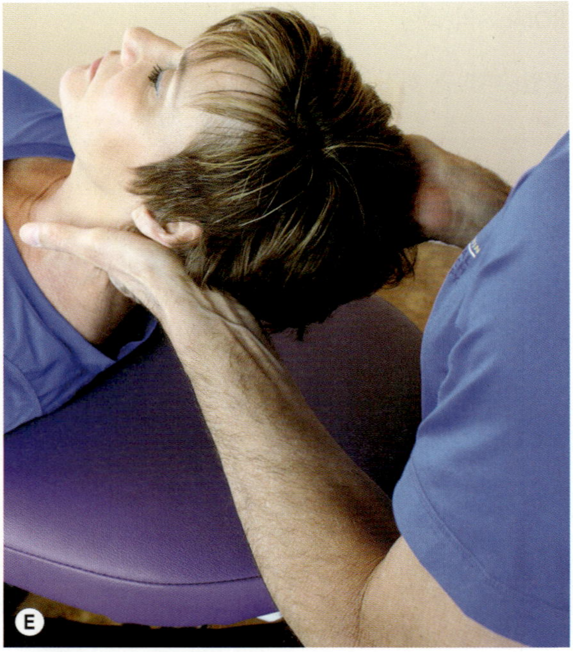

그림 6.21e
머리를 부드럽게 내린다(Float down).

스트레칭: 목의 굽힘을 증가시킨다.

반복: PNF를 2번 이상 반복한다. 타이트한 모든 섬유가 스트레칭되었는지를 찾기 위해 다양한 각도로 가동시킨다.

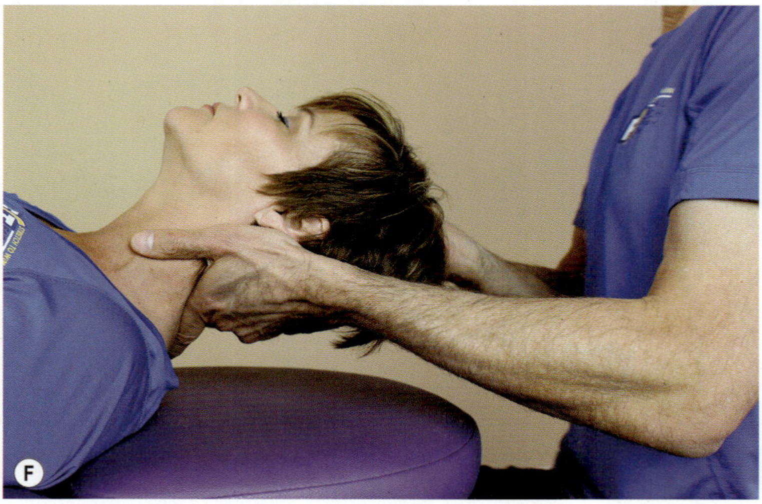

그림 6.21f
중립위에서의 견인

5. 목의 오른쪽 돌림-왼쪽 목 돌림근-*LN, SN, FN*

목표: LN, SN과 FN 내의 조직(왼쪽 목 돌림근)을 목표로 삼는다.

목의 오른쪽 돌림을 증가시킨다.

클라이언트 자세: 누운 자세에서 머리를 오른쪽으로 돌리지만, 완전 ROM보다 약간 적게 돌린다. 일단 어깨가 완전히 하강되면, 머리를 더 깊게 돌림함으로써 남아 있는 ROM을 발견할 수 있다. 항상 그렇듯이, 편안할 때까지만 움직인다. 머리의 돌림만 허용되어야 하고, 앞쪽 굽힘, 옆굽힘 또는 폄이 일어나서는 안된다.

치료사:

- 어깨의 상단에서부터 견인을 반복한다.
- 여러분의 한 손을 어깨 상단에 배치하고, 클라이언트의 어깨가 갈비우리 쪽으로 하방 활주하는 것을 보여주기 위해 여러분의 어깨를 이용한다.

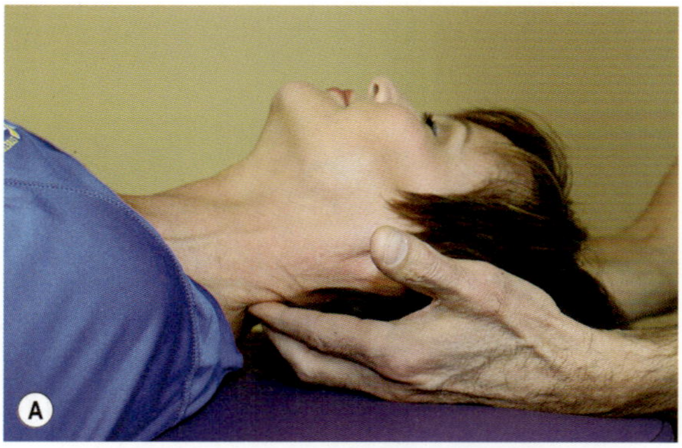

그림 6.22a
견인

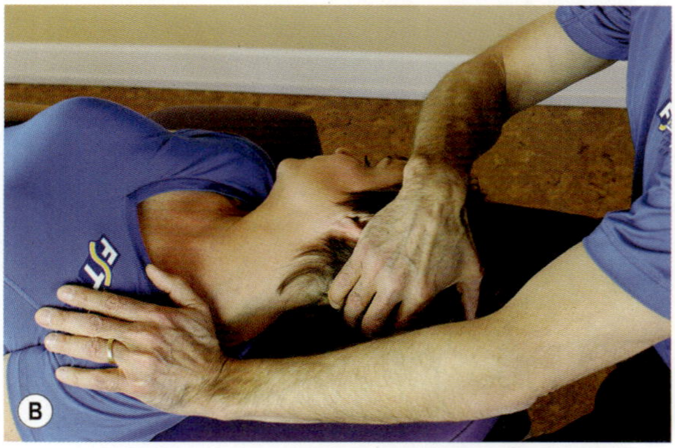

그림 6.22b
손의 위치

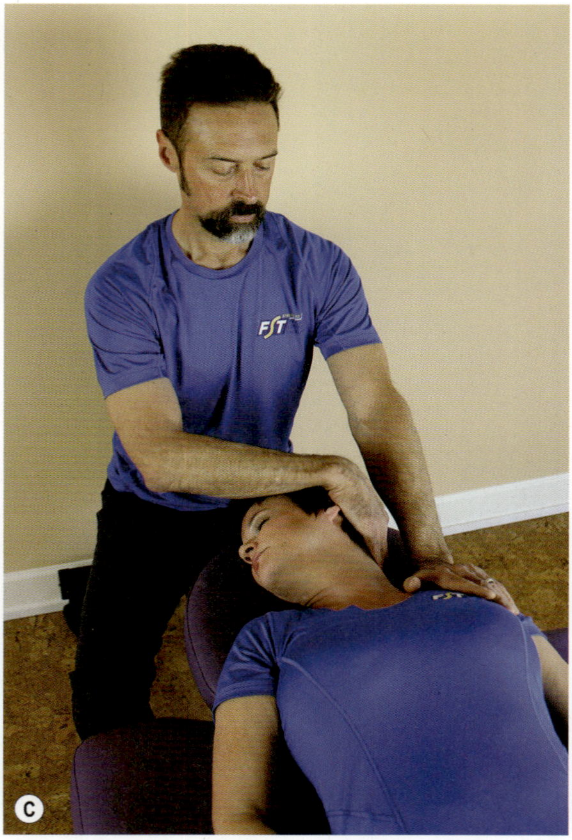

그림 6.22c
시작자세

- 여러분의 팔꿈치를 옆으로 들어올려 유지함으로써 클라이언트의 눈을 피하는데 주의한다.
- 클라이언트의 머리를 오른쪽으로 돌려 테이블 위에 내려놓는다.
- 스트레칭을 증가시키기 위해 측면으로 기울일 때 여러분의 몸을 이용한다.
- PNF를 해제할 때, 어깨의 내림을 유지하면서, 천천히 돌림의 ROM을 증가시킨다.
- 굽힘과 폄을 통해 천천히 클라이언트의 머리를 돌리고, 마무리하기 위해 중립위로 가져간다.

ROM: 목의 돌림

견인: 클라이언트의 어깨와 목 사이에 공간을 만든다고 생각한다.

PNF: 클라이언트는 눈과 머리를 반대 방향으로 돌린다.

PNF 큐잉: "눈과 머리를 천장 쪽으로 돌리시오"

스트레칭: 목의 오른쪽 돌림을 증가시킨다.

반복: PNF를 2번 이상 반복한다. 타이트한 모든 섬유를 찾기 위해 다양한 각도로 움직인다.

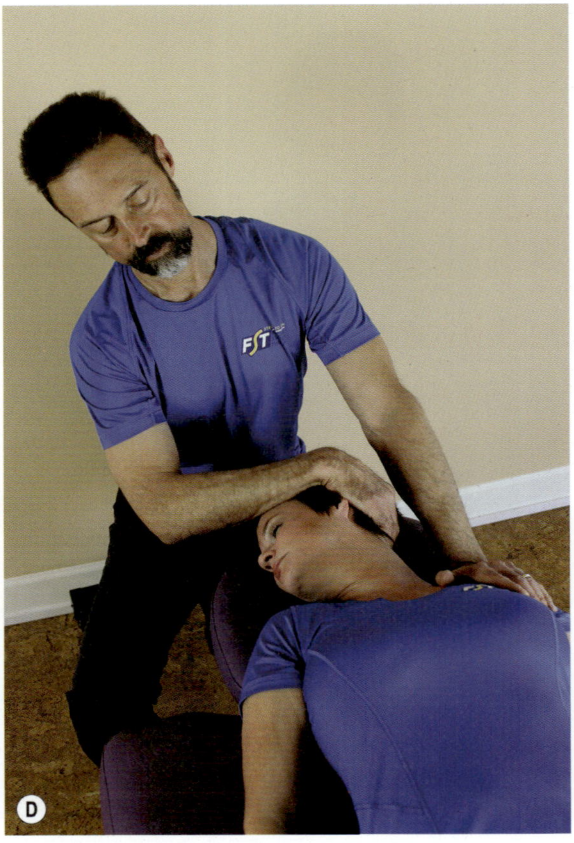

그림 6.22d
오른쪽으로 기울인다.

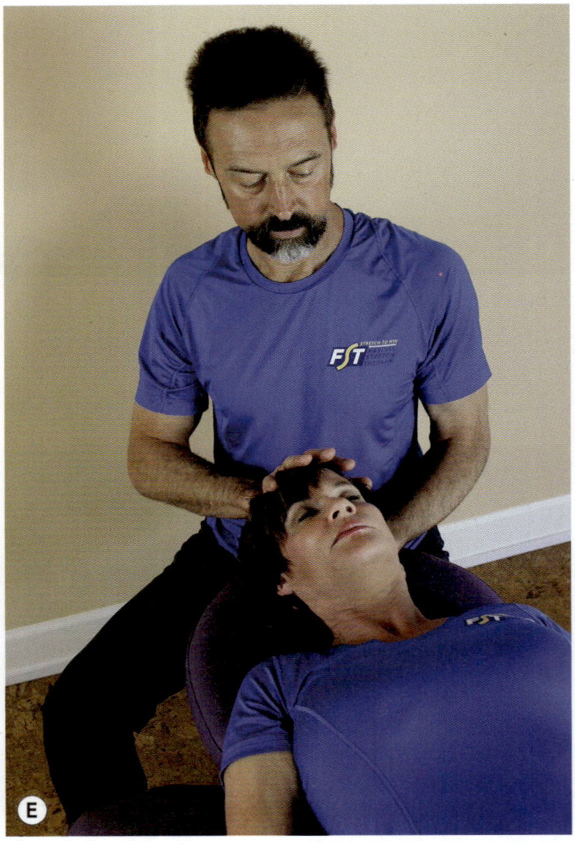

그림 6.22e
중립위로 돌아온다.

6. 목의 오른쪽 옆굽힘–왼쪽 옆굽힘근– *LN, SN, SBN, SBAN, DBAN, DFN*

목표: LN, SN, SBN, SBAN, DBAN과 DFN 내의 조직(목의 왼쪽 섬유)을 목표로 삼는다.

옆굽힘을 증가시킨다.

클라이언트 자세: 누운 자세에서 목을 옆굽힘한다.

치료사:

- 클라이언트의 뒤통수를 테이블 위에 배치하고, 귀가 어깨 쪽으로 움직이도록 머리를 오른쪽으로 활주한다.
- 양 손을 목의 바닥에 배치하고, R1부터 찾기 위해 클라이언트의 머리를 옆굽힘한다.
- 어깨뼈를 약간 아래쪽으로 하강하기 전에, 클라이언트의 등을 거의 옆굽힘하지 않고 중립위로 유지한다.
- 여러분의 바깥쪽 손을 클라이언트의 어깨 상단에 배치하고, 다른 손을 클라이언트의 목 기저부에 배치한다.
- 클라이언트의 어깨 가쪽 부위를 부드럽게 눌러 어깨뼈를 갈비우리 쪽으로 하강시킨다.

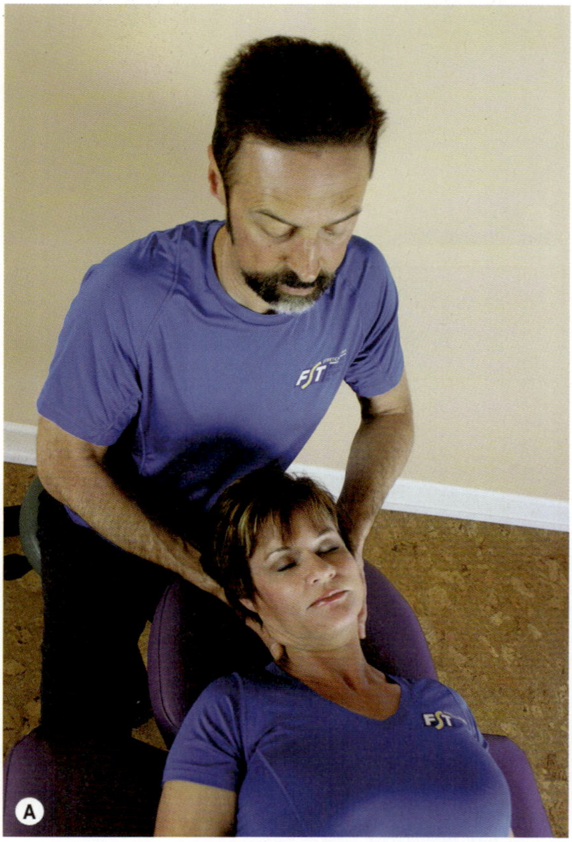

그림 6.23a
옆굽힘

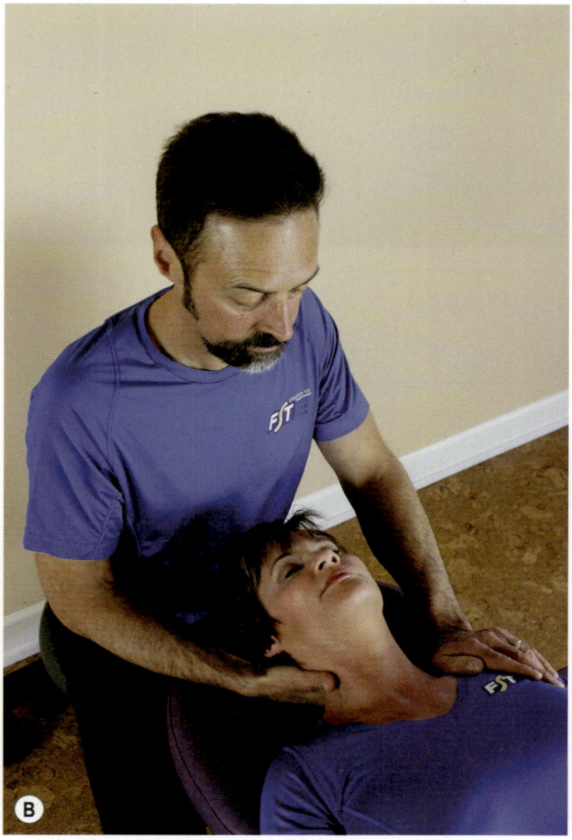

그림 6.23b
손의 위치

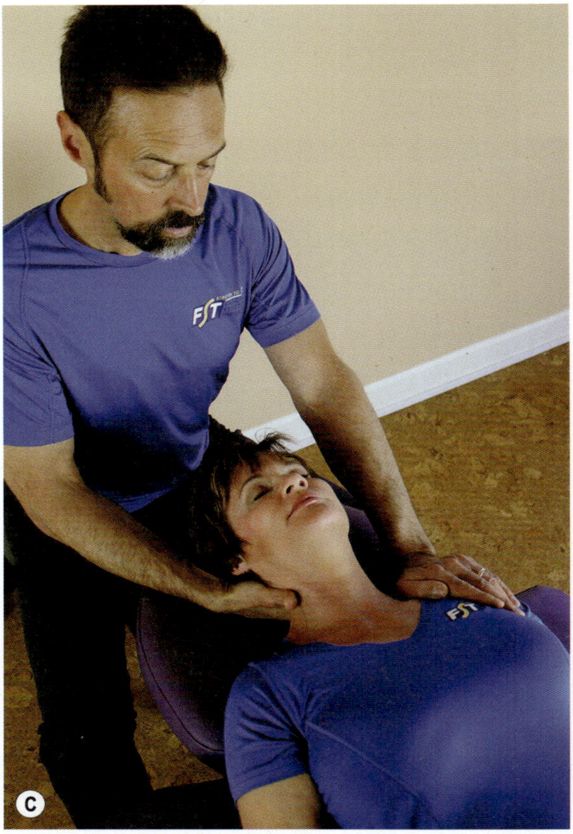

그림 6.23c
뒤로 기울인다.

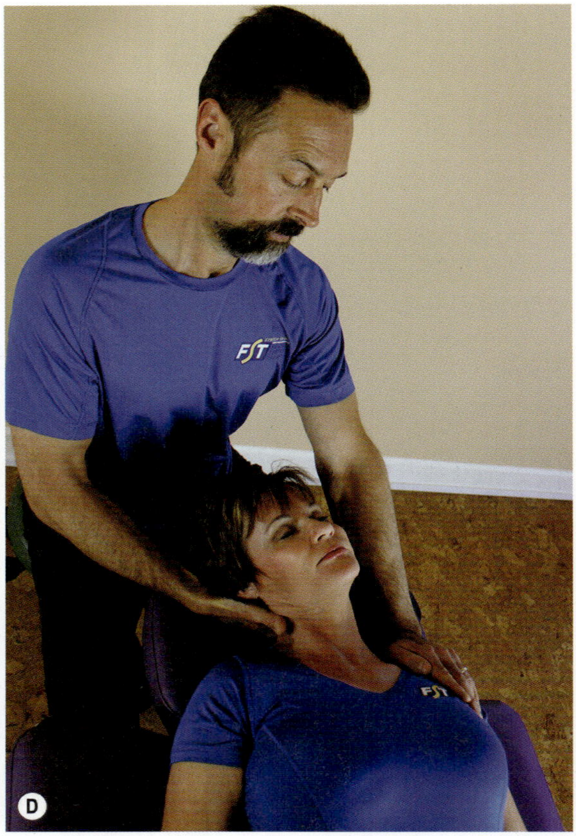

그림 6.23d
기울이고 원호 운동을 한다.

- 그런 다음, 머리를 견인하기 위해 뒤쪽으로 몸을 기울인 후, 머리가 어깨로부터 스트레칭되도록 중앙에서 기울인다.
- 견인을 유지하기 위해 어깨를 아래로 고정시킨다.
- 머리가 뒤로 젖혀지지 않도록 주의하고, 코가 천장 쪽을 향하도록 유지한다.
- 클라이언트의 목을 견인과 굽힘할 때 어깨를 부드럽게 아래쪽으로 눌러줌으로써 ROM을 증가시킨다.
- PNF를 해제할 때, 어깨의 내림과 목의 굽힘을 부드럽고 천천히 증가시킨다.
- 굽힘과 폄을 통해 천천히 클라이언트의 머리를 돌리고, 마무리하기 위해 중립위로 가져간다.

ROM: 옆굽힘

견인: 클라이언트의 어깨와 목 사이에 공간을 만든다고 생각한다.

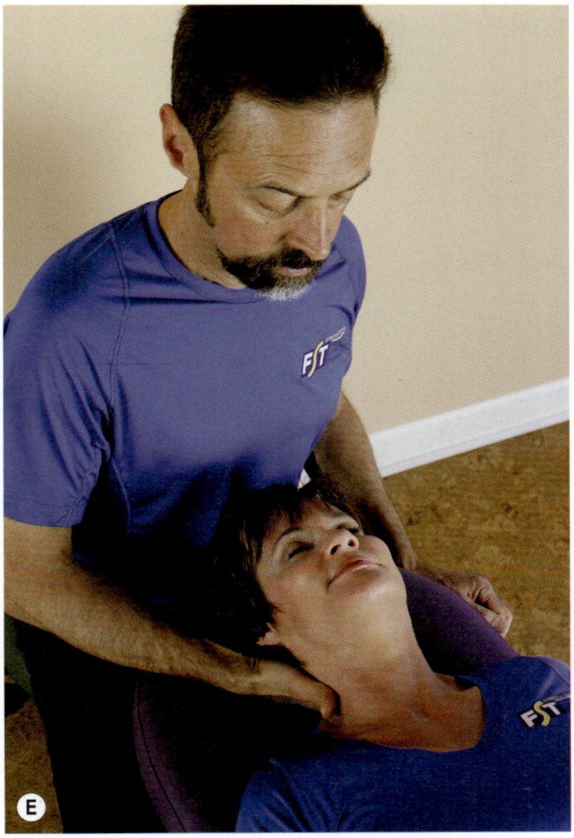

그림 6.23e
견인을 마무리한다.

PNF:

- 클라이언트는 왼쪽 어깨를 여러분의 손 쪽으로 으쓱한다.
- 클라이언트는 머리를 여러분의 손 쪽으로 부드럽게 뒤쪽으로 민다.

PNF 큐잉:

- "당신의 어깨를 내 손 쪽으로 으쓱하시오"
- "당신의 머리를 뒤로 미시오"

스트레칭: 옆굽힘을 증가시킨다.

반복: PNF를 2번 이상 반복한다. 타이트한 모든 섬유를 찾기 위해 다양한 각도로 움직인다.

스트레칭을 마무리하기 위해 목을 견인한다.

7. 뒤통수밑 견인-머리밑의 관절주머니와 조직-*SBN, SBAN, DBAN*

목표: SBN, SBAN과 DBAN 내의 조직(머리밑의 관절주머니와 조직)을 목표로 삼는다.

클라이언트 자세: 편안하게 누운 자세를 취한다.

치료사:

- 여러분의 손이 클라이언트의 뒤통수뼈능선이 도달할 때까지, 조직을 따라 천천히 활주한다.
- 여러분이 SBN을 신장할 때 손가락끝으로 부드럽게 촉진한다.
- 손가락끝이 클라이언트의 뒤통수뼈능선에 닿도록 손가락을 굽힘한다.
- 클라이언트의 머리 무게가 여러분의 손 안으로 떨어지도록 한다.
- 작은 StretchWave™ 동작을 이용한다.

ROM: 위쪽 목뼈의 굽힘

견인: 견인과 스트레칭을 증가하기 위해 여러분의 손이 아니라, 온몸을 의자에서 뒤쪽으로 기울인다.

PNF: 없음

PNF 큐잉: 없음

스트레칭: 위쪽 목뼈의 굽힘을 증가시킨다.

반복: 2번 이상 반복한다.

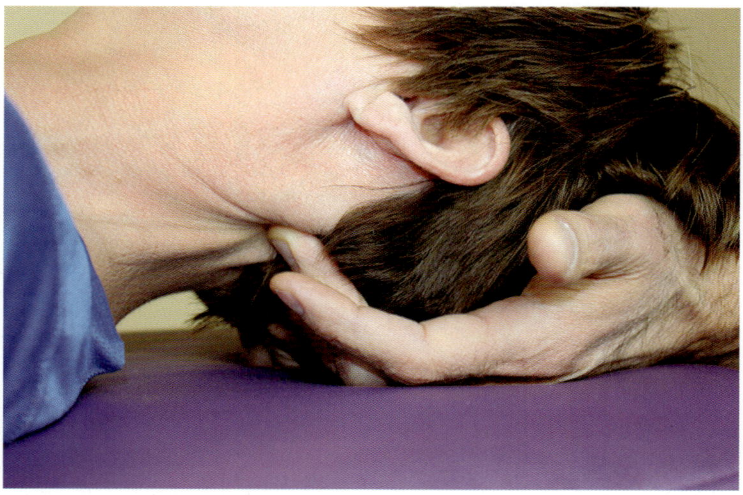

그림 6.24
뒤통수밑 견인

8. 견인(*Traction*)

- 시작하기 위해 여러분의 양 손을 목의 뒤쪽에 배치하고 C7 쪽으로 내려간다. 그리고, 손가락끝을 척추의 양쪽 측면에 있는 고리판의 고랑 안으로 넣는다.
- 여러분의 양 손이 클라이언트의 뒤통수뼈능선 밑에 도달할 때까지, 한 번에 한 개 척추뼈의 조직을 따라 천천히 움직인다.
- 여러분이 머리 쪽으로 견인할 때, 손가락이 조직 안으로 부드럽게 들어가야 한다.
- 스트레칭을 증가시키기 위해, 손이 아니라, 여러분의 몸을 의자에서 뒤로 기울인다.

ROM: 머리뼈/위쪽 목뼈의 감압

견인: 여러분이 꼭지돌기에 손가락을 건 후 움직임을 마무리하기 위해 몸을 뒤쪽으로 기울이는 동시에 목의 중심쪽으로 부드럽게 압박한다.

PNF: 없음

PNF 큐잉: 없음

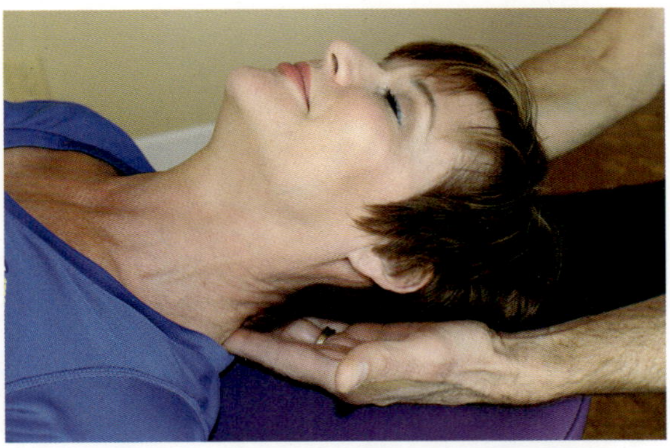

그림 6.25
목의 견인

스트레칭: 가능할 때까지 목을 통해 이들 부위의 모든 조직을 스트레칭하면서, 위쪽 목뼈 관절을 통해 머리뼈와 고리뼈 사이의 공간을 증가시킨다.

반복: 2번 이상 반복한다.

9. 완전 견인-머리-목 관절의 관절주머니와 조직-*SBN, SBAN, DBAN*

목표: SBN, SBAN과 DBAN 내의 조직(마름근, 넓은등근, 위팔세갈래근)을 목표로 삼는다.

전반적인 목의 ROM을 증가시키고, 머리-목 관절을 감압하고, 조직을 스트레칭하고, 또 이완을 증가시킨다.

클라이언트 자세: 편안하게 누운 자세를 취한다.

치료사: 앉은 자세를 선호한다.

- 클라이언트의 머리 밑에 한 손을 배치하고 뒤통수뼈능선에 손가락을 걸고, 다른 손을 어깨의 가쪽 부위에 배치한다; 또는 양 손을 목의 기저부에 배치할 수도 있다.

ROM: 견인과 감압

견인:

- 목의 기저부에 손을 걸고, 몸을 뒤로 기울인다.
- 가벼운 견인에서 강한 견인으로 진행한다.
- 스트레칭을 증가시키기 위해, 손이 아니라, 여러분의 몸을 의자에서 뒤로 기울인다.

PNF: 없음

PNF 큐잉: 없음

스트레칭: 목관절의 공간과 조직 길이를 증가시킨다.

반복: 2번 이상 반복한다.

10. *"Crown Set"*

목표: 머리–목 관절을 안정화하고 매우 부드럽게 감압한다.

근조직을 안정화하고 고유수용성 감각을 재설정한다.

클라이언트 자세: 바로 누운 자세

치료사: 앉은 자세나 무릎 꿇은 자세에서 양 손을 클라이언트의 정수리에 배치한다.

- 양 손의 손꿈치를 붙여서 양 손으로 정수리를 부드럽게 감싼다.
- 머리뼈를 안정화시키기 위해 약간의 압박만 머리뼈에 적용한다.
- 여러분은 몇 번의 호흡과 함께 부드럽게 압박하고, 정점(still point)을 찾는다.

11. *"Cranium Set"* : 뒤통수밑 굽힘-머리-목 폄근-*DFN*

목표: 근조직을 안정화하고 고유수용성 감각을 재설정한다.

클라이언트 자세: 바로 누운 자세

치료사: 선 자세

- 클라이언트의 머리를 테이블 위에 올려놓고, 여러분의 양 손을 겹쳐서 클라이언트의 이마 위에 배치하고 약간의 압박만 적용한다.

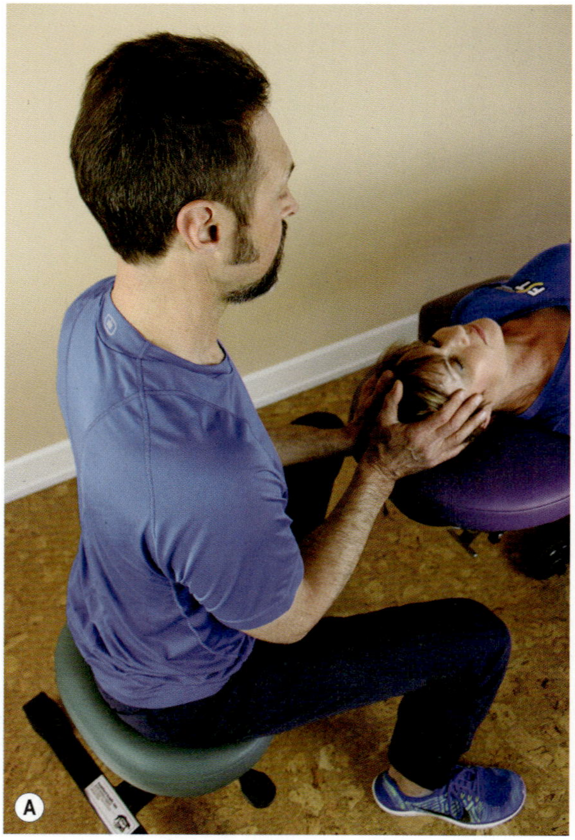

그림 6.26a
"Crown Set"

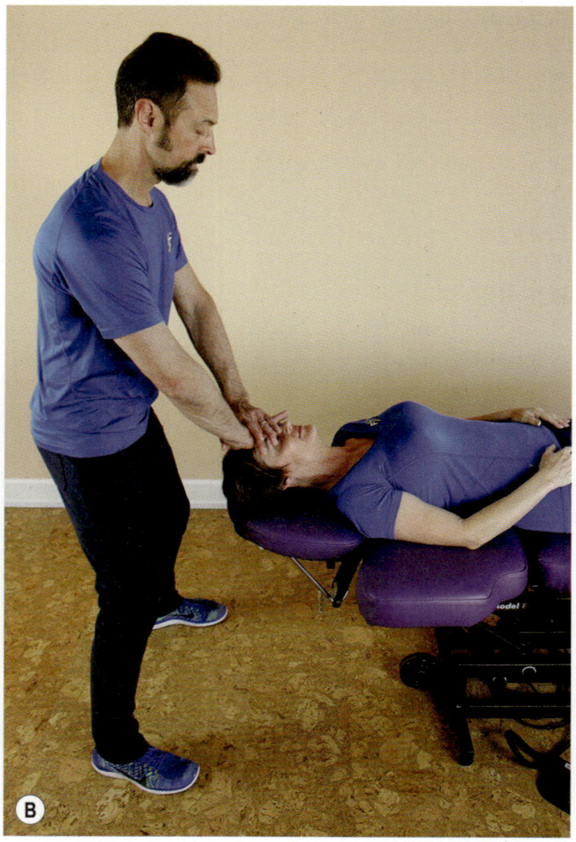

그림 6.26b
"Cranium Set"

- 클라이언트는 목의 뒷부분을 신장하면서 자신의 턱을 부드럽게 가슴쪽으로 당긴다.
- 클라이언트가 숨을 쉬고 이완할 때 잠시 동안 이 자세를 유지한다.
- 여러분과 클라이언트는 함께 호흡하면서 정점을 찾는다.

12. 어깨 내림-양쪽 등세모근-*SBAN*-마무리하기 위해 한 번 더 반복한다.

목표: SBAN 내의 조직(등세모근)을 목표로 삼는다.

어깨를 하강하고, 조직 내의 변화가 있는지를 확인한다.

클라이언트 자세: 편안하게 누운 자세를 취한다.

치료사:

- 여러분의 양 손을 클라이언트의 어깨 상단에 배치하고, 손가락을 들어올린다.
- 어깨를 발 쪽으로 압박한다.
- 한 번에 한쪽 어깨를 교대로 누르면서, "Kitty Cat"의 움직임을 수행한다.

ROM: 어깨 내림

견인: 없음

스트레칭: 어깨의 내림을 증가시킨다.

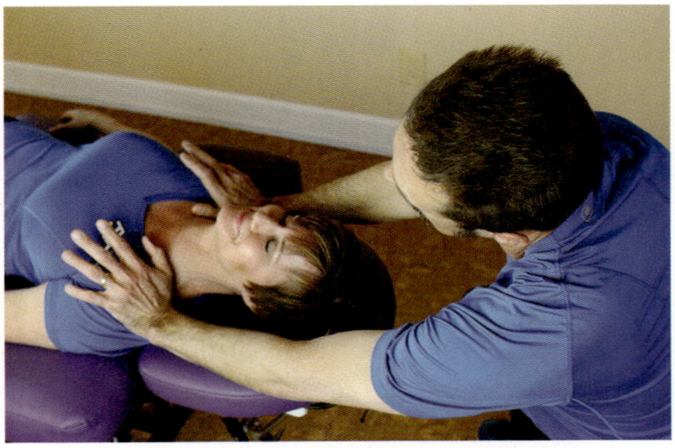

그림 6.27
어깨 내림

E. 앉은 자세 스트레칭

1. 어깨의 폄/모음-앞어깨세모근과 가슴근-*SFAN, FN*

목표: SFAN과 FN 내의 조직(앞어깨세모근과 가슴근)을 목표로 삼는다.

어깨의 폄, 벌림과 가로벌림과 그리고 위팔뼈의 가쪽돌림을 증가시킨다.

클라이언트 자세: 양 발을 엉덩이 너비로 벌리고 의자에 앉아서 두 발을 바닥에 견고하게 붙인다. 그리고 양 팔을 몸통 뒤로 가져간 후 양 손을 깍지낀다.

치료사:

- 여러분의 양 팔로 클라이언트의 팔꿈치를 위에서 감싸고, 부드럽게 힘을 주어 비튼다.
- 필요하다면, 지지를 위해 여러분의 양 팔을 잡는다.
- 클라이언트가 내쉴 때, 클라이언트의 가슴을 위로 들어올리면서 그들의 팔꿈치를 서로 붙이도록 압박한다.

ROM: 어깨의 폄, 벌림과 가로벌림과 위팔뼈의 가쪽돌림

견인: 여러분이 클라이언트의 양쪽 팔꿈치를 붙일 때 그들의 가슴을 활짝 펼친다고 생각한다.

PNF: 클라이언트는 여러분의 고정에서 벗어나도록 가슴과 앞 어깨를 좁게 만든다.

PNF 큐잉: "당신의 양팔을 앞쪽으로 당겨 나의 고정으로부터 벗어나시오"

스트레칭: 어깨의 폄, 벌림과 가로벌림과 그리고 위팔뼈의 가쪽돌림을 증가시킨다.

반복: PNF를 2번 이상 반복한다.

2. 어깨의 폄/모음과 팔꿈치의 굽힘-앞어깨세모근, 큰가슴근, 관절주머니의 앞쪽 부분-*SFAN, FN*

목표: SFAN 내의 조직(앞어깨세모근, 큰가슴근의 복장섬유, 오목위팔관절의 앞쪽관절주머니)을 목표로 삼는다.

어깨의 폄, 벌림, 가로벌림과 팔꿈치의 가쪽돌림을 증가시킨다.

클라이언트 자세: 양 발을 엉덩이 너비로 벌리고 의자에 앉아서 두 발을 바닥에 견고하게 붙인다. 그리고 양 팔을 몸통 뒤로 가져간 후 양 손을 깍지낀다.

치료사:

- 마지막 스트레칭으로부터 여러분의 손바닥을 클라이언트의 등에 대고 압박을 가한다.
- 클라이언트가 날숨을 쉴 때, 그들의 양 팔을 더 높게 들어올리고, 또 클라이언트가 가슴을 위로 들어올릴 때 양쪽 팔꿈치를 압박하여 붙게 만든다.
- 여러분의 손을 등 위에서 계속 올리고, 클라이언트의 양쪽 팔꿈치가 가까이 가도록 유지한다.
- 여러분의 팔이 아니라, 클라이언트의 팔을 들어올리기 위해 여러분의 온몸을 사용한다.

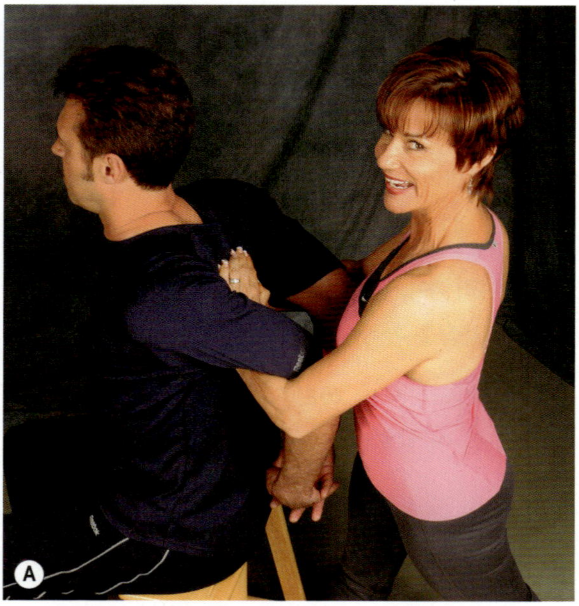

그림 6.28a
어깨의 폄/모음과 팔꿈치의 굽힘

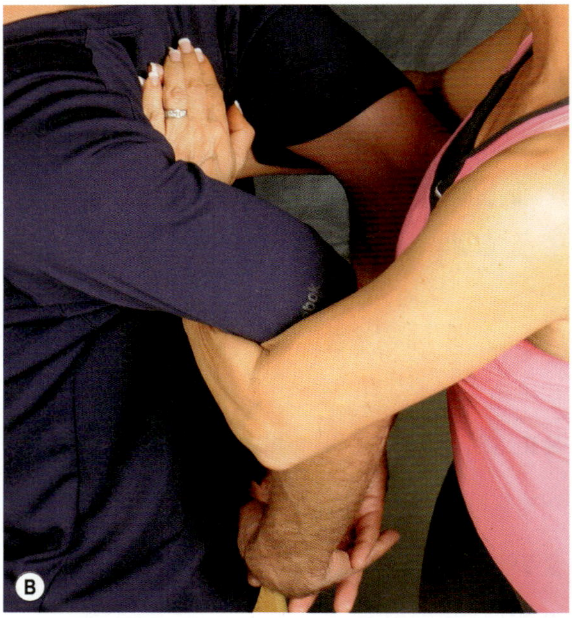

그림 6.28b
손 위치의 클로즈-업

ROM: 어깨의 폄, 벌림 및 가로벌림과 위팔뼈의 가쪽돌림

견인: 여러분의 클라이언트의 양 팔을 위쪽으로 들어올릴 때 클라이언트의 복장뼈를 앞쪽으로 압박한다고 생각한다.

PNF: 클라이언트는 나의 고정으로부터 벗어나도록 양 팔을 앞쪽으로 당긴다.

PNF 큐잉: "나의 양 팔을 벗어나도록 당신의 양 팔을 위로 당기시오"

스트레칭: 어깨의 폄, 벌림 및 가로벌림과 위팔뼈의 가쪽돌림을 증가시킨다.

반복: PNF를 2번 이상 반복한다. 더 많은 섬유를 표적으로 하기 위해 다양한 각도로 움직인다.

3. 양 손을 머리 뒤에 배치한다: 어깨의 벌림과 팔꿈치의 굽힘-큰가슴근, 가슴의 앞쪽 부분-*SFAN*, *FN*

목표: SFAN과 FN 내의 조직(가슴의 앞쪽섬유와 큰가슴근)을 목표로 삼는다.

어깨의 폄, 벌림 및 가로벌림과 팔꿈치의 가쪽돌림을 증가시킨다.

클라이언트 자세: 발을 바닥에 붙이고 의자에 앉는다. 양 팔을 벌림하고 목 뒤에서 양 손을 깍지낀다. 그리고 몸통을 약간 더 뒤쪽으로 젖힐 수도 있다.

치료사: 여러분의 양 손을 클라이언트의 팔꿈치 주변에 배치한다.

ROM: 어깨의 폄, 벌림 및 가로벌림과 팔꿈치의 가쪽돌림

견인: 클라이언트의 양쪽 팔꿈치를 천장 쪽으로 점진적으로 견인하고, 스트레칭을 위해 팔꿈치를 뒤로 펼친다.

PNF: PNF를 할 때, 클라이언트는 양쪽 팔꿈치를 앞쪽으로 모은다.

PNF 큐잉: "당신의 양쪽 팔꿈치를 앞쪽으로 모으시오"

스트레칭: 어깨의 폄, 벌림 및 가로벌림과 팔꿈치의 가쪽돌림을 증가시킨다.

반복: PNF를 2번 이상 반복한다. 더 많은 섬유를 표적으로 하기 위해 다양한 각도로 움직인다.

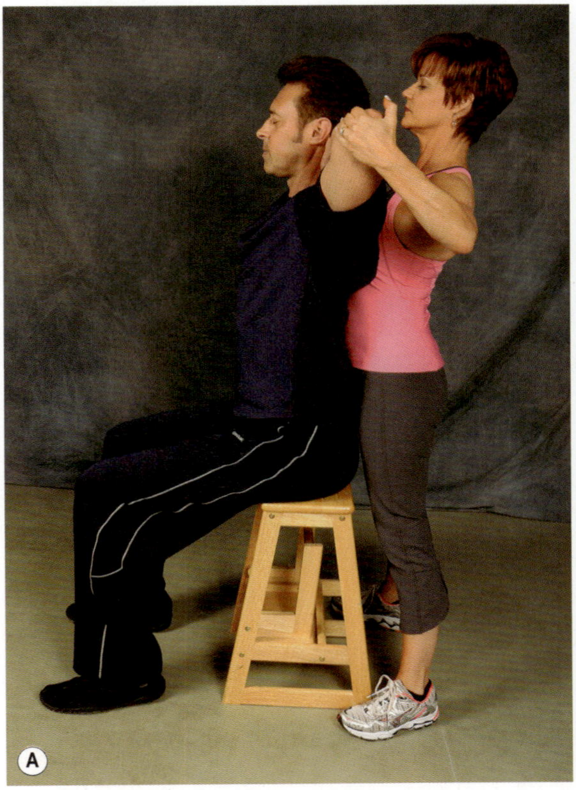

그림 6.29a
큰가슴근(앞쪽 섬유)

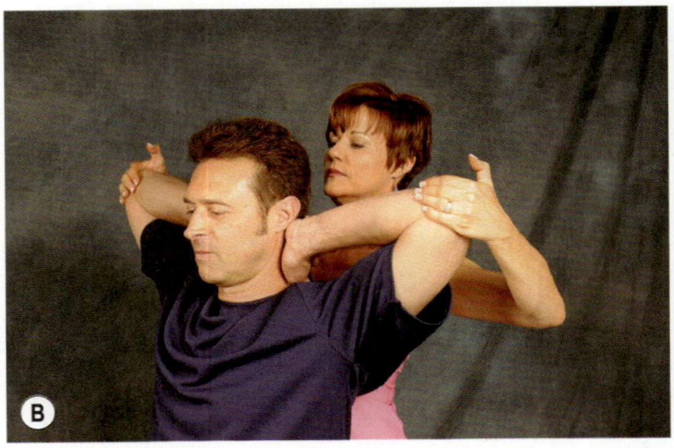

그림 6.29b
큰가슴근

4. 앉은 자세에서의 넓은등근 스트레칭: 어깨의 벌림, 팔꿈치의 굽힘-넓은등근, 큰가슴근, 허리네모근과 갈비사이근- *FN, SN, DFN, LN, DBAN*

이 스트레칭은 많은 조직을 대상으로 하며, 다른 각도와 섬유를 스트레칭한다. 여기에서는 더 많은 가능성을 탐구할 것이다.

목표: FN, SN, DFN, LN 및 DBAN 내의 조직(넓은등근, 큰가슴근, 허리네모근, 갈비사이근)을 목표로 삼는다.

위팔뼈의 굽힘, 가쪽돌림 및 벌림, 그리고 몸통의 옆굽힘, 돌림과 폄을 증가시킨다.

클라이언트 자세: 양 발을 엉덩이 너비로 벌리고 의자에 앉아서 양 발을 바닥에 꽉 붙인다.

- 클라이언트는 척추를 위쪽으로 길게 늘인다.
- 그런 다음, 팔을 머리위로 뻗은 후, 팔꿈치를 뒤쪽으로 가져가서 굽힘한다.

치료사:

- 치료사는 클라이언트 뒤쪽에 서서, 양쪽 다리를 엉덩이 너비만큼 벌린다.
- 스트레칭을 통해 클라이언트를 조정할 수 있을 만큼 여러분은 클라이언트의 등 가까이에 위치한다.
- 클라이언트가 팔을 위로 뻗어 굽힘할 때, 여러분은 관절을 분리하기 위해 팔을 위쪽으로 견인해 줌으로써 도움을 준다.
- 클라이언트의 팔 앞쪽 부분을 여러분의 팔로 감싸고, 여러분의 손을 팔꿈치의 안쪽면에 배치한다. 그리고 다른 손으로 손목의 안쪽면을 잡는다.

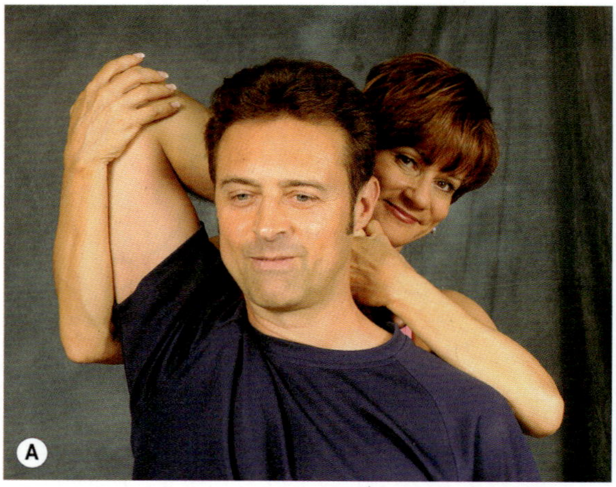

그림 6.30a
앉은 자세에서 이루어지는 넓은등근 스트레칭의 시작자세

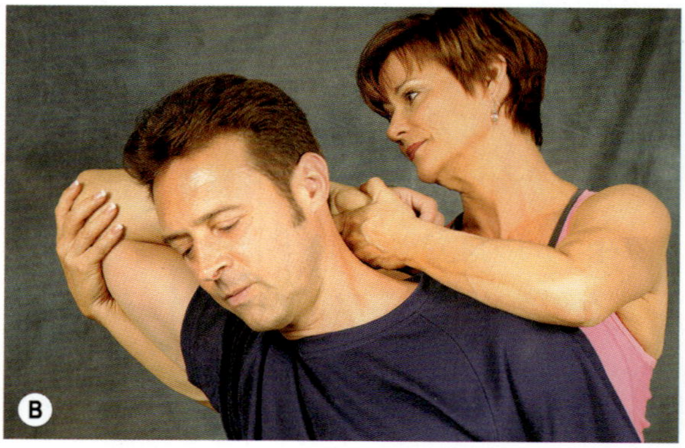

그림 6.30b
PNF

- 팔꿈치로부터 계속 위쪽으로 견인한다.
- 스트레칭을 할 때, 그 쪽으로 견인하고, 팔꿈치를 위쪽과 여러분 쪽(뒤쪽)으로 들어올리면서, 그 쪽으로 견인한다.
- 견인을 증가하고 움직임을 가이드하는데 도움을 주기 위해 여러분의 몸을 이용한다.

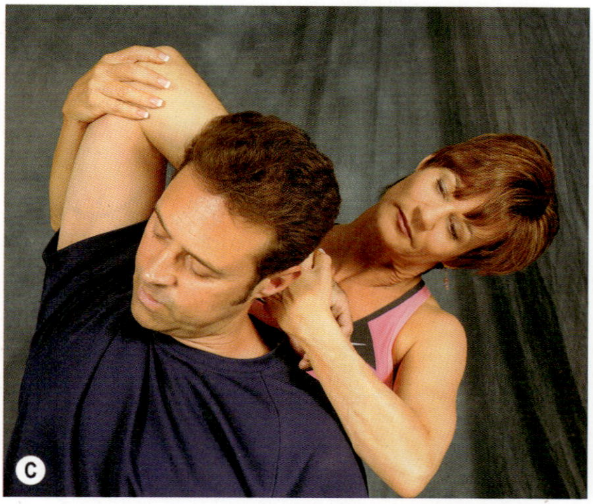

그림 6.30c
스트레칭

ROM: 위팔뼈의 굽힘, 가쪽돌림 및 벌림과 몸통의 옆굽힘, 돌림 및 폄

견인: 골반의 상단과 위팔뼈 사이의 공간을 넓힌다고 생각하면서 견인한다.

PNF: 클라이언트는 한쪽으로 옆굽힘한다. 클라이언트는 팔꿈치와 갈비뼈를 바닥쪽으로 당기는 시도를 한다.

PNF 큐잉: "당신의 몸을 엉덩이 쪽(아래쪽)으로 당기시오"

스트레칭: 위팔뼈의 굽힘, 가쪽돌림 및 벌림, 그리고 몸통의 옆굽힘, 돌림과 폄을 증가시킨다.

반복: PNF를 2회 이상 반복한다. 더 많은 섬유를 표적으로 하기 위해 다양한 각도로 움직인다.

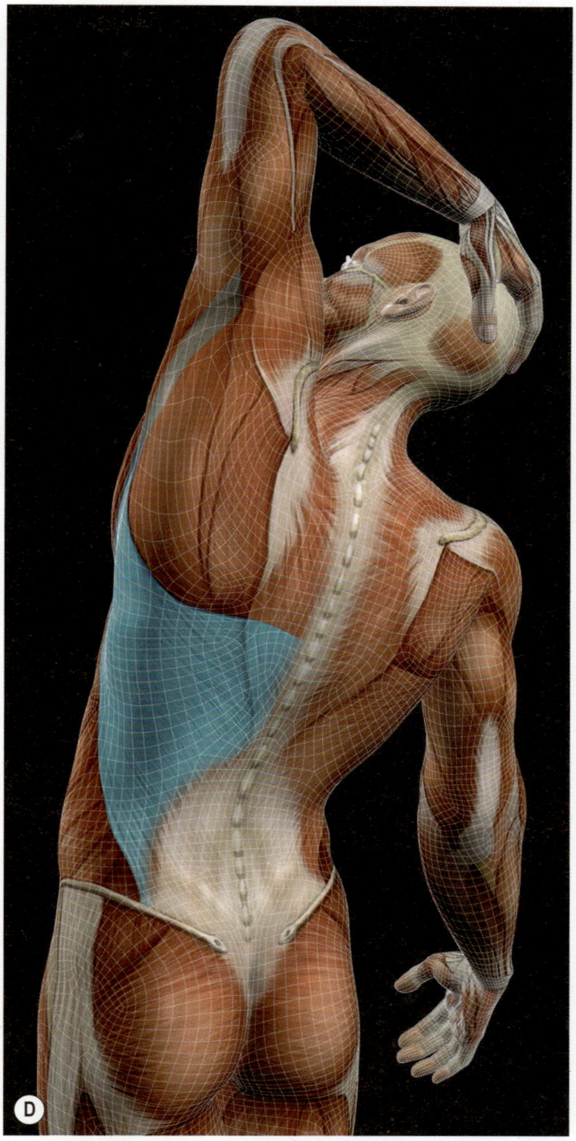

그림 6.30d
FN과 LN 내의 조직을 목표로 삼는다.

5. 앉은 자세에서의 넓은등근 스트레칭: 어깨의 벌림, 팔꿈치의 굽힘 및 몸통의 돌림-넓은등근, 큰원근, 허리네모근 및 갈비사이근-*FN, SN, DFN, LN, DBAN*

돌림 성분

가슴 열기 스트레칭

마지막 스트레칭으로부터, 또 다른 PNF의 돌림 성분을 추가한다.

목표: FN, SN, DFN, LN 및 DBAN 내의 조직(넓은등근, 큰가슴근, 허리네모근 및 갈비사이근)을 목표로 삼는다.

돌림 성분과 관련된 섬유를 목표로 삼는다.

위팔뼈의 굽힘, 가쪽돌림 및 벌림과 몸통의 옆굽힘, 돌림 및 폄을 증가시킨다.

클라이언트 자세: 앞의 자세와 동일한 앉은 자세를 취한다.

치료사: 앞의 자세와 동일한 서기 자세를 취한다.
견인과 스트레칭을 증가하기 위해 몸을 뒤로 기울인다.

ROM: 위팔뼈의 굽힘, 가쪽돌림 및 벌림과 몸통의 옆굽힘, 돌림 및 폄

견인: 골반의 상단과 위팔뼈 사이에 공간을 만든다고 생각한다.

PNF: 클라이언트는 몸통을 돌림하여 반대쪽 엉덩이 쪽으로 팔꿈치를 당긴다.

PNF 큐:
"당신의 팔꿈치를 반대쪽 무릎 쪽으로 당기시오"

스트레칭: 위팔뼈의 굽힘, 가쪽돌림 및 벌림과 몸통의 옆굽힘, 돌림 및 폄을 증가시킨다.

반복: PNF 시리즈를 2번 이상 반복한다.
더 많은 섬유를 표적을 하기 위해 다양한 각도로 움직인다.

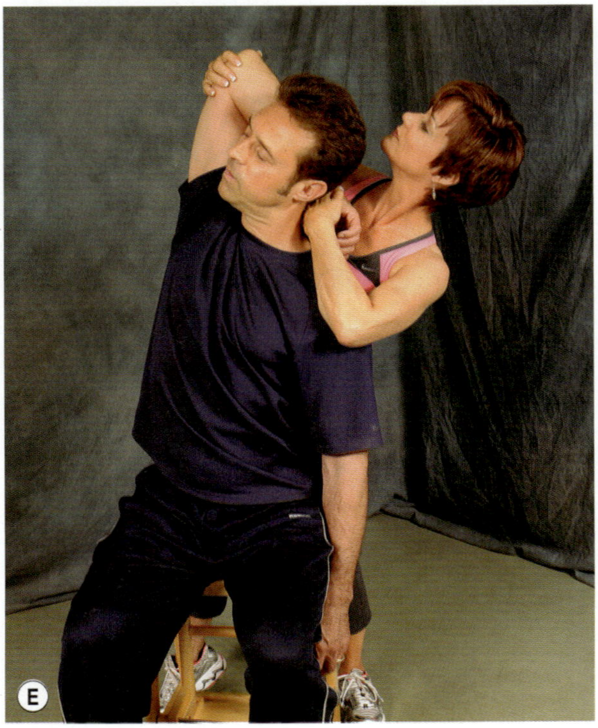

그림 6.30e
돌림으로 이루어지는 앉은 자세의 넓은등근 스트레칭

6. 앉은 자세에서의 위팔세갈래근 스트레칭: 어깨의 벌림과 팔꿈치의 굽힘-위팔세갈래근-*DBAN*

앉은 자세에서 위팔세갈래근을 스트레칭하기

목표: DBAN 내의 조직(위팔세갈래근 긴갈래)을 목표로 삼는다.

팔꿈치의 굽힘, 위팔세갈래근 긴갈래 및 위팔뼈의 굽힘을 증가시킨다.

클라이언트 자세: 앞의 자세와 동일한 앉은 자세를 취한다.

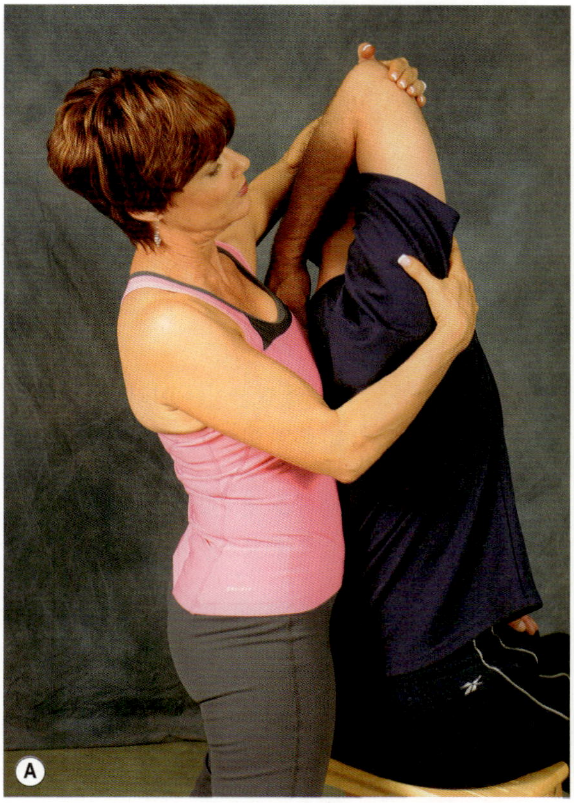

그림 6.31a
앉은 자세에서의 위팔세갈래근 PNF
(몸쪽 섬유를 표적으로 한다)

치료사: 마지막 자세로부터:

- 위팔세갈래근 긴갈래의 몸쪽 섬유에 초점을 맞추기 위해, 여러분의 손 위치를 바꾼다. 클라이언트의 어깨 앞쪽 부분에 여러분의 한쪽 팔꿈치를 배치하고, 다른 쪽 손을 클라이언트의 손목이나 팔꿈치에 배치한다.
- 점진적으로 견인으로 클라이언트의 팔을 들어올려, 클라이언트가 뒤쪽으로 팔꿈치를 굽힘하는데 도움을 준다.
- 그런 다음, 다음 자세를 위해 여러분의 손 위치를 바꾼다. 즉, 한 손을 팔꿈치 뒤에 배치하고, 다른 손을 클라이언트의 손가락끝에 배치한다.

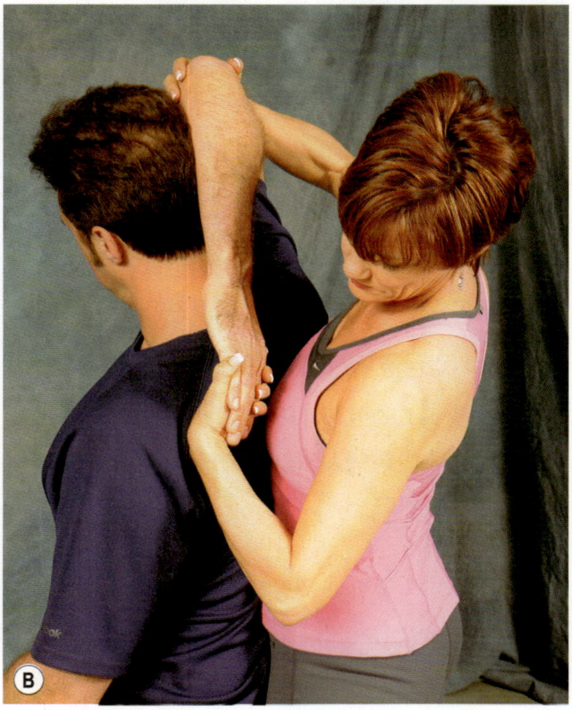

그림 6.31b
시작자세

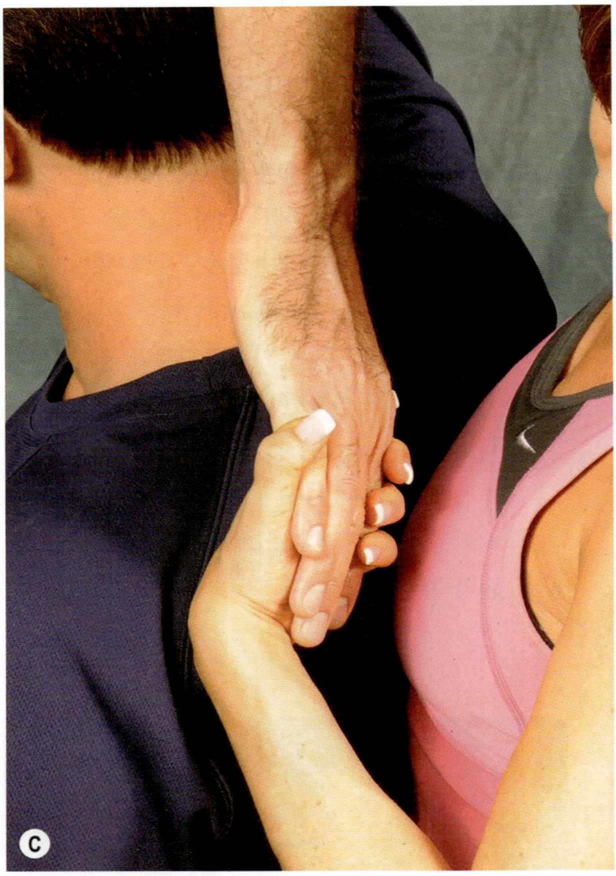

그림 6.31c
손 위치의 클로즈-업

- 스트레칭을 하는 동안, 클라이언트의 팔꿈치를 위로 올린 후 뒤쪽으로 굽힘시킨다.
- 손가락끝을 자신의 등 아래로 당긴다.
- 팔을 등 아래로 점진적으로 스트레칭하면서 어깨를 더욱 폄시키기 위해 압박을 가해야 한다.

ROM: 팔꿈치의 굽힘과 위팔뼈의 굽힘

견인: 클라이언트의 팔꿈치를 천장 쪽으로 들어올린 다음, 여러분 쪽으로 팔꿈치를 굽힘한다는 생각으로 손가락끝을 등의 아래쪽으로 견인한다.

PNF: 클라이언트는 자신의 팔꿈치를 여러분의 손쪽인 앞쪽으로 밀고, 자신의 손을 위쪽으로 뻗는다.

PNF 큐잉: "당신의 팔꿈치를 내 손으로 미시오" 그리고 "손을 천장 쪽으로 뻗으시오"

스트레칭: 팔꿈치의 굽힘, 위팔세갈래근 긴갈래 및 위팔뼈의 굽힘을 증가시킨다. 더 많은 섬유를 표적으로 하기 위해 다양한 각도로 움직인다.

반복: 2번 이상 반복한다.

7. 어깨올림근 이완: 목의 돌림과 동측 옆굽힘-어깨올림근-*DBAN*

목과 어깨의 이완

목표: DBAN 내의 조직(어깨올림근)을 목표로 삼는다. 이 영역이 이전의 시퀀스에서 어느 정도 단축되어 있기 때문에, 앉은 자세 스트레칭 시리즈를 마무리하기 위해서는 이런 마지막 스트레칭으로 이완하는 것이 아주 좋다.

치료사:

- 위팔세갈래근을 스트레칭하는 이전의 움직임으로부터 클라이언트의 팔을 이완시킨다.
- 클라이언트의 머리를 앞쪽 굽힘과 반대쪽 어깨 쪽으로 움직이는 것을 돕는다.
- 한 손은 어깨에 배치하고, 다른 손은 머리의 측면에 배치한다.
- 양 손으로 부드럽게 아랫방향으로 압박한다.
- 그들이 서로 멀어지도록 스트레칭한다.
- 몇 번 호흡을 하면서 조직이 이완하도록 시간을 제공한다.
- 앞쪽 굽힘을 통해 머리를 아래쪽으로 내리고, 마무리하기 위해 이것을 위쪽으로 들어올린다.
- 스트레칭으로부터 돌아올 때, 중립위를 통해 항상 움직인다는 것을 명심해야 한다. 방금 늘어난 조직은 다시 단축되지 않을 것이다.

반복: 반대쪽도 4–6번을 반복한다.

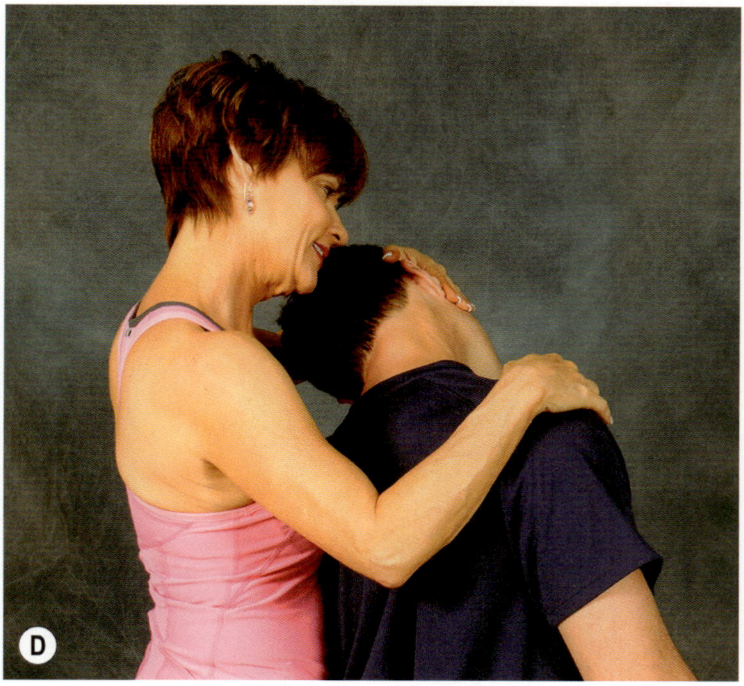

그림 6.31d
어깨올림근 이완

F. 마루 스트레칭(Floor Stretches)

1. 공을 이용한 큰가슴근 스트레칭: 어깨의 벌림과 팔꿈치의 굽힘-큰가슴근-*SFAN, FN*

목표: SFAN과 FN 내의 조직(가슴과 어깨의 앞쪽에 있는 모든 섬유, 큰가슴근)을 목표로 삼는다.

어깨의 벌림과 가로벌림, 위팔뼈의 가쪽돌림과 등의 폄을 증가시킨다.

클라이언트 자세: 공 위에 누워서 양쪽 발을 엉덩이 너비만큼 벌린다. 이때 양 발을 바닥에 견고하게 붙인다. 양 손의 손가락을 머리 위에서 깍지낀다.

치료사:

- 치료사는 클라이언트의 뒤쪽에서 런지 자세를 취하고, 몸을 앞쪽으로 숙인다.
- 여러분의 양 손을 클라이언트의 팔꿈치에 배치한다.
- 클라이언트의 양쪽 팔꿈치를 바닥 쪽으로 부드럽게 벌린다.
- 여러분의 뒤쪽 무릎 위로 여러분의 몸을 떨어뜨린다.
- 스트레칭을 증가시키기 위해 몸을 앞으로 숙인다.
- 스트레칭을 더욱 증가시키고 더 많은 큰가슴근의 섬유를 표적으로 하기 위해 발쪽으로 공을 천천히 굴린다.

ROM: 어깨의 벌림과 가로벌림, 위팔뼈의 가쪽돌림과 등의 폄

견인: 몸통으로부터 멀어지도록 어깨를 벌리고 바닥쪽으로 내린다고 생각한다.

PNF: 클라이언트는 양쪽 팔꿈치를 천장 쪽으로 압박한다.

PNF 큐잉: "당신의 양쪽 팔꿈치를 함께 당기시오"

스트레칭: 어깨의 벌림과 가로벌림, 위팔뼈의 가쪽돌림과 등의 폄을 증가시킨다.

반복: PNF를 2번 이상 반복한다. 더 많은 섬유를 표적으로 하기 위해 다양한 각도로 움직인다.

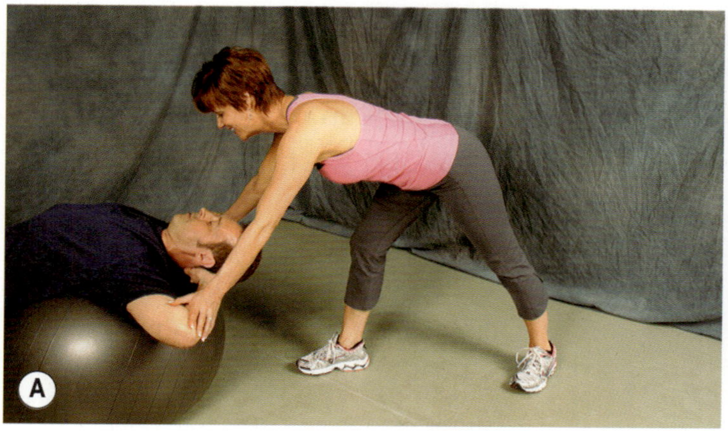

그림 6.32a
공을 이용한 큰가슴근 스트레칭-시작자세

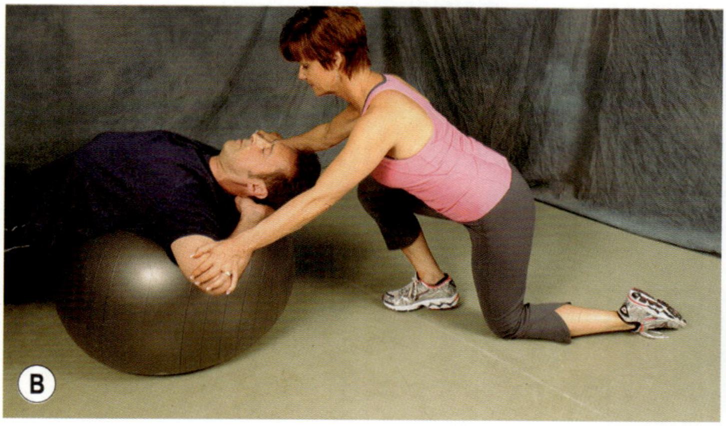

그림 6.32b
치료사는 무릎을 꿇는다.

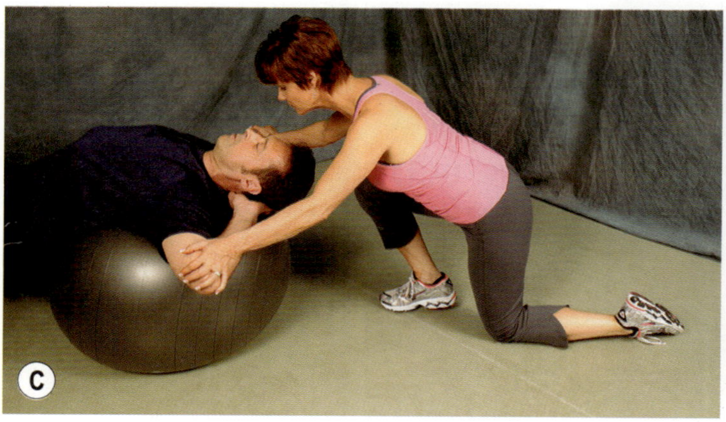

그림 6.32c
치료사는 앞쪽으로 숙인다.

2. 공을 이용한 작은가슴근 스트레칭: 어깨의 벌림과 팔꿈치의 굽힘 (90°/90°)-작은가슴근-*DFAN*

목표: DFAN 내에 있는 조직(가슴의 깊은 곳에 있는 모든 섬유, 작은가슴근)을 목표로 삼는다.

작은가슴근의 3개의 갈래와 3개의 각도를 연다. 어깨뼈의 뒷당김을 증가시킨다.

클라이언트 자세:

- 양쪽 무릎을 엉덩이 너비만큼 벌려서 바닥에 무릎을 꿇고, 한 팔을 공 위에 올려놓는다. 이때 팔꿈치는 90°로 굽힌다. 공은 클라이언트가 네발자세를 취하는 높이와 같아야 한다.

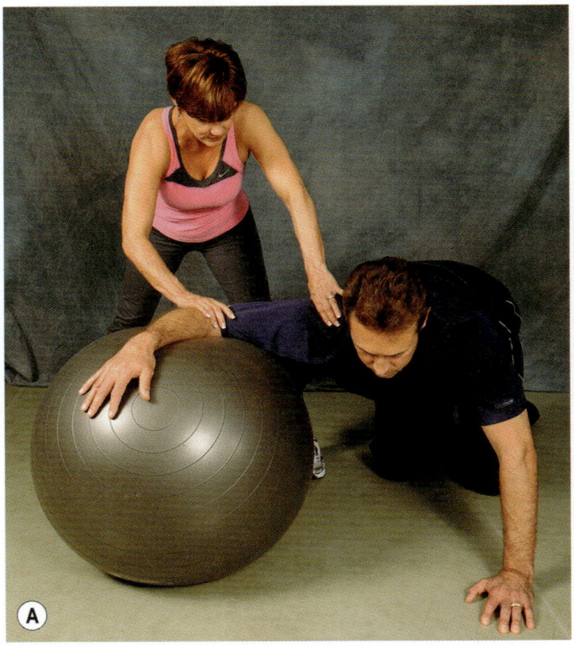

그림 6.33a
공을 이용한 작은가슴근 스트레칭-시작자세

- 클라이언트의 다른 손은 그쪽 어깨와 수직 일직선되게 바닥에 배치한다.
- 클라이언트는 바닥에 놓인 손 쪽으로 몸통을 천천히 그리고 부드럽게 돌림한다.

치료사:

- 클라이언트의 앞쪽이나 뒤쪽에 선다 – 여러분에게 가장 잘 맞는 위치를 설정한다.
- 여러분의 한 손을 관절선 상에 있는 클라이언트의 어깨뼈 가쪽 가장자리에 배치한다.
- 어깨뼈 쪽으로 약간 각도를 형성하면서 손을 배치하고, 점진적으로 아래로 당긴다.
- 여러분의 다른 손을 클라이언트의 팔꿈치 가쪽면에 배치하고, 공 쪽으로 압박을 하거나 공으로부터 멀어지도록 당긴다. 그러나 어떤 경우이든 간에, 팔꿈치를 어깨관절로부터 멀어지도록 견인한다.
- 여러분의 저항은 일정하게 유지되어야 한다–클라이언트의 팔을 그들의 몸으로부터 멀어지도록 움직이는 견인에 초점을 맞춘다.
- 섬유를 증가시키기 위해, 공을 약간 앞쪽으로 굴린다.
- 어깨뼈를 아래로 하강하면서 어깨의 스트레칭을 천천히 그리고 부드럽게 증가시킨다.
- 견인을 일으키기 위해 여러분의 몸을 뒤로 기울인다.

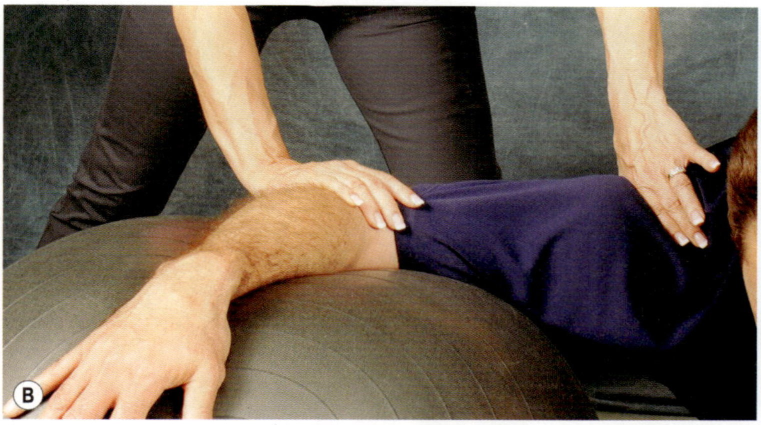

그림 6.33b
손의 위치

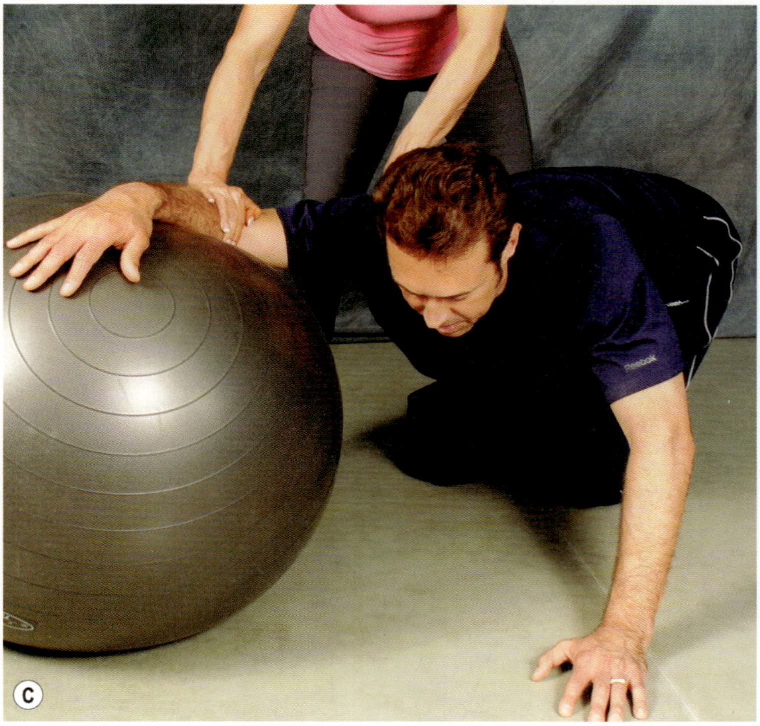

그림 6.33c
PNF

ROM: 어깨뼈의 뒷당김. 몸통을 공 아래로 떨어뜨리고 공으로부터 멀어지도록 팔을 돌림시킨다.

견인: 어깨뼈와 팔꿈치 사이에 공간을 만든다고 생각하면서 견인한다. 서로를 떼어내는 식으로 견인한다.

PNF:

- 클라이언트는 여러분의 저항을 이겨내면서 여러분의 손 쪽으로 몸을 들어올린다.
- 클라이언트는 양쪽 엉덩이에 균등하게 앉는다.

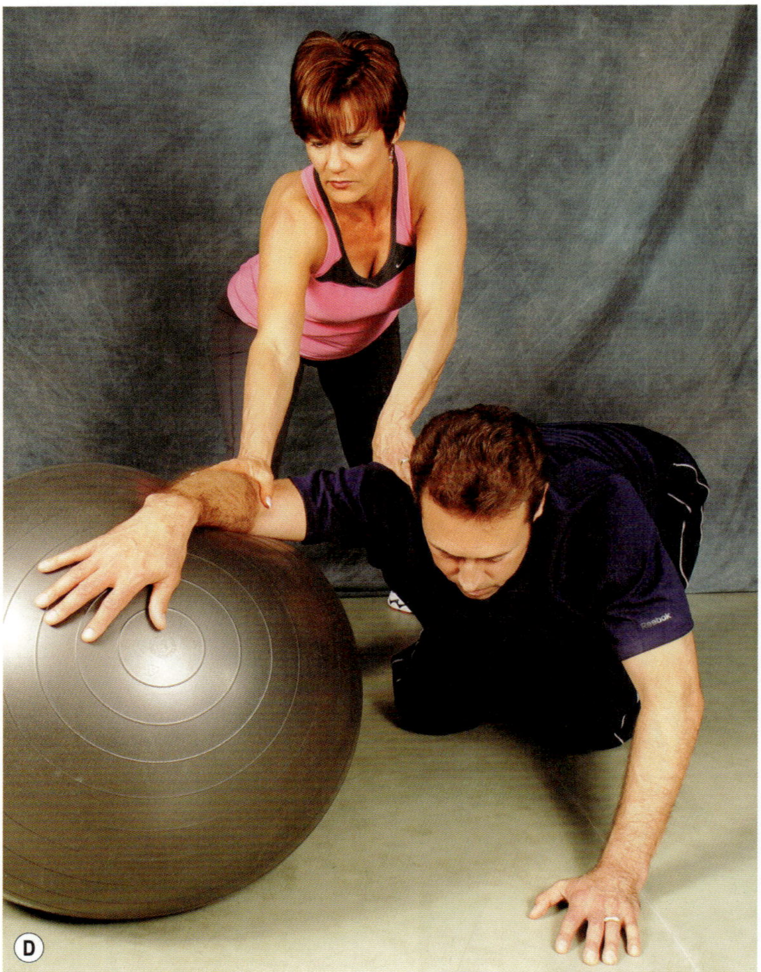

그림 6.33d
견인

- 클라이언트는 공에 놓인 팔과 반대쪽에 있는 엉덩이로 다시 앉는다.

PNF 큐잉:

- "당신의 몸을 내 손으로 들어올리시오"
- "엉덩이에 다시 앉으시오"
- "반대쪽 엉덩이로 다시 앉으시오"

스트레칭: 어깨뼈의 뒷당김을 증가시킨다.

반복: PNF를 2번 이상 반복한다. 더 많은 섬유를 표적으로 하기 위해 다양한 각도로 움직인다.

반대쪽도 반복한다.

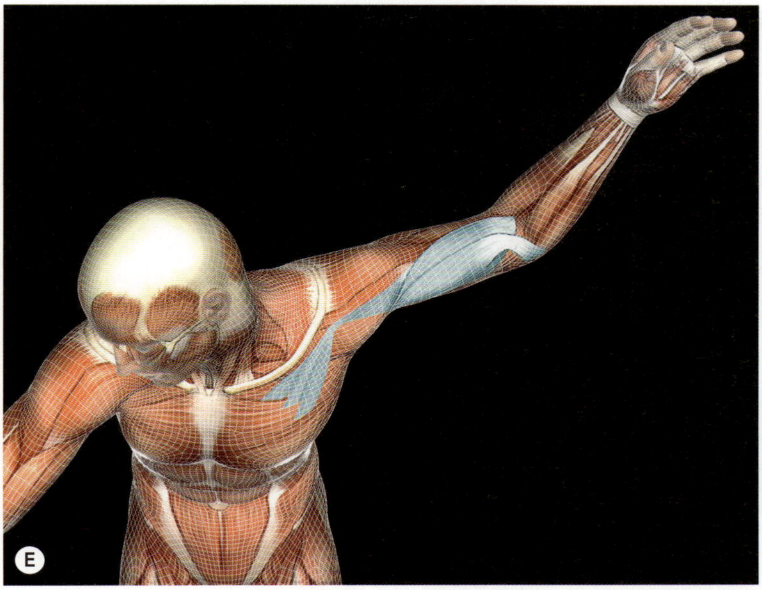

그림 6.33e
Deep Front Net 내의 조직을 목표로 삼는다.

G. 선 자세 스트레칭

1. 선 자세에서의 마름근 스트레칭: 몸통의 돌림, 어깨의 내밈/굽힘–마름근–*DBAN*, *SN*

목표: DBAN과 SN 내의 조직(마름근)을 목표로 삼는다.

클라이언트 자세:

- 클라이언트는 허리를 굽힘하고, 테이블과 같은 견고한 물체를 잡는다.
- 양쪽 발을 엉덩이 너비만큼 벌리고 선 자세를 취한다. 스트레칭 내내 양쪽 무릎을 굽힘하고 있는다.
- 체중이 양 발에 고르게 분포되도록 한다. 한쪽 다리로 체중을 이동하는지를 지켜본다.
- 클라이언트는 팔을 멀리 뻗어서 치료사의 아래팔을 잡는다.

치료사:

- 치료사는 몸을 돌려서 클라이언트와 반대되는 방향을 바라본다.
- 양 발을 엉덩이 너비만큼 벌리고 서서, 여러분의 무릎을 굽힘한다.
- 허리를 굽힘한다.
- 한 손을 넓은등근 밑에 배치하고, 다른 손으로 클라이언트의 손목을 잡는다–견고한 접촉을 위해 클라이언트도 여러분의 손목을 잡는다.
- 클라이언트의 몸통을 가로질러 클라이언트의 팔을 당길 때 천장 쪽으로 클라이언트의 넓은등근을 회전시킨다.
즉, 여러분 쪽으로 클라이언트의 몸통을 회전시킨다. 이 운동의 초점은 몸통을 가로질러 팔을 당기는 것이 아니라, 몸통을 회전시키는 것이다.

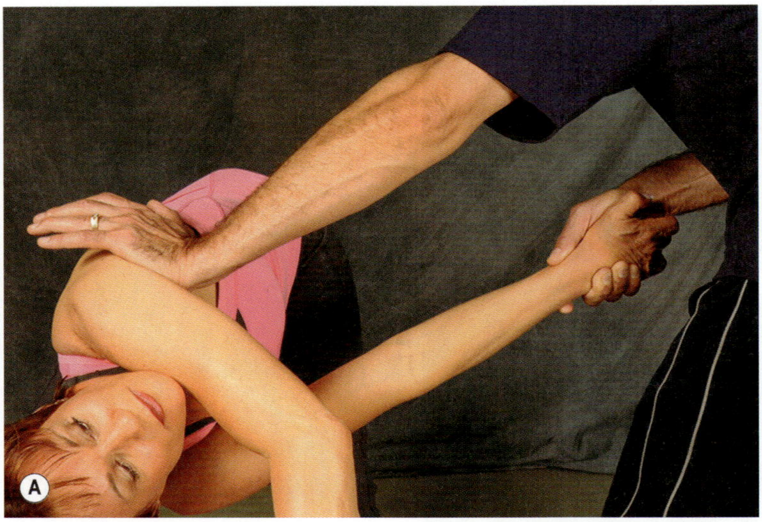

그림 6.34a:
마름근 스트레칭의 손 위치

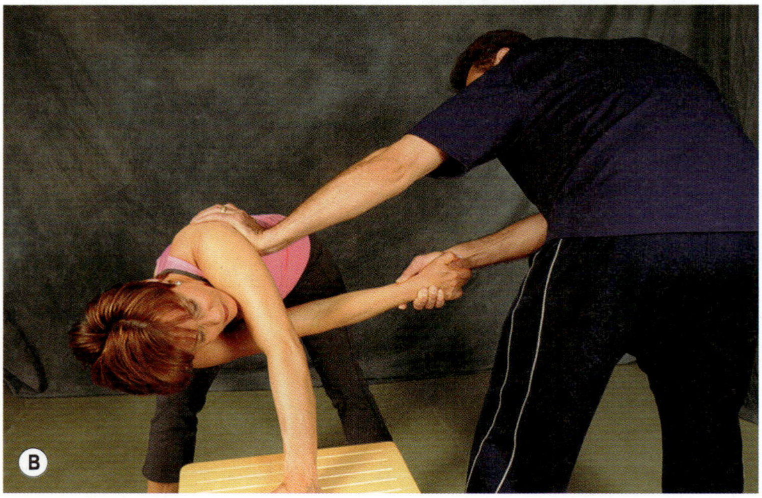

그림 6.34b
ROM

ROM: 몸통의 돌림

견인: 클라이언트의 팔로부터 멀어지도록 몸통을 돌림하면서 견인한다.

PNF: 클라이언트는 팔과 어깨를 뒤쪽으로 당겨서 여러분으로부터 멀어지도록 회전한다.

PNF 큐잉: "당신의 몸통과 팔을 나에게서 멀어지도록 당기시오"

스트레칭: 몸통의 돌림을 증가시킨다.

반복: PNF를 2번 이상 반복한다. 더 많은 섬유를 표적으로 하기 위해 다양한 각도로 움직인다.

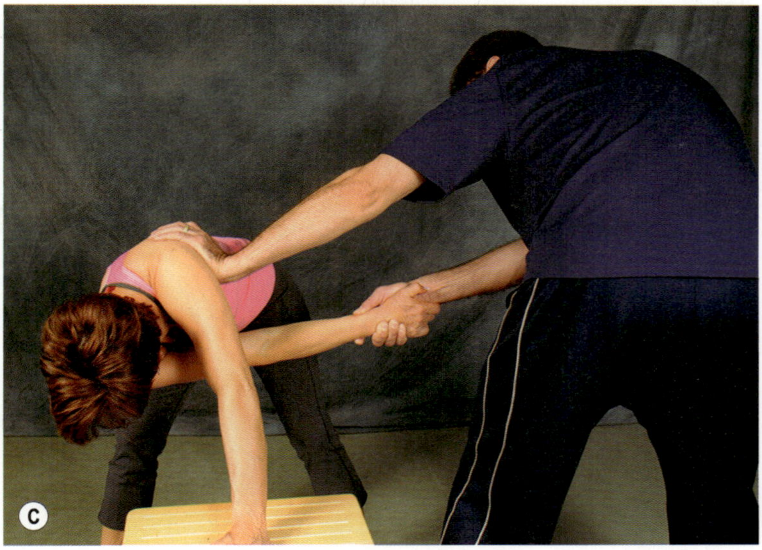

그림 6.34c
PNF

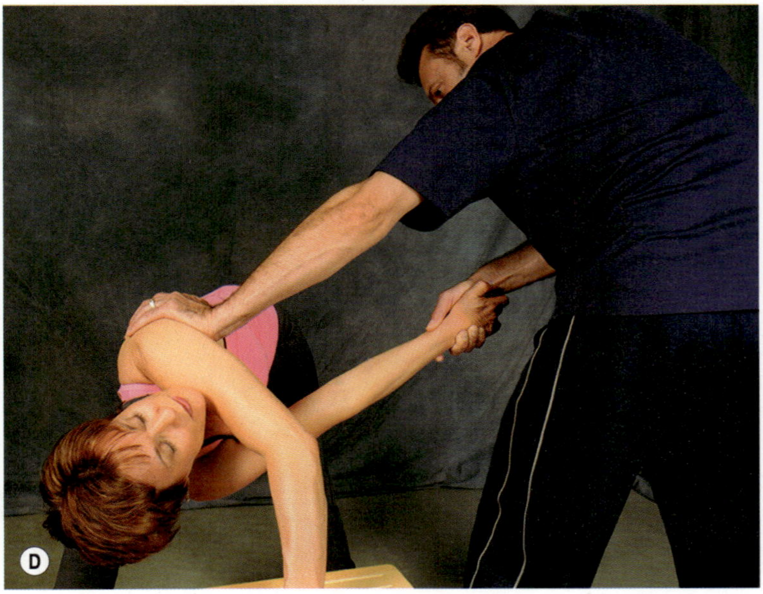

그림 6.34d
스트레칭

ADLs Activities of Daily Living .... 일상생활동작
AROM Active Range of Motion .... 능동가동범위
CRAC Contract-Relax-Antagonist-Contract .... 수축-이완-대항근-수축
DBAN Deep Back Arm Net .... 깊은 팔 뒤쪽 근막 그물
DFAN Deep Front Arm Net .... 깊은 팔 앞쪽 근막 그물
DFN Deep Front Net .... 깊은 앞쪽 근막 그물
DOMS Delayed Onset Muscle Soreness .... 지연성 근육통
FN Functional Net .... 기능적 근막 그물
FST Fascial Stretch Therapy™ .... 근막신장치료
GTO Golgi Tendon Organ .... 골지힘줄기관
H-R Hold-Relax .... 유지-이완
HVLA High Velocity Low Amplitude .... 고속-낮은진폭
IR Internal Rotation .... 안쪽돌림
LLD Leg Length Discrepancy .... 다리길이 불일치
LN Lateral Net .... 가쪽 근막 그물
MET Muscle Energy Technique .... 근에너지 기법
PMJN Posture Myofascia Joint Nerve .... 자세-근육근막-관절-신경
PNF Proprioceptive Neuromuscular Facilitation .... 고유수용성 촉진법
PNS Parasympathetic Nervous System .... 부교감신경계
PROM Passive Range of Motion .... 수동가동범위
PTSD Post-traumatic Stress Disorder .... 외상후 스트레스 증후군
PRT Positional Release Technique .... 자세이완기법
R1 Resistance 1 .... 저항 1
R2 Resistance 2 .... 저항 2
RROM Resistive Range of Motion .... 저항가동범위
RT Resistance to Traction .... 견인에 대한 저항

SITTT Scan-Identify-Test-Treat-Test again .... 스캔-확인-검사-치료-재검사
SBAN Superficial Back Arm Net.................................얕은 팔 뒤쪽 근막 그물
SBN Superficial Back Net...얕은 뒤쪽 근막 그물
SFAN Superficial Front Arm Net ....얕은 팔 앞쪽 근막 그물
SFN Superficial Front Net ....얕은 앞쪽 근막 그물
SIJ Sacroiliac Joint .... 엉치엉덩관절
SLR Straight Leg Raising .... 다리 뻗어 들어올리기
SN Spiral Net .... 나선 근막 그물
SNS Sympathetic Nervous System .... 교감신경계
SOAP Subjective Objective Assessment Plan ....주관적-객관적-평가-계획
SSS Stretch-Shorten-or-Stabiliz ....스트레칭-단축-안정화
TOC Traction Oscillation Circumduction .... 견인-진동-휘돌림

로마자

C

D

F

G

P

S

한국어

ㄱ

ㄴ